华人肿瘤放射治疗协作组
Chinese Radiation Therapy Oncology Group

CONTOURING ATLASES FOR
PRECISE RADIOTHERAPY

肿瘤精准放疗
靶区勾画图谱

主　审　于金明

主　编　袁双虎　宋启斌

副主编　王　军　王维虎　李建成　林　勤　易俊林　胡旭东　葛　红

长江出版传媒
Changjiang Publishing & Media

湖北科学技术出版社
HUBEI SCIENCE & TECHNOLOGY PRESS

图书在版编目(CIP)数据

肿瘤精准放疗靶区勾画图谱 / 袁双虎,宋启斌主编. —武汉:湖北科学技术
出版社,2018.7
ISBN 978-7-5706-0143-1

Ⅰ.①肿… Ⅱ.①袁… ②宋… Ⅲ.①肿瘤－放射疗法－图谱 Ⅳ.①R730.55-64

中国版本图书馆 CIP 数据核字(2018)第 032841 号

责任编辑:冯友仁　程玉珊	策　划:熊木忠		封面设计:喻　杨

出版发行:湖北科学技术出版社　　　　　　　　　　　　　　电话:027－87679447
地　　　址:武汉市雄楚大街 268 号　　　　　　　　　　　　邮编:430070
　　　　　(湖北出版文化城 B 座 13－14 层)
网　　　址:http://www.hbstp.com.cn

印　　　刷:武汉市金港彩印有限公司　　　　　　　　　　　邮编:430023

889×1194	1/16	26 印张	730 千字
2018 年 7 月第 1 版		2018 年 7 月第 1 次印刷	
			定价:360.00 元

《肿瘤精准放疗靶区勾画图谱》

编 委 会

主　　审　于金明

主　　编　袁双虎　宋启斌

副 主 编　王　军　王维虎　李建成　林　勤　易俊林　胡旭东　葛　红

编　　委（按姓氏笔画排序）

马红兵	西安交通大学第二附属医院	张保祯	内蒙古医科大学附属医院
王　军	河北医科大学第四医院	张琰君	第四军医大学唐都医院
王孝深	复旦大学附属肿瘤医院	林　勤	厦门大学附属第一医院
王　青	陕西省人民医院	陆海军	青岛大学附属医院
王维虎	北京大学肿瘤医院	陆合明	广西自治区人民医院
王雅棣	中国人民解放军陆军总医院	郁志龙	内蒙古医科大学附属医院
王　颖	重庆市肿瘤医院	易俊林	中国医学科学院肿瘤医院
申良方	中南大学湘雅医院	胡旭东	山东省肿瘤医院
冯　梅	四川省肿瘤医院	胡　克	北京协和医院
乔　俏	中国医科大学附属第一医院	袁双虎	山东省肿瘤医院
许亚萍	上海市肺科医院	袁智勇	天津医科大学肿瘤医院
孙宝胜	吉林省肿瘤医院	贾晓晶	吉林大学第二医院
孙鹏飞	兰州大学第二医院	夏　冰	杭州市肿瘤医院
孙　颖	中山大学肿瘤防治中心	徐向英	中山大学附属第三医院
李建成	福建省肿瘤医院	高　鸿	北京医院
李祥攀	武汉大学人民医院	梁世雄	广西医科大肿瘤医院
杨福俊	山东威海市立医院	葛　红	河南省肿瘤医院
吴永忠	重庆市肿瘤医院	惠周光	中国医学科学院肿瘤医院
吴君心	福建省肿瘤医院	傅　深	复旦大学附属肿瘤医院
邱素芳	福建省肿瘤医院	程玉峰	山东大学齐鲁医院
汪　浩	安徽医科大学第一附属医院	谢聪颖	温州医科大学附属第一医院
宋启斌	武汉大学人民医院	蔡旭伟	上海市胸科医院
宋轶鹏	烟台毓璜顶医院	蔡　勇	北京大学肿瘤医院
张红雁	安徽省立医院	潘绵顺	武警上海市总队医院

参 编 人 员

马 岩　于 雷　王欢欢　王铁军　叶劲军　叶香华　付振明　朱正飞　朱国培
刘宁波　刘安文　刘林林　刘跃平　孙晓江　苏 勇　李丰彤　李永恒　李金銮
李 洁　杨成梁　杨明威　汪 洋　宋勇春　张明霞　张晓智　陆海杰　陈尔成
陈 波　邵凌东　欧 建　罗文广　郑晓丽　胡广原　胡 晓　郦守国　钟亚华
侯晓荣　袁 伟　晏俊芳　钱 明　徐 鹏　黄 伟　曹向荣　董 洋　韩 光
韩 非　路 娜　解 鹏　于清溪　王素贞　李 莉　高振华　刘 宁　魏玉春

靶区审核委员会

Avraham Eisbruch	University of Michigan, USA
Chi Lin	University of Nebraska Medical Center, USA
Dian Wang	Rush University Medical Center, USA
Fang-Fang Yin	Duke University, USA
Feng-Ming(Spring) Kong	Indiana University School of Medicine, USA
Jeffrey Y. C. Wong	City of Hope National Medical Center, USA
Shi-Yu Song	Virginia Commonwealth University, USA
Xiao-Feng Li	University of Louisville, USA
Yi-Jen Chen	City of Hope National Medical Center, USA
Weining(Ken) Zhen	University of Nebraska Medical Center, USA

于金明	山东省肿瘤医院	郁志龙	内蒙古医科大学附属医院
马胜林	杭州市第一人民医院/杭州市肿瘤医院	罗京伟	中国医学科学院肿瘤医院
王绿化	中国医学科学院肿瘤医院	郎锦义	四川省肿瘤医院
王俊杰	北京大学第三医院	胡超苏	复旦大学附属肿瘤医院
王 凡	安徽医科大学第一附属医院	祝淑钗	河北医科大学第四医院
刘士新	吉林省肿瘤医院	徐国镇	中国医学科学院肿瘤医院
严森祥	浙江大学附属第一医院	高 黎	中国医学科学院肿瘤医院
李 光	中国医科大学附属第一医院	高献书	北京大学第一医院
李宝生	山东省肿瘤医院	黄钰东	山东威海市立医院
肖建平	中国医学科学院肿瘤医院	韩 春	河北医科大学第四医院
卢 冰	贵州省肿瘤医院	傅小龙	上海市胸科医院
张福泉	北京协和医院	潘建基	福建省肿瘤医院
陈 明	浙江省肿瘤医院	魏启春	浙江大学附属第二医院

Preface 序言

    我国恶性肿瘤的发病率呈逐年上升趋势，已成为第一大致死性疾病，严重危害了人民的健康和生活。放射治疗是治疗癌症的重要手段之一，约 80% 的癌症患者都需要接受放射治疗。近年来，我国的放疗技术和设备不断进步，临床已广泛使用立体定向放疗、三维适形放疗、调强放疗等精准放疗技术。我国的放射治疗事业已全面进入精准放疗时代，与快速发展的放疗技术设备相适应，要求我们的放疗医师能够对放疗靶区进行更为精确的勾画。

    为此，华人肿瘤放射治疗协作组的海内外放疗专家一起编写了这部《肿瘤精准放疗靶区勾画图谱》，突出应用精准放疗技术，基于现代影像，进行精准靶区勾画，以达到肿瘤精准放疗的目的。本书从临床实际需要出发，既有基于国内外指南的靶区勾画原则描述，又有放疗专家根据典型病例进行的实际靶区勾画示例，兼具很高的理论性、指导性和实用性。相信本书将有力推动精准放射肿瘤学的发展，提高放疗医师治疗水平，造福广大肿瘤患者。

中国工程院院士

山东省肿瘤医院院长

2018 年 1 月

Contents 目录

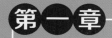

第一章

靶区勾画概述

放射治疗是恶性肿瘤治疗的重要手段之一。据国内外文献统计,有 60%～70% 的肿瘤患者在整个治疗过程中需要接受放射治疗,放射治疗对肿瘤治愈贡献比高达 40% 以上。因此放射治疗在肿瘤治疗中有着举足轻重的地位和作用。

近年来,随着放疗设备和放射技术的巨大进步,肿瘤放疗临床也有了很大的发展。我国的放射治疗事业随着国家卫生水平的整体提高,也有了迅猛的发展。根据中华医学会肿瘤放疗学分会 2015 年所做的调查,中国大陆地区放疗单位由 1986 年开始的 264 家,增至 2015 年 12 月的 1 413 家,呈逐次上升的趋势。全国从事放疗的医师有 15 841 人,物理师 3 294 人。全国的加速器从 1986 年的 71 台,发展到 2015 年的 1 931 台。在设备进步的同时,放疗技术也有显著提高,有 70% 以上的单位可以完成三维适形技术以上的精准放射治疗。如此,我国的放射治疗事业全面进入到精准放疗时代,为与快速发展的放疗设备相适应,也要求我们广大的放疗医师进行更为精准的靶区勾画。

一、放疗新设备和新技术进展

三维适形放疗(three dimension conformal radiotherapy,3D-CRT)和调强适形放疗(intensity modulated conformal radiotherapy,IMRT)已在临床普遍开展。三维适形放疗是指照射野的形状与肿瘤的实际形状及大小相一致的放疗技术,其优点是在三维空间的任何方向上,照射野几何投影的形状都与肿瘤的形状一致,并且在三维方向上肿瘤(靶区)内及表面的剂量处处相等。调强适形放疗是在适形放疗基础上发展起来的一种新技术。调强适形放疗与三维适形放射治疗相比有许多优势,首先它能够优化配置射野内各线束的权重,使高剂量区剂量分布的形状在三维方向上与靶区的实际形状相一致,其剂量分布的适形程度要比标准的 3D-CRT 更加优化,靶区内的剂量分布也更均匀。同时也可以根据需要,在靶区边缘形成非常陡的剂量梯度。这意味着靶区周围的正常组织受高剂量辐射的体积将显著减少,从而可以较大幅度增加肿瘤受量,减少正常组织的受量;提高肿瘤控制率,降低正常组织并发症的发生率。

图像引导放疗(image guided radiotherapy,IGRT)就是将放疗设备与影像设备相结合,在分次治疗摆位和(或)治疗中采集患者的图像,并利用这些图像引导此次和(或)后续分次治疗。IGRT 针对肿瘤及周围正常组织在单次治疗中和各次治疗之间可能随时间发生的变化,应用精准的影像指导后续放疗,其优点是可提高放射治疗的精准度、确保放射治疗的安全性,缺点是准备及治疗的时间较长。目前,国内大多数的动态调强设备都具有影像引导放疗的功能。

此外,其他一些放疗新技术还有旋转容积调强放疗(volumetric modulated arc therapy,VMAT)、螺旋断层放疗系统(tomo therapy,TOMO)、赛博刀(cyber knife)、速光刀(true beam)等。

二、放疗靶区定义

精准放射治疗计划中最重要的是靶区的确定及勾画。ICUR 29 号到 83 号报告,对肿瘤放射治疗的靶区进行了明确的规定。

大体肿瘤靶区(gross tumor volume,GTV)是指可触及的、可见的或可证明的恶性病变的范围,包括原发灶、转移淋巴结和其他转移灶。如果肿瘤已被切除,则认为没有 GTV。GTV 可通过临床体检(视诊、触诊、内窥镜等)和影像技术(X-ray、CT、MRI、MRSI、PET、SPECT 等)来确定。不同检查方法获得的 GTV 形状和大小是不一样的。

临床靶区(clinical target volume,CTV)是指包含 GTV 和/或与治疗相关的有一定发生概率的亚临床病灶体积。目前对发生概率的具体数值并没有统一规定,通常认为高于 5%～10% 发生概率的情况是需要进行治疗的。

内靶区(internal target volume,ITV)是 CTV 加一个内部间距构成,这个间距产生是因为器官运动引起的 CTV 大小、形状和位置的不确定性。因此,ITV 概念适用于患者 CTV 运动能准确测定的情况。

计划靶区(planning target volume,PTV)是在 CTV 的基础上再外加一个间距,这个间距包含了摆位误差和 GTV/CTV 的运动。PTV 是一个用于治疗计划和评估的几何概念。

危及器官(organ at risk,OAR)是指被照射后可能发生严重并发症的邻近正常组织或器官。而 OAR 影响放疗计划和靶区处方剂量确定。原则上讲,所有的非靶区正常组织都可以作为危及器官。

治疗区(treatment volume,TV)是指至少受到靶区最小照射剂量的组织范围。

照射区(irradiated volume,IV)是指相对正常组织耐受有临床意义的剂量所包围的组织范围。

三、目前靶区勾画存在的问题

放射治疗已经进入了精准放疗时代,但靶区的勾画仍存在很多未能解决的问题。目前三维适形或者调强放疗主要依赖于 CT 或者增强 CT 图像,但 CT 图像也有一定的局限性,如原发肿瘤与周围软组织入侵程度、肺不张、阻塞性肺炎、肺实变、呼吸运动等诸多情况,都会对临床医师勾画靶区造成困难。MRI、PET-CT 等影像技术发展及图像融合技术应用,对准确确定靶区提供了有益的帮助,但不同影像技术显示病灶也存在异质性,如何合理地应用多种影像技术进行最佳组合仍然是有待研究解决的问题。

目前对于临床靶区的确定也存在一定的争议。随着对肿瘤浸润范围和转移途径的深入研究,肿瘤学家们对于亚临床病灶范围的认识也在不断地更新。例如,Ⅲ期非小细胞肺癌根治性放疗靶区勾画,目前总的趋势是应用"累及野照射"代替"选择性淋巴结区域照射",提高了靶区剂量,降低了正常组织的损伤。

展望未来,随着影像技术和图像融合技术的进步,大数据和智能化技术的发展,根据患者的临床、病理和分子参数等进行"个体化"靶区勾画必将成为放疗发展新的趋势。同时,基于人工智能的智能放疗靶区自动勾画系统也可能成为临床放疗医师的得力助手。

(胡旭东 袁双虎)

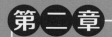

第二章
中枢神经系统肿瘤靶区勾画

第一节　脑部放疗危及器官勾画

一、缩写定义

脑部放疗危及器官英文缩写如表 2-1-1 所示。

表 2-1-1　脑部放疗危及器官英文缩写

名称	英文	英文缩写
腮腺	parotid	PA
脊髓	spinal cord	SP
脑干	brainstem	BS
眼球	eyeball	L/R-E
晶体	lens	L/R-L
视交叉	chiasm	CH
视神经	optic nerve	L/R-OP
垂体	pituitary	PI
海马	hippocampus	HI
颞叶	temporal lobe	L/R-TE
鼓膜	tympanum	L/R-TY
外耳	external ear	L/R-ET

续表

名称	英文	英文缩写
内耳道	IAC	L/R-I
耳蜗	cochlea	L/R-CO

二、图像采集条件

采用 CT 横断面连续扫描。

扫描参数:130 kV,130～150 mA,FOV 20～25 cm。

扫描范围:颅顶至颅底枕骨大孔。

层厚:3 mm,海马区要求薄层 1.25～2.5 mm 扫描。

三、危及器官定义

(一)颞叶的定义

颞叶位于外侧裂之下,中颅窝和小脑幕之上。颞上回的 41 区和 42 区及颞横回为听觉皮质区,颞上回的后部在优势半球为听觉性语言中枢,称为 Wernicke 区,还包括颞中回后部及顶上小叶的缘上回和角回。颞叶的前部为精神皮质,人类的情绪和精神活动不但与眶额皮质有关,与颞叶也大有关系。

(二)海马区的定义

海马体(hippocampus)又名海马回、海马区,是位于脑颞叶内的一个部位的名称,左右大脑半球各有一个海马,位置如图 2-1-1 所示。意义:组成大脑边缘系统的一部分,担当着关于记忆及空间定位的作用。

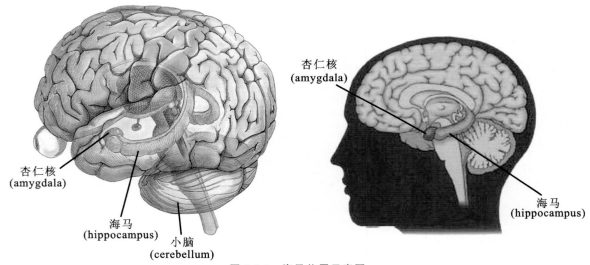

图 2-1-1 海马位置示意图

四、需要勾画的危及器官(OAR)

①颞叶;②脑干;③海马区;④垂体;⑤视交叉;⑥视神经;⑦眼球;⑧晶状体;⑨腮腺。

五、危及器官剂量限定

1. 危及器官的参考限定剂量:本剂量限定参考 RTOG 0615 制定(表 2-1-2)。

表 2-1-2　危及器官参考限定剂量

正常器官名称		器官剂量限定(Gy)		PRV 扩边	PRV 剂量限定
脑干	brainstem	最高剂量	54	≥1 mm	≤1% 超过 60 Gy
脊髓	spinal cord	最高剂量	45	≥5 mm	≤1% 超过 50 Gy
视神经	optic nerve	最高剂量	50	≥1 mm	最高剂量 54 Gy
视交叉	optic chiasm	最高剂量	50	≥1 mm	最高剂量 54 Gy

2. 注意:计划危及器官区(planning risk volume,PRV)。

3. 有条件的单位可实施分段多次计划,并参考一次性计划相应给量。

有 PRV 的危及器官剂量限定参考表 2-1-3。

表 2-1-3　有 PRV 的危及器官剂量限定

名称			剂量限定(Gy)
颞叶	temporal lobe	最高剂量	≤60 或 1 cm³≤65
眼球	eyeball	最高剂量	≤50
晶体	lens	最高剂量	≤8
臂丛神经	brachial plexus	最高剂量	≤66
下颌骨	mandible	最高剂量	≤70 或 1 cm³≤65
颞颌关节	temporomandibular joint (TMJ)		
垂体	pituitary	平均剂量	≤50
腮腺	parotid	平均剂量	≤26(至少单侧)或双侧体积的 20 cm³＜20 或至少单侧 50% 体积＜30
口腔	oral cavity	平均剂量	≤40
声门喉	glottic larynx	平均剂量	≤45
食管	esophagus	平均剂量	≤45
环状软骨后咽	postcricoid pharynx	平均剂量	≤45
下颌下腺	submandibular glands		尽可能减少受照剂量
舌下腺	sublingual glands		
单侧耳蜗	cochlea	最高剂量	5% 体积≤55

逆向限定计划优化要求（helical tomotherapy）[96％全脑 PTV 接受处方剂量（3 Gy×10 次）]见表 2-1-4。

表 2-1-4　螺旋断层放射治疗系统计划标准

结构	TOMO 计划标准	罚数	重要性
全脑 PTV	最大剂量：30 Gy	100	200
	30 Gy，≥96％		
海马	最大剂量：6 Gy	100	500
	30 Gy，≤20％	20	
海马规避体积	最大剂量：30 Gy	1	5
	20 Gy，≤20％	10	
眼球	最大剂量：8 Gy	10	20
	5 Gy，≤20％	10	
晶体	最大剂量：3 Gy	20	20

直线加速器静态调强放疗[92％全脑 PTV 接受处方剂量（3 Gy×10 次）]见表 2-1-5。

表 2-1-5　直线加速器调强放射治疗计划标准

结构	直线加速器调强放疗标准	权重
全脑 PTV	最小剂量：34 Gy	100
	最小剂量：32 Gy	100
海马	最小剂量：11 Gy	5
	9 Gy，≤40％	10
海马规避体积	N/A	N/A
眼球	最大剂量：7 Gy	5
晶体	最大剂量：5 Gy	5

六、海马区的勾画建议

1. 根据 RTOG 0933 向导勾画，并不是勾画整个海马，更关注的是齿状回颗粒细胞亚区（SGZ）。

2. 用增强定位 CT 勾画，并以 MRI 的 T_1 加权轴位序列为参考。

3. 头颅 MRI：由于海马中灰质占优势，主要以颞角内侧的 T_1 低信号区为参照勾画。

4. 按照 RTOG 头颈部危及器官勾画指南勾画图片。

5. 勾画时建议:

(1)逐层或隔层(写明间隔层数)显示定位 CT 横断层面危及器官,用不同的线条颜色区分。

(2)在展示横断层面后,建议展示部分冠状层面和矢状层面的图像,以更好地展示靶区的整体范围。

(3)除广泛应用英文简写外,标识尽量用中文。

七、病例

病例 **脑部危及器官勾画**

陈XX,女,38 岁,乳腺癌综合治疗后脑转移。既往脑部未行放疗。治疗经过(放疗指征):左乳浸润性导管癌,AC-TH 方案化疗 8 周期,左乳放疗靶区剂量(DT)50 Gy/25 次。发生脑转移,预行放疗。

放疗靶区:保护海马区的全脑放疗+颅脑局部病灶 SBRT。

体表标记位置:热塑头膜固定患者头部,额头及下颌各做一个体表标记点作为参考。

该患者脑部危及器官勾画如图 2-1-2 所示。

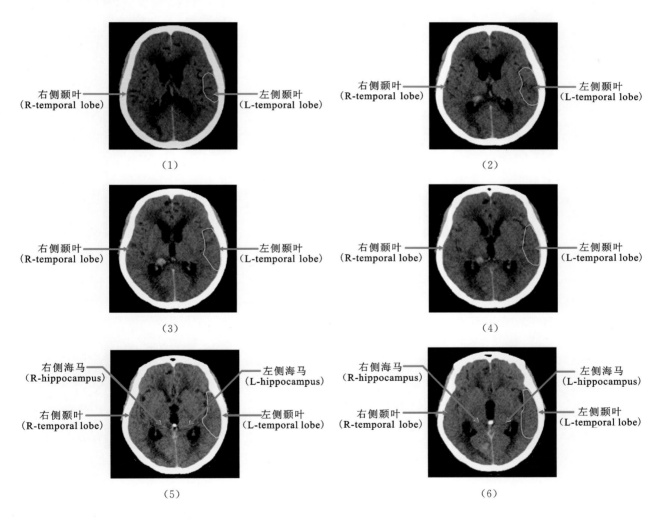

右侧颞叶
(R-temporal lobe)　左侧颞叶
(L-temporal lobe)
(1)

右侧颞叶
(R-temporal lobe)　左侧颞叶
(L-temporal lobe)
(2)

右侧颞叶
(R-temporal lobe)　左侧颞叶
(L-temporal lobe)
(3)

右侧颞叶
(R-temporal lobe)　左侧颞叶
(L-temporal lobe)
(4)

右侧海马
(R-hippocampus)　左侧海马
(L-hippocampus)
右侧颞叶
(R-temporal lobe)　左侧颞叶
(L-temporal lobe)
(5)

右侧海马
(R-hippocampus)　左侧海马
(L-hippocampus)
右侧颞叶
(R-temporal lobe)　左侧颞叶
(L-temporal lobe)
(6)

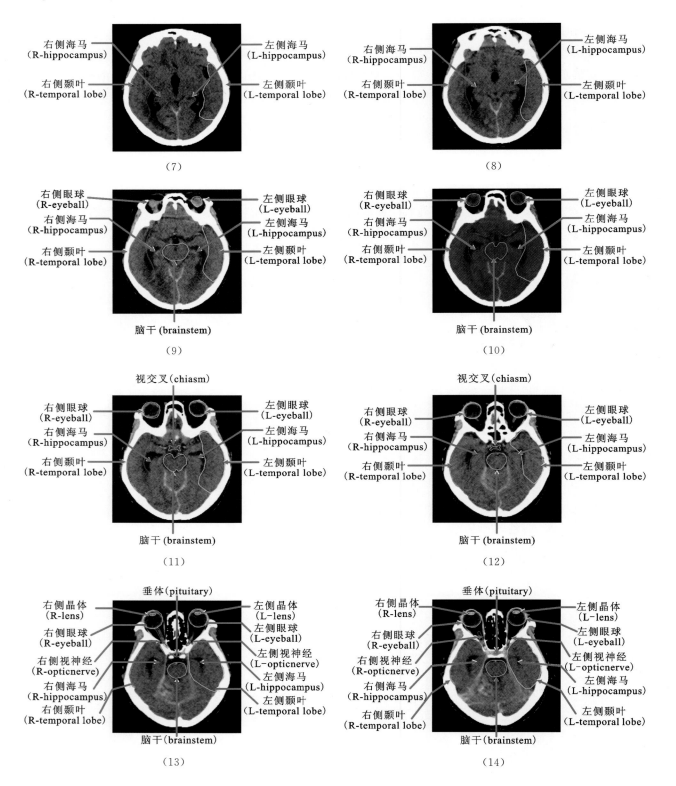

右侧海马
（R-hippocampus）

左侧海马
（L-hippocampus）

右侧颞叶
（R-temporal lobe）

左侧颞叶
（L-temporal lobe）

（7）

右侧海马
（R-hippocampus）

左侧海马
（L-hippocampus）

右侧颞叶
（R-temporal lobe）

左侧颞叶
（L-temporal lobe）

（8）

右侧眼球
（R-eyeball）

左侧眼球
（L-eyeball）

右侧海马
（R-hippocampus）

左侧海马
（L-hippocampus）

右侧颞叶
（R-temporal lobe）

左侧颞叶
（L-temporal lobe）

脑干（brainstem）

（9）

右侧眼球
（R-eyeball）

左侧眼球
（L-eyeball）

右侧海马
（R-hippocampus）

左侧海马
（L-hippocampus）

右侧颞叶
（R-temporal lobe）

左侧颞叶
（L-temporal lobe）

脑干（brainstem）

（10）

视交叉（chiasm）

右侧眼球
（R-eyeball）

左侧眼球
（L-eyeball）

右侧海马
（R-hippocampus）

左侧海马
（L-hippocampus）

右侧颞叶
（R-temporal lobe）

左侧颞叶
（L-temporal lobe）

脑干（brainstem）

（11）

视交叉（chiasm）

右侧眼球
（R-eyeball）

左侧眼球
（L-eyeball）

右侧海马
（R-hippocampus）

左侧海马
（L-hippocampus）

右侧颞叶
（R-temporal lobe）

左侧颞叶
（L-temporal lobe）

脑干（brainstem）

（12）

垂体（pituitary）

右侧晶体
（R-lens）

左侧晶体
（L-lens）

右侧眼球
（R-eyeball）

左侧眼球
（L-eyeball）

右侧视神经
（R-opticnerve）

左侧视神经
（L-opticnerve）

右侧海马
（R-hippocampus）

左侧海马
（L-hippocampus）

右侧颞叶
（R-temporal lobe）

左侧颞叶
（L-temporal lobe）

脑干（brainstem）

（13）

垂体（pituitary）

右侧晶体
（R-lens）

左侧晶体
（L-lens）

右侧眼球
（R-eyeball）

左侧眼球
（L-eyeball）

右侧视神经
（R-opticnerve）

左侧视神经
（L-opticnerve）

右侧海马
（R-hippocampus）

左侧海马
（L-hippocampus）

右侧颞叶
（R-temporal lobe）

左侧颞叶
（L-temporal lobe）

脑干（brainstem）

（14）

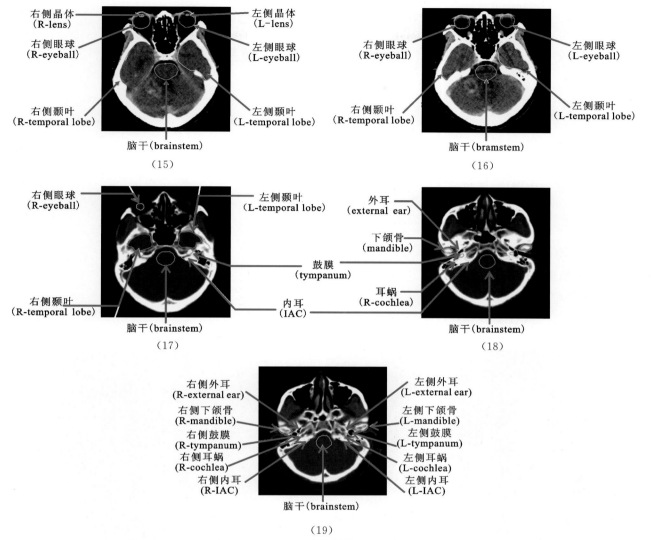

图 2-1-2 脑部危及器官勾画

(1)~(19)为海马区勾画过程。在(5)的前方穹隆的十字出现,其后方可见胼胝体的压部。继续向头侧方向勾画,避免勾画伞部。从侧脑室颞角的新月形底部作为尾侧勾画起始部位,在脑脊液低密度内侧勾画灰质,而不画白质

本次危及器官的勾画,海马区建议行 MRI 薄层扫描,并行 CT/MRI 融合图像。

八、危及器官勾画注意事项

1. MRI 检查:三维扰相梯度(3D-SPGR)轴位 MRI 以标准轴位和冠状位 FLAIR 扫描头部,获取轴位 T_2 加权和钆对比增强的 T_1 加权序列。

2. 推荐采用 1.25 mm 层厚扫描以便准确勾画海马。层厚小于或等于 1.5 mm 也可以。

3. CT 模拟:仰卧位,3 mm 螺旋断层扫描。

(1)对全头颅行增强 CT 扫描。

(2)推荐采用 1.25~1.5 mm 层厚准确勾画海马。小于或等于 2.5 mm 层厚也可以。

(3)用热塑面膜将患者固定于仰卧位定位床上并体表标记。治疗患者时也应该使用固定装置。

4. CT/MRI 融合:将 3D-SPGR MRI 和治疗计划 CT 融合。

（潘绵顺　汪洋　袁伟）

第二节 高度恶性胶质瘤靶区勾画

一、CT 定位-扫描体位

1. 患者仰卧位，选择合适头枕（B/C 枕），身体放松。
2. 双上肢自然垂放于身体两侧。
3. 头部放在中立位，热塑面罩固定。

二、CT 定位、靶区勾画图像要求

1. 扫描范围：颅顶—颈 2 椎体。
2. CT 扫描层厚：3 mm。
3. 推荐 CT、MRI 扫描相同体位。
4. 推荐 CT/MRI 融合勾画靶区（图 2-2-1）。

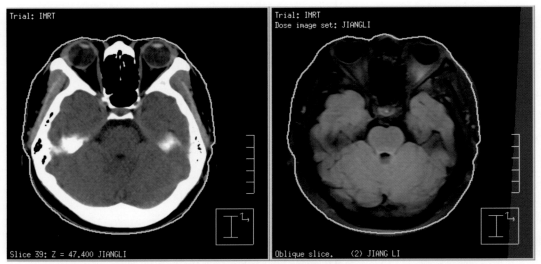

图 2-2-1　CT/MRI 融合示意图

三、靶区勾画图像要求

1. 胶质瘤术后 MRI 检查时机

理想情况：24～48 h 区分肿瘤残存与肉芽组织。

临床实际工作中很难做到，通常在放疗前进行 MRI 检查——区分残存与肉芽组织困难。

2. MRI 扫描序列：T_1WI、T_2WI、FLAIR、T_1WI（轴位）增强。

四、3D-CRT/IMRT——需要考虑的危及器官（OAR）

1. 视神经、视交叉、脑干、脑、眼球、晶体。

2.海马——当肿瘤位置特殊、在不牺牲靶区剂量时可勾画;目前胶质瘤指南尚缺乏海马限量的充分证据。

3.耳蜗、泪腺、垂体、颞叶。

五、危及器官(OAR)轮廓勾画

1.采用 CT 平扫或增强图像,颅内结构勾画采用 CT/MRI 融合技术。

2.脑干:枕骨大孔-视束,包括四叠体(顶盖板)、大脑脚等。

$D_{max}<54$ Gy、PRV $(+3$ mm$)D_{1 cm^3}<60$ Gy。EORTC:PRV $D_{1\sim10 cm^3}<59$ Gy。

3.视交叉:位于前床突上面和后面,向后走行于蝶鞍之上(必要时前后肢外扩 5 mm 以包括前方视神经和后方的视束)。

$D_{max}<54$ Gy、PRV $D_{1 cm^3}<60$ Gy。

4.视神经:经视神经孔入颅至前床突前和下方与视交叉相连,骨窗易显示 。

$D_{max}<54$ Gy、PRV $D_{1 cm^3}<60$ Gy。

5.眼球:勾画眼球整个轮廓,包含巩膜和角膜。

$D_{max}<50$ Gy 或 $D_{mean}<35$ Gy。

$D_{max}<45$ Gy(黄斑)。

6.晶体:因白内障较易治疗,剂量限制不应妥协 PTV 剂量。

$D_{ideal}<6$ Gy、$D_{max}<9\sim10$ Gy。

7.耳蜗:CT 骨窗清晰显示。

$D_{mean}<45$ Gy(单侧)。

8.垂体:因垂体功能减低症易治疗,剂量限制不应妥协 PTV 剂量。

$D_{max}<50$ Gy。

9.海马:T_1WI 勾画;通常全脑放疗时勾画。

$D_{40}<7.3$ Gy、$D_{mean}<10$ Gy、$D_{max}<17$ Gy。

上述颅脑危及器官勾画见图 2-2-2。

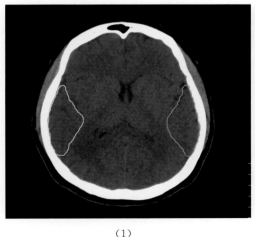
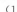
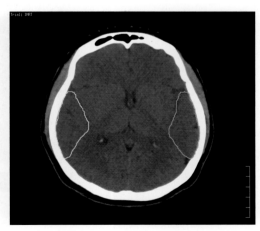

(1)　　　　　　　　　　　　　　　　(2)

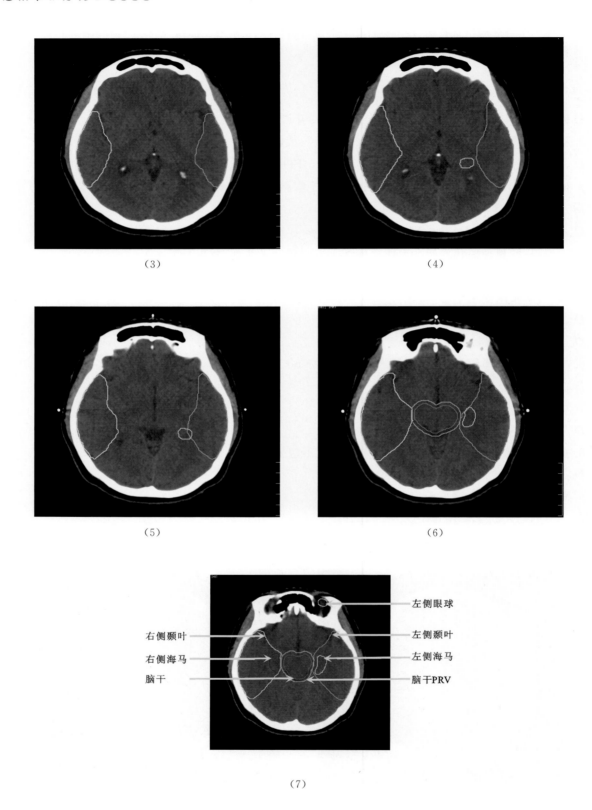

（3）　　　　　　　　　　　　　　（4）

（5）　　　　　　　　　　　　　　（6）

左侧眼球

右侧颞叶　　　　　　　　　　　　左侧颞叶

右侧海马　　　　　　　　　　　　左侧海马

脑干　　　　　　　　　　　　　　脑干PRV

（7）

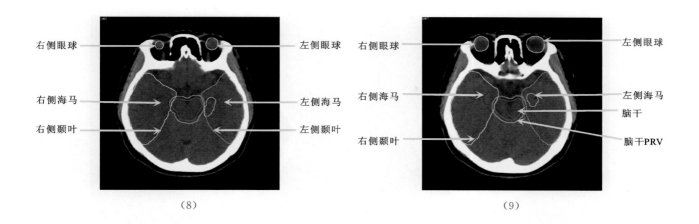

右侧眼球　　左侧眼球
右侧海马　　左侧海马
右侧颞叶　　左侧颞叶
（8）

右侧眼球　　左侧眼球
右侧海马　　左侧海马
右侧颞叶　　脑干
　　　　　脑干PRV
（9）

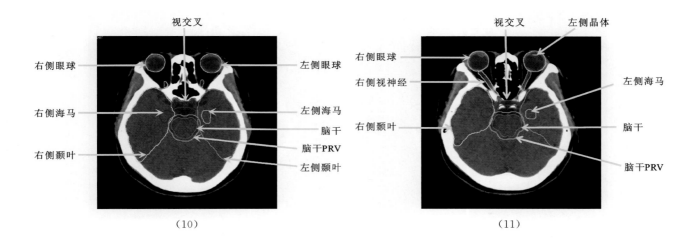

视交叉
右侧眼球　　左侧眼球
右侧海马　　左侧海马
右侧颞叶　　脑干
　　　　　脑干PRV
　　　　　左侧颞叶
（10）

视交叉　　左侧晶体
右侧眼球
右侧视神经　　左侧海马
右侧颞叶　　脑干
　　　　　脑干PRV
（11）

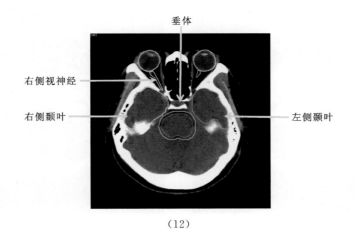

垂体
右侧视神经
右侧颞叶　　左侧颞叶
（12）

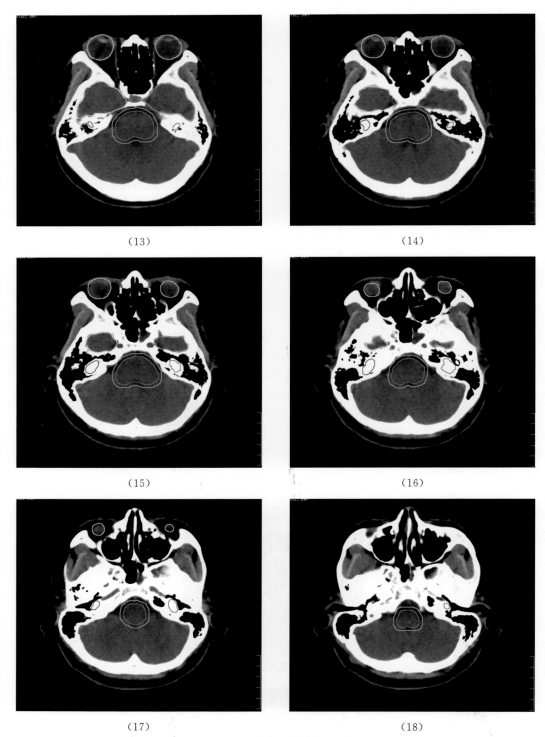

（13）

（14）

（15）

（16）

（17）

（18）

图 2-2-2　颅脑危及器官勾画过程

（7）、（18）脑干 PRV 为脑干外扩 3 mm

六、高级别胶质瘤靶区勾画流程图(ESTRO-ACROP)

见图 2-2-3。

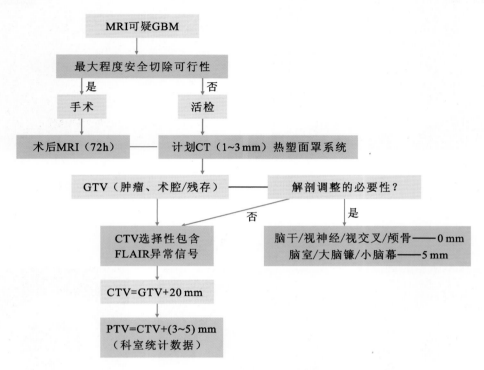

图 2-2-3　高级别胶质瘤靶区勾画流程图

七、高级别胶质瘤靶区勾画

靶区定义

GTV:肿瘤、术腔/残存。

选择性勾画 T_2WI / FLAIR 异常信号区。

CTV-1:GTV 外扩 2 cm。

CTV-2:GTV 外扩 2 cm。

PTV-1:CTV-1 均匀外扩 3 mm。

PTV-2:CTV-2 均为外扩 3 mm。

靶区定义见图 2-2-4。

上述靶区勾画见图 2-2-5。

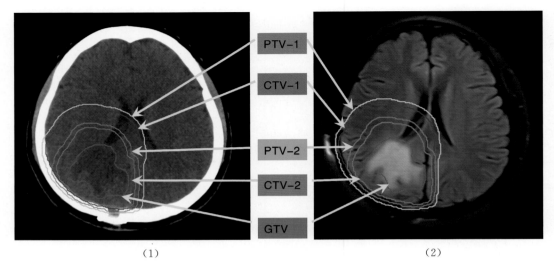

（1）　　　　　　　　　　　　　　　　　　　　　（2）

图 2-2-4　靶区定义

（1）CT 平扫；（2）T₂WI-FLAIR

注：CTV 至大脑镰左侧 5 mm，颅骨边缘 0 mm

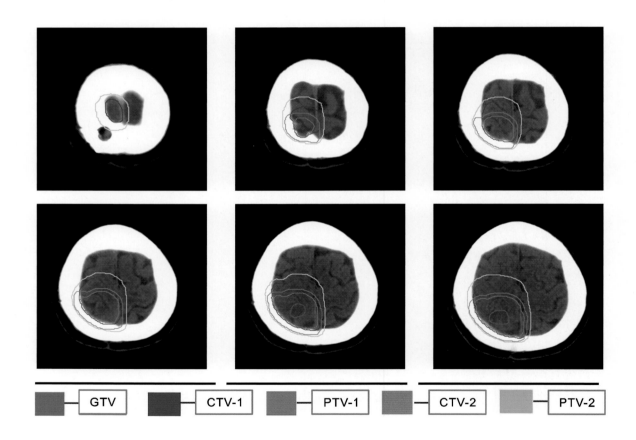

GTV　　CTV-1　　PTV-1　　CTV-2　　PTV-2

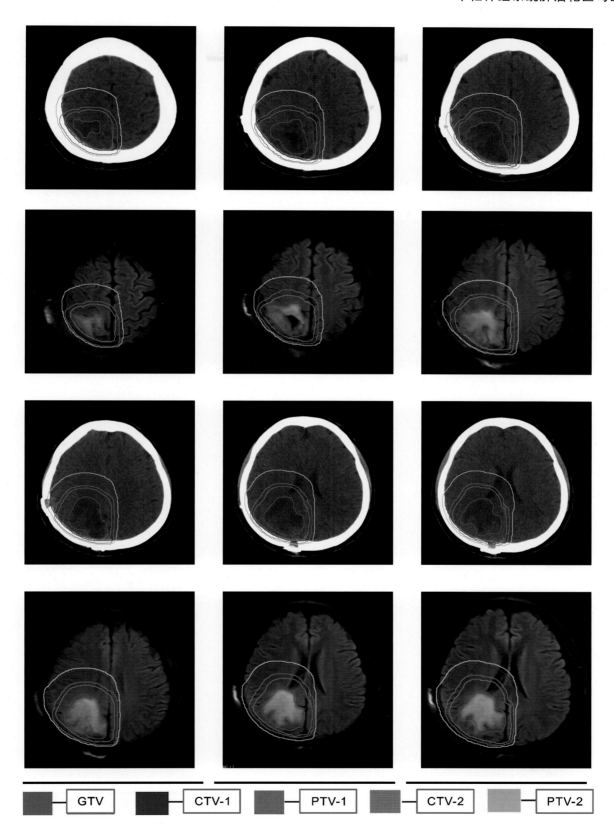

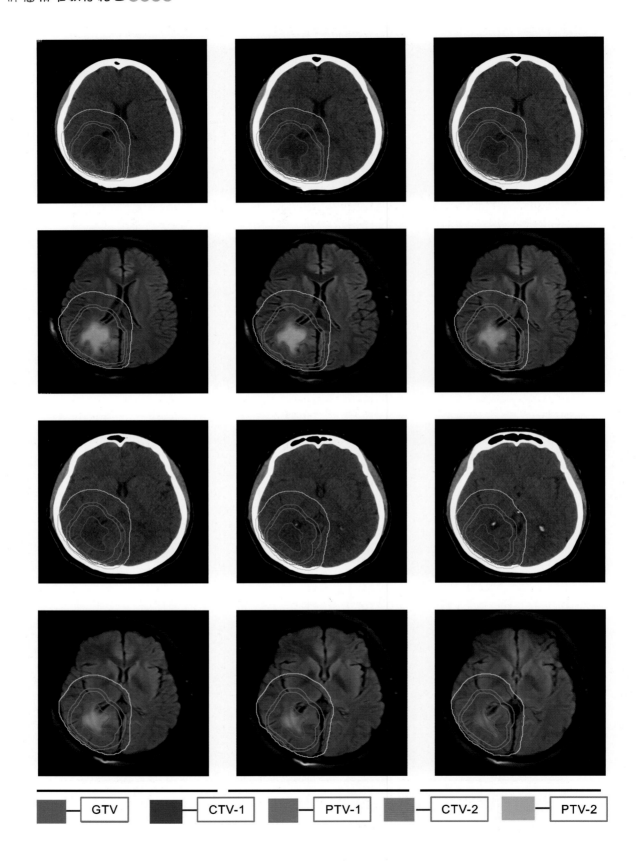

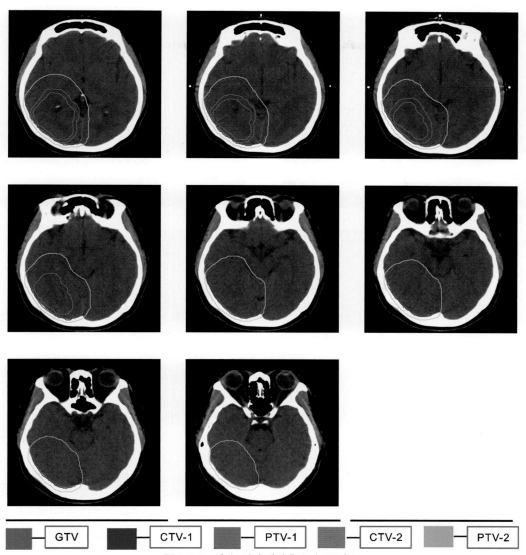

| | GTV | | CTV-1 | | PTV-1 | | CTV-2 | | PTV-2 |

图 2-2-5　高级别胶质瘤靶区勾画过程

八、术前 MRI 图像——靶区勾画的参考

术前 MRI 图像见图 2-2-6。

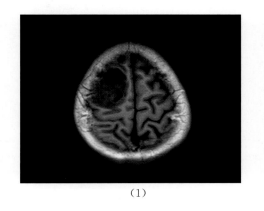
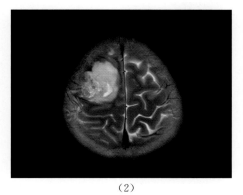

（1）　　　　　　　　　　　　　　　　　（2）

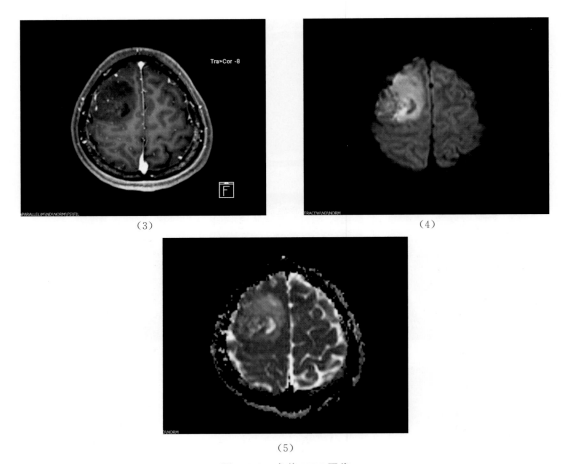

（3） （4）

（5）

图 2-2-6 术前 MRI 图像

（1）T_1WI；（2）T_2WI；（3）增强 MR 成像；（4）DWI；（5）ADC

九、放疗靶区勾画

CT 图像见图 2-2-7。

MRI 图像见图 2-2-8。

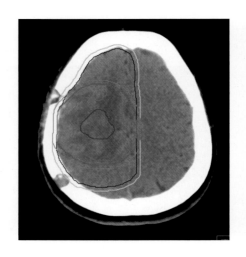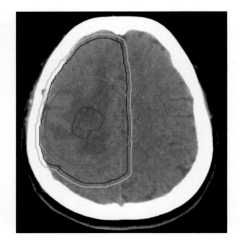

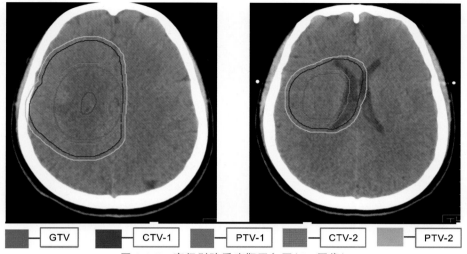

| | GTV | | CTV-1 | | PTV-1 | | CTV-2 | | PTV-2 |

图 2-2-7　高级别胶质瘤靶区勾画（CT 图像）

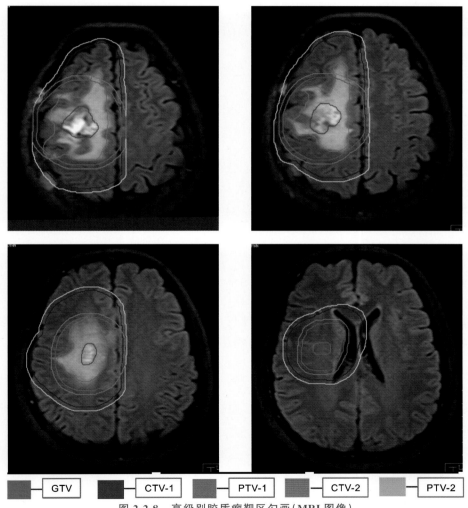

| | GTV | | CTV-1 | | PTV-1 | | CTV-2 | | PTV-2 |

图 2-2-8　高级别胶质瘤靶区勾画（MRI 图像）

（孙鹏飞）

第三节　低度恶性胶质瘤靶区勾画

一、靶区勾画专业术语缩写定义

1. GTV：大体肿瘤靶区。

2. GTVtb：肿瘤瘤床。

3. CTV：临床靶区。

4. PTV：计划靶区。

二、靶区勾画影像条件

1. 常规颅脑扫描 CT 层厚 2.5 mm。

2. 靶区勾画时需参考术前、术后的影像资料，MRI 为主要依据，fMRI、PET-CT 等检查有助于靶区的确定，推荐有条件的单位开展 CT/MRI 的融合。

三、靶区定义及剂量

1. 低度恶性胶质瘤（WHO 分类 Ⅰ、Ⅱ 级）。

2. 术后靶区定义。

GTV/GTVtb：T_2 FLAIR 异常部分和 MRI T_1 增强区域。

CTV：病理分化为 Ⅰ 级者 CTV＝GTV＋1 cm。

　　　病理分化为 Ⅱ 级者 CTV＝GTV＋(1～2)cm。

PTV：CTV＋0.3 cm。

3. 总剂量：强烈推荐低度恶性胶质瘤放疗的总剂量为 45～54 Gy。

有肿瘤残存时：PGTV 56～60 Gy，PTV 45 Gy。

无肿瘤残存时：PGTVtb 50～54 Gy，PTV 45 Gy。

4. 分次剂量：分次剂量一般为 1.8～2.0 Gy，建议单次剂量不超过 2.0 Gy，但对于明显残存肿瘤，且位于非重要功能区时，允许残存肿瘤分次剂量适当提高至 2.1～2.2 Gy。

四、危及器官（OAR）的勾画

1. 在靶区设计的同时，对靶区周围的重要器官如脑干、脊髓、角膜、晶体、视神经等进行勾画（图 2-3-1），并限定安全剂量。

2. 当采用分次剂量为 1.8～2.0 Gy 的照射时，主要器官的剂量应限制在：脑干 54 Gy、脊髓 45 Gy、视交叉 50～54 Gy、晶体 10 Gy。

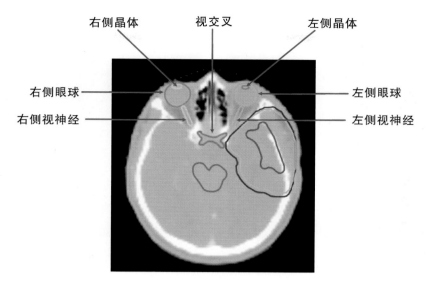

图 2-3-1 危及器官示意图

五、实际病例靶区勾画展示

病例 1 **Ⅱ级星型细胞瘤全切术后靶区勾画**

男性,52 岁,一过性意识不清 2 d。颅脑增强 MRI(图 2-3-2、图 2-3-3)示左侧颞叶囊实性占位,并累及额叶、岛叶,考虑胶质瘤可能性大。当地医院行"左额颞开颅胶质瘤全切术"。术后病理:左颞岛叶弥漫型星型细胞瘤(WHO Ⅱ 级)。免疫组化:GFAP(+),NSE(+),S-100(-),NF(-),Ki-67 阳性率约 13%。后行螺旋断层放射治疗:GTVtb 54 Gy(2 Gy/27 次),CTV 为瘤床外放 2 cm。PTV 48.6 Gy(1.8 Gy/27 次)。

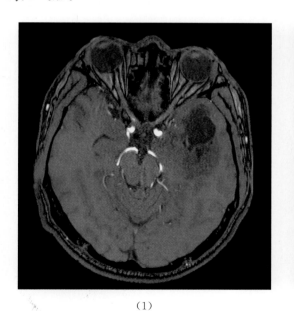

（1）

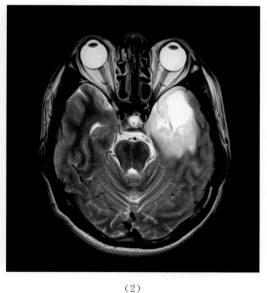

（2）

图 2-3-2 术前 MRI 图像

（1）T_1 增强相；（2）T_2 加权相

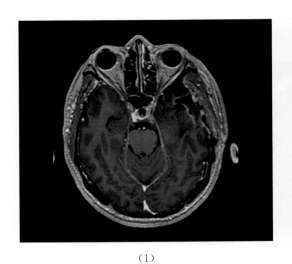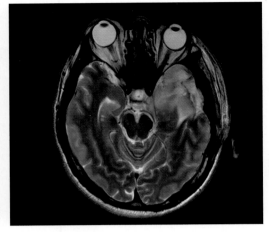

（1）   （2）

图 2-3-3　术后 MRI 图像

（1）T_1 增强相；（2）T_2 加权相

靶区勾画

术后靶区勾画见图 2-3-4、图 2-3-5、图 2-3-6。

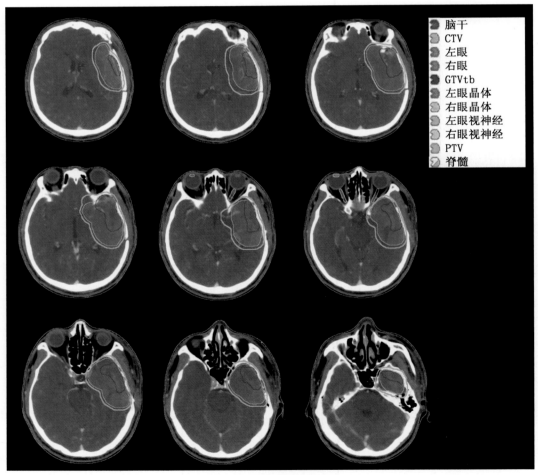

脑干
CTV
左眼
右眼
GTVtb
左眼晶体
右眼晶体
左眼视神经
右眼视神经
PTV
脊髓

图 2-3-4　术后靶区勾画

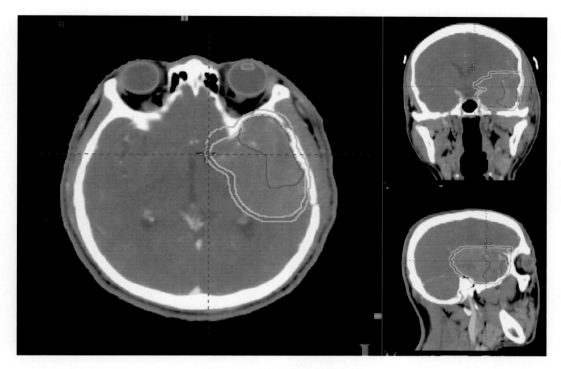

图 2-3-5　术后靶区三维示意图

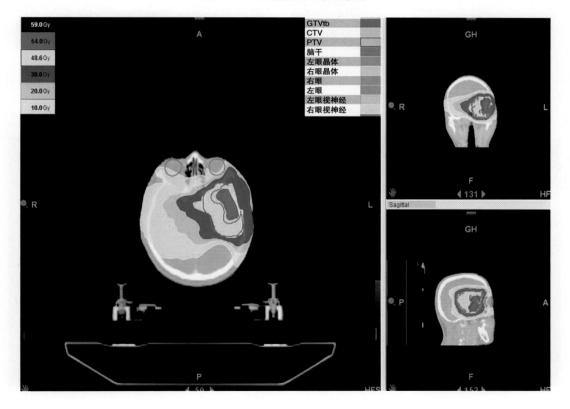

图 2-3-6　靶区剂量分布三维示意图

病例2 Ⅱ级星型细胞瘤次全切除术后靶区勾画

女性,60岁,查体发现颅内占位性病变2年。颅脑增强MRI(图2-3-7、图2-3-8)示左侧额叶占位,考虑低级别胶质瘤可能性大。当地医院全麻下行"左额颞开颅胶质瘤切除术"。术中见肿瘤位于额下回、侧裂上,质韧,血运丰富,呈鱼肉样,与脑组织无明显界限,术中根据荧光素钠染色显示的肿瘤边界切除肿瘤,大小约2 cm×2 cm×2 cm。术后病理:(颅内占位)星型细胞瘤,WHO Ⅱ级。术后行适形调强放射治疗:GTV 59.92 Gy(2.14 Gy/28次),CTV为GTV外放2 cm。PTV 50.4 Gy(1.8 Gy/28次)。靶区勾画见图2-3-9、图2-3-10、图2-3-11。

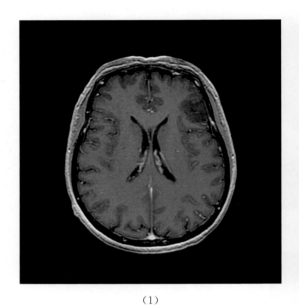 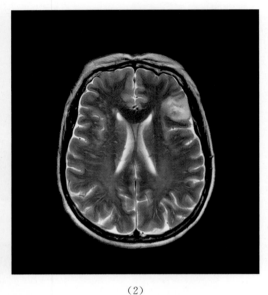

（1）　　　　　　　　　　　　　　　　　　（2）

图 2-3-7　术前 MRI 图像

(1)T_1增强相;(2)T_2加权相

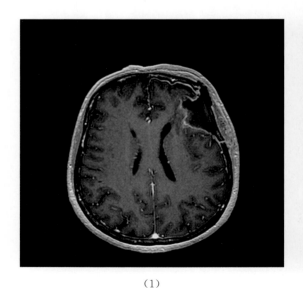 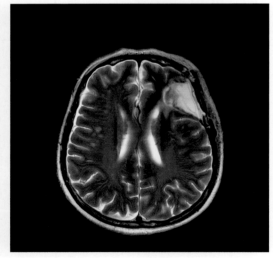

（1）　　　　　　　　　　　　　　　　　　（2）

图 2-3-8　术后 MRI 图像

(1)T_1增强相;(2)T_2加权相

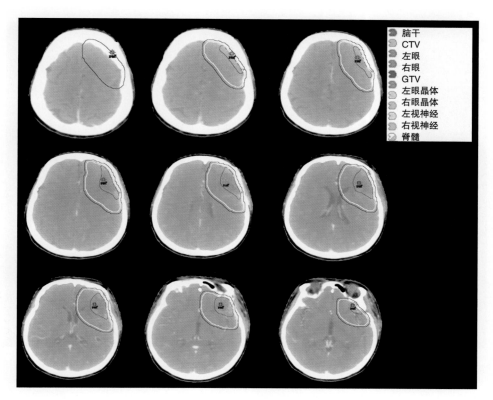

图 2-3-9 术后靶区勾画

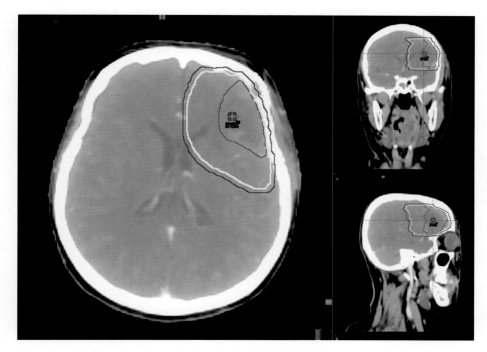

图 2-3-10 靶区勾画三维示意图

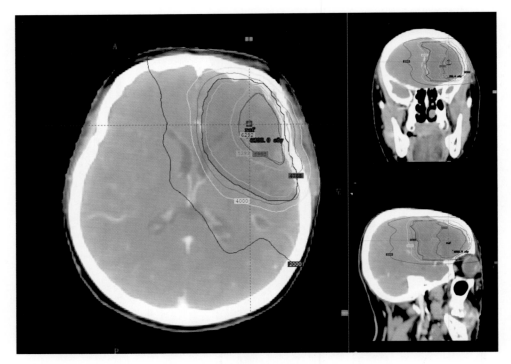

图 2-3-11　剂量分布三维示意图

（宋轶鹏　钱明　陈尔成　罗京伟）

第四节　脑膜瘤靶区勾画

一、缩写定义和影像条件

1. GTV:大体肿瘤体积,磁共振图像是主要的依据。

2. PTV:计划肿瘤体积,GTV 外放。

3. 放疗定位系统:GE 16 排螺旋 CT 层厚 5 mm。

4. 连续层面。

二、靶区定义

1. 脑膜瘤术后的靶区定义

(1)GTV:术前 MRI 提示的肿瘤。

(2)PTV:GTV 外放 5～10 mm,并兼顾危及器官。

2. 复发性/间变型脑膜瘤术后的靶区定义

(1)GTV:多次复发 MRI 提示的肿瘤组合。

（2）PTV：GTV 外放 10～15 mm。

（3）GTV：内侧较小的红线区域。

（4）PTV：外侧较大的红线区域。

三、危及器官(OAR)的勾画

1. 脑干的勾画：包括中脑、脑桥和延髓。

2. 晶体和视神经的勾画：双侧晶体及视神经按原始大小勾画。

四、病例

病例 1 **前颅窝交通型脑膜瘤术后靶区勾画**

某男，38 岁，头疼、头昏伴嗅觉减退 2 年，头颅 MRI 提示前颅窝占位累及嗅沟和双侧眶回。2015-10-15 术后病理：前颅窝脑膜瘤，上皮细胞型，部分细胞增生高度活跃并局部侵袭性生长。2016-3-18 头颅 MRI 提示：鸡冠区域异常强化，肿瘤复发。

放疗靶区：术前及术后 MRI。体表标记位置：眶耳线及中线为金点位置，DT 2.0 Gy×20 次，缩野加量 2.0 Gy×10 次。

术前 MRI T_2WI 轴位见图 2-4-1 和图 2-4-2。

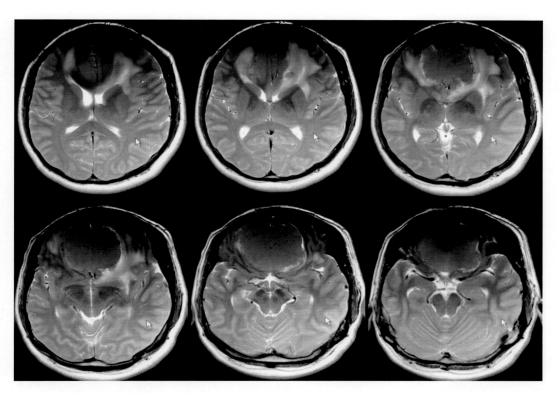

图 2-4-1 术前 MRI T_2WI 轴位(层厚 5 mm，前颅窝层面 GTV)

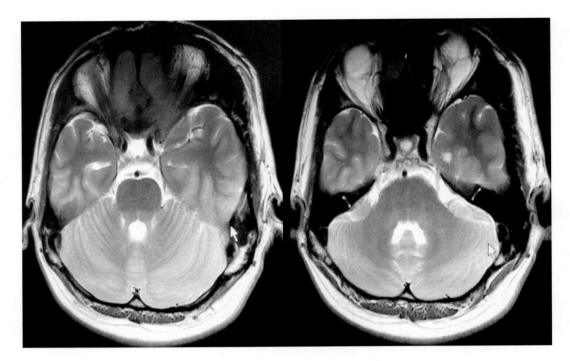

图 2-4-2　术前 MRI T_2WI 轴位(层厚 5 mm,颅底层面 GTV)

前颅窝脑膜瘤侵及前组筛窦、鸡冠骨质,推挤脑实质

靶区勾画(图 2-4-3)

GTV 磁共振所示病灶,PTV 为 GTV 外放 5 mm。

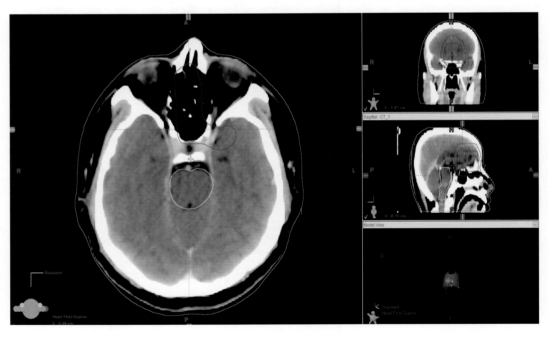

(1)

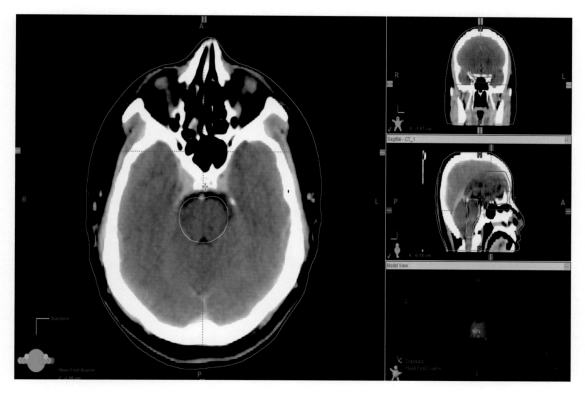

（2）

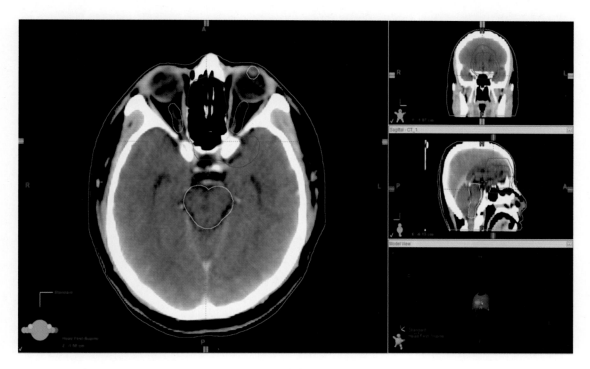

（3）

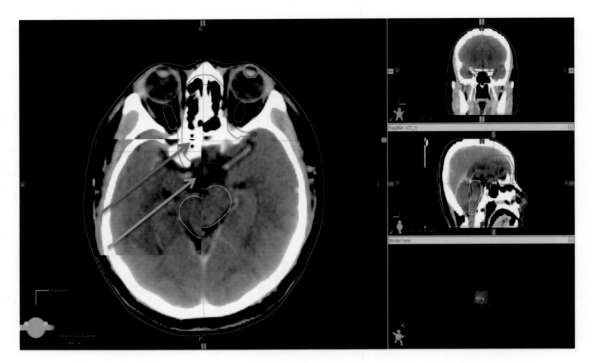

（4）

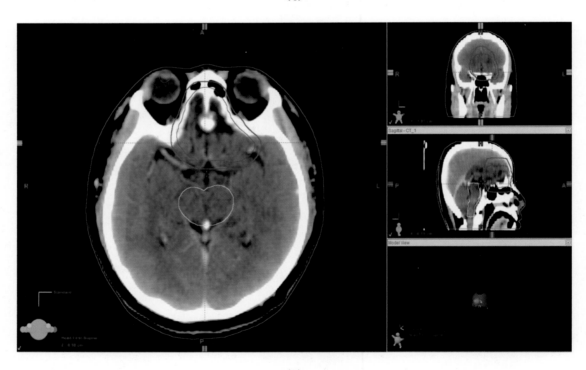

（5）

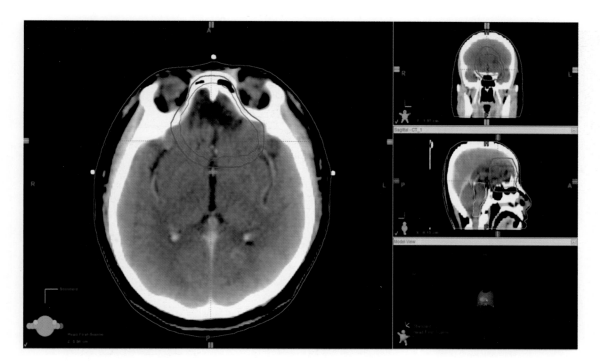

（6）

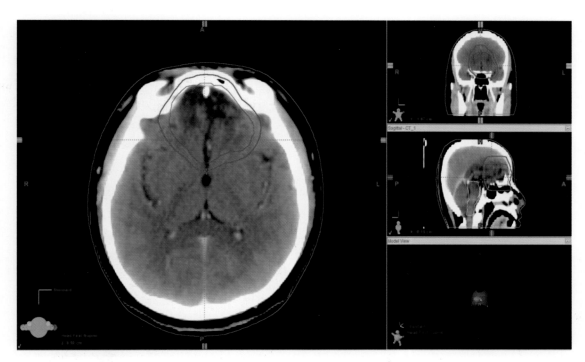

（7）

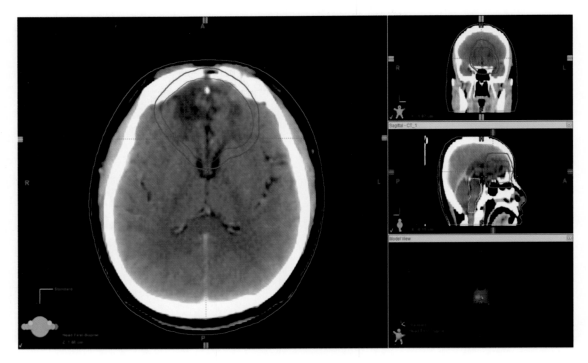

（8）

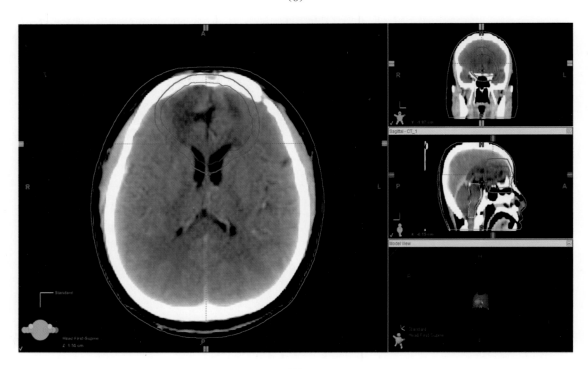

（9）

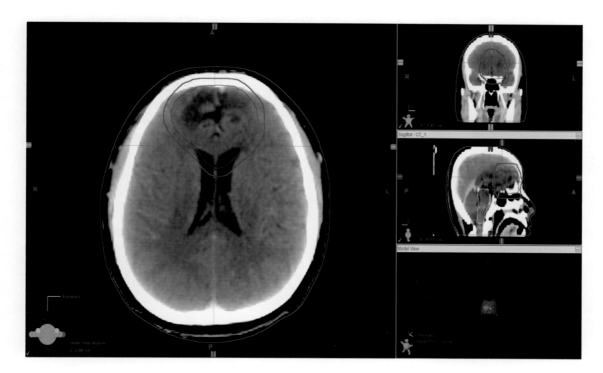

（10）

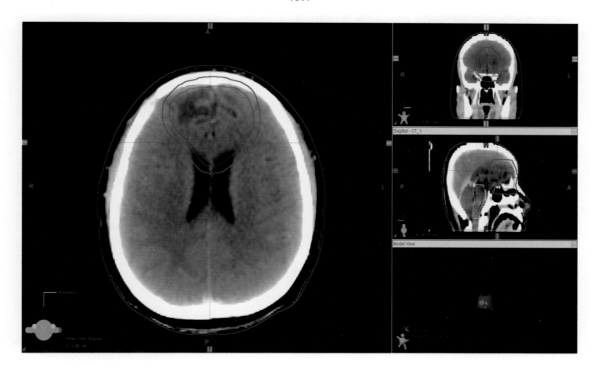

（11）

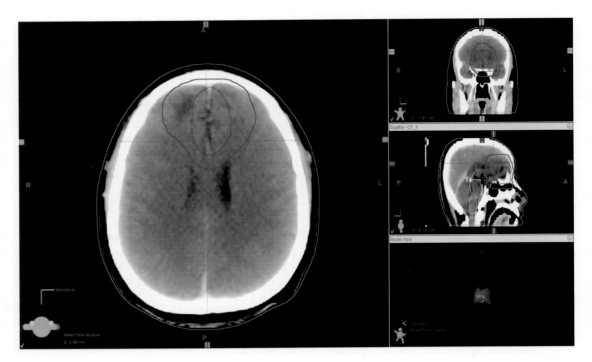

（12）

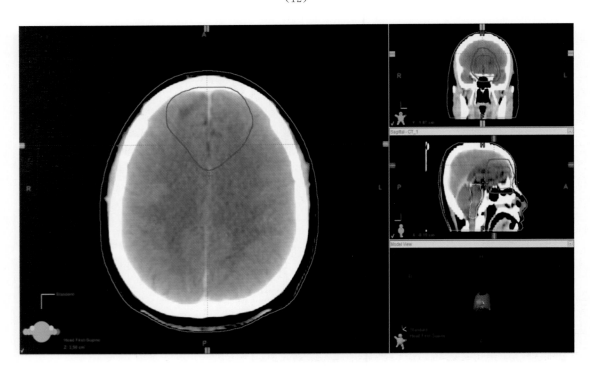

（13）

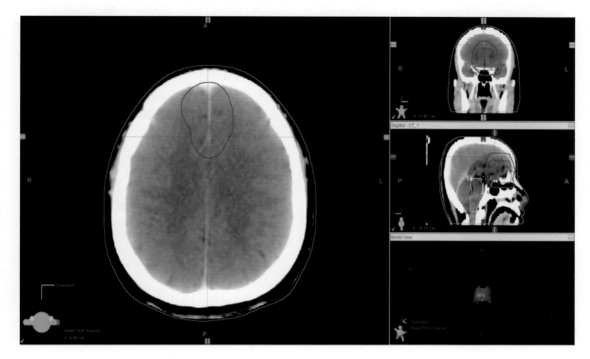

（14）

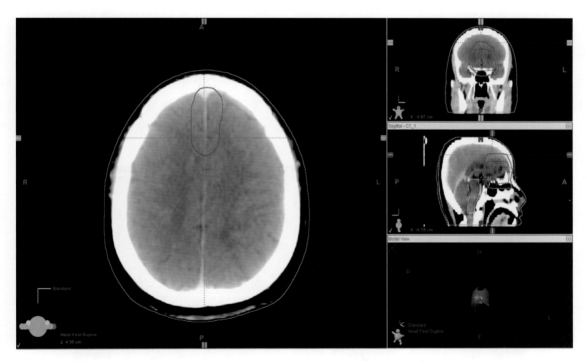

（15）

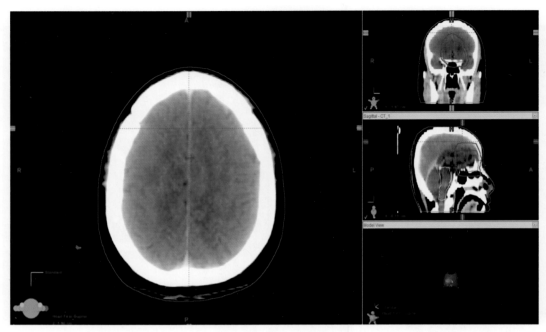

（16）

图 2-4-3　前颅窝交通型脑膜瘤术后靶区勾画

(1)Z 轴－2.5 cm；(2)Z 轴－2.0 cm；(3)Z 轴－1.5 cm；(4)Z 轴－1.0 cm；(5)Z 轴－0.5 cm；(6)Z 轴 0 cm；(7)Z 轴 0.5 cm；(8)Z 轴 1.0 cm；
(9)Z 轴 1.5 cm；(10)Z 轴 2.0 cm；(11)Z 轴 2.5 cm；(12)Z 轴 3.0 cm；(13)Z 轴 2.3 cm；(14)Z 轴 4.0 cm；(15)Z 轴 4.5 cm；(16)Z 轴 5.0 cm

病例 2　复发性间变型脑膜瘤术后靶区勾画

某男,46 岁,左侧上肢麻木 1 年。2015-5-14 第一次术后病理:右侧顶部脑膜瘤。2016-4-18 头颅 MRI 提示右侧顶枕部、额部肿瘤复发。2016-5-19 第二次术后病理:间变型脑膜瘤 WHO Ⅲ 级。2016-6-29 MRI 提示右侧顶部肿瘤残留。放疗靶区:术前及术后 MRI(图 2-4-4～图 2-4-7)。体表标记位置:眶耳线及中线为金点位置。DT 2.0 Gy×25 次,缩野加量 2.0 Gy×5 次。

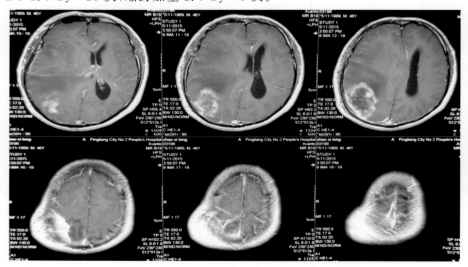

图 2-4-4　第一次术前 MRI 轴位增强,层厚 5 mm,脑膜瘤侵及脑实质、骨质和头皮

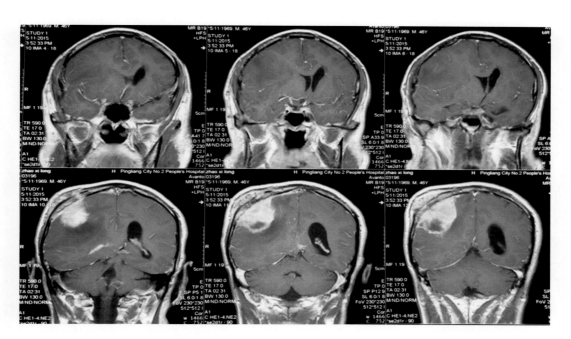

图 2-4-5　第一次术前 MRI 冠位增强(层厚 5 mm,脑膜瘤侵及脑实质、骨质和头皮)

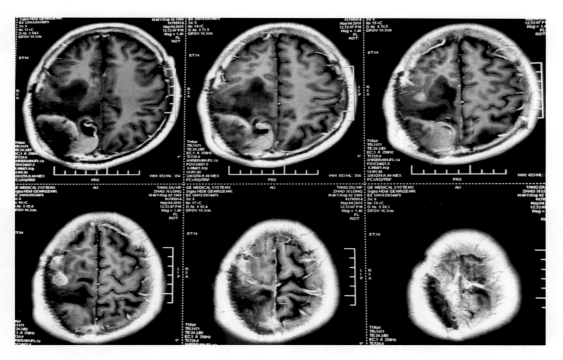

图 2-4-6　第二次术前 MRI 轴位增强(层厚 5 mm,脑膜瘤侵及脑实质、骨质和头皮,并在临近脑膜复发)

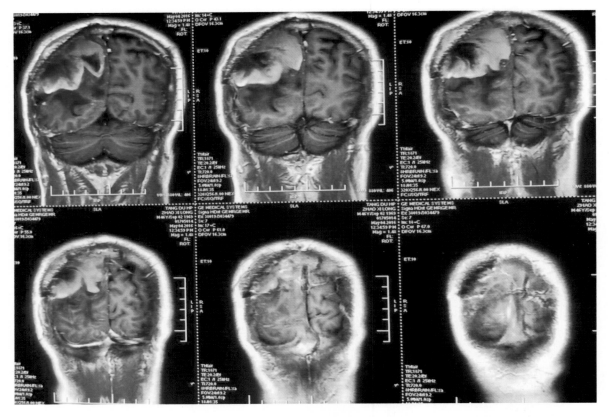

图 2-4-7　第二次术前 MRI 冠位增强(层厚 5 mm,脑膜瘤侵及脑实质、骨质和头皮,并在临近脑膜复发)

靶区勾画(图 2-4-8)

PTV 为 GTV 外放 10～15 mm,兼顾临近的脑膜和颅骨(MRI 提示骨质受侵)。

红色箭头:GTV。

蓝色箭头:PTV。

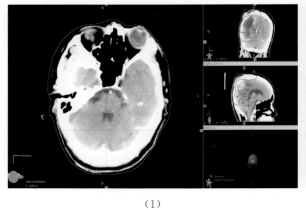
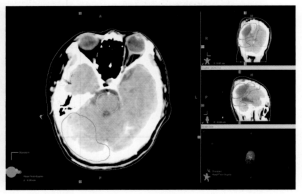

(1)　　　　　　　　　　　　(2)

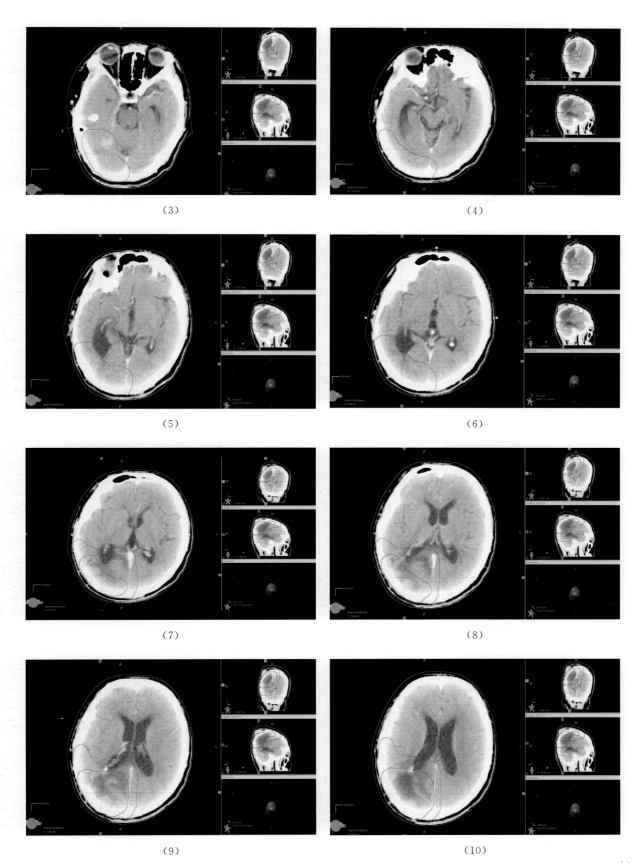

（3）　　　　　　　　　　　　　　　　（4）

（5）　　　　　　　　　　　　　　　　（6）

（7）　　　　　　　　　　　　　　　　（8）

（9）　　　　　　　　　　　　　　　　（10）

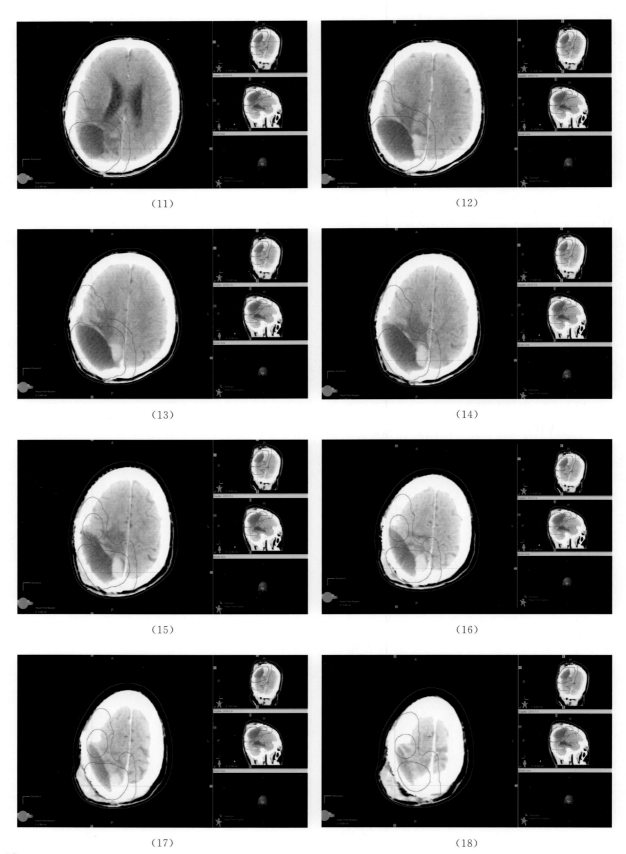

（11）　　　　　　　　　　　　　（12）

（13）　　　　　　　　　　　　　（14）

（15）　　　　　　　　　　　　　（16）

（17）　　　　　　　　　　　　　（18）

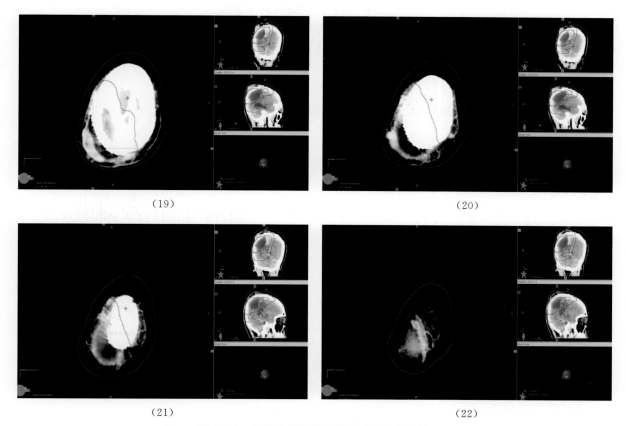

（19） （20）

（21） （22）

图 2-4-8 复发性间变型脑膜瘤术后靶区勾画

(1)Z轴−3.0 cm;(2)Z轴−2.5 cm;(3)Z轴−2.0 cm;(4)Z轴−1.5 cm;(5)Z轴−1.0 cm;(6)Z轴−0.5 cm;(7)Z轴 0 cm;(8)Z轴 0.5 cm;
(9)Z轴 1.0 cm;(10)Z轴 1.5 cm;(11)Z轴 2.0 cm;(12)Z轴 2.5 cm;(13)Z轴 3.0 cm;(14)Z轴 3.5 cm;(15)Z轴 4.0 cm;(16)Z轴 4.5 cm;
(17)Z轴 5.0 cm;(18)Z轴 5.5 cm;(19)Z轴 6.0 cm;(20)Z轴 6.5 cm;(21)Z轴 7.0 cm;(22)Z轴 7.5 cm

靶区勾画注意事项

1. 脑膜瘤弥漫生长,周围脑膜均可能侵润。
2. 颅骨也是脑膜瘤容易侵润的结构。
3. 术前、术后 MRI 非常重要。

（张琰君）

第五节 松果体生殖细胞瘤靶区勾画

一、靶区勾画

1. 采用造影剂增强 CT 扫描。
2. 靶区勾画采用 CT/MRI 融合技术。
3. 考虑到很多单位没有 CT/MRI 融合技术,也为了页面的简洁,所以只显示 CT 图像。
4. 为了页面整洁,各靶区 PTV 未在图谱中体现。

5. 播散型、多发的松果体生殖细胞瘤通常采用全脑全脊髓预防照射＋局部肿瘤区域推量照射。

6. 局限型、单发的松果体生殖细胞瘤可采用全脑室照射＋局部肿瘤区域推量照射。

二、案例

病例 1 **全脑全脊髓预防照射＋局部肿瘤区域推量照射**

(一)CT 定位扫描体位

1. 患者取仰/俯卧位,选择合适曲度的头枕,身体放松,下颌尽可能内收,双上肢自然垂放在身体两侧。

2. 头颈部处于中立位,头部面罩固定。

(二)图像扫描要求

1. 扫描范围:颅顶至第 5 骶椎下缘。

2. 扫描层厚:3 mm。

3. 推荐 CT/MRI 扫描采用相同体位。

4. 推荐 CT/MRI 融合勾画靶区。

(三)靶区定义及剂量

1. GTV:影像及临床检查所见的肿瘤区。

2. CTV-1:GTV 外放 1 cm,DT 21 Gy,总量 45 Gy。

3. CTV-2:全脑全脊髓包括蛛网膜下腔为 CTV-2,DT 24 Gy。

4. 上述靶区外放 3～5 mm 为 PTV。

(1)如果患者放疗前病理已明确为生殖细胞瘤,则先行全脑全脊髓照射 DT 24 Gy,后针对 GTVp 推量至总量 45 Gy,不设 CTV-1。

(2)如果考虑混合型生殖细胞瘤,则 CTV-1 DT 18 Gy（总量 54 Gy）,CTV-2 DT 36 Gy。

(四)危及器官(OAR)勾画及限定剂量(表 2-5-1)

表 2-5-1 危及器官限定剂量

OAR	OAR 限定剂量(Gy)	OAR	OAR 限定剂量(Gy)
脑干	≤45	食管	≤24
垂体	≤45	气管	≤24
视交叉	≤45	心	≤24
视神经	≤45	肝	≤24
眼球	≤45	肾	平均剂量≤15
晶体	≤5	胃	≤24
肺	≤24	肠	≤24

（五）靶区勾画实例展示（图 2-5-1）

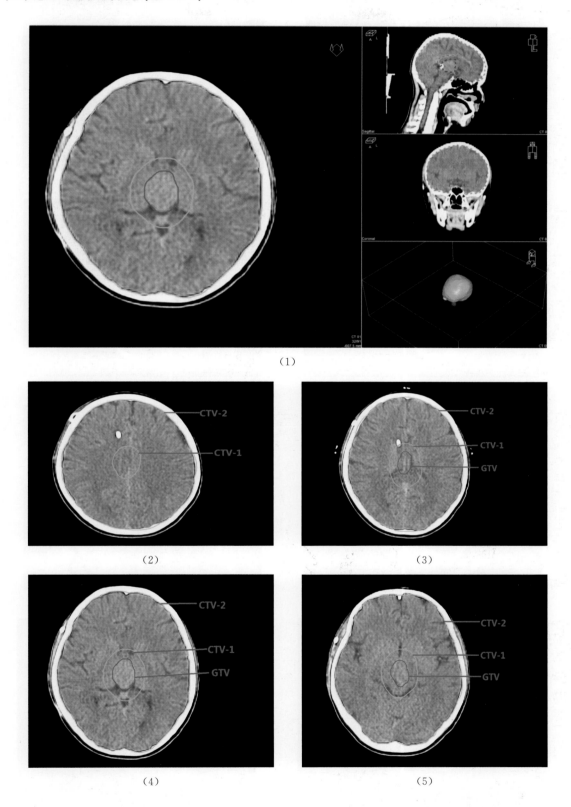

（1）

（2）

（3）

（4）

（5）

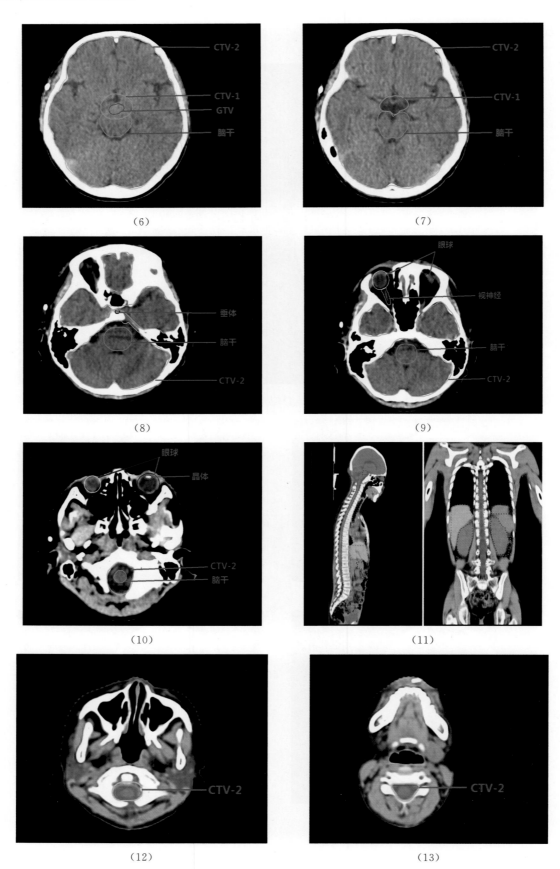

（6）

（7）

（8）

（9）

（10）

（11）

（12）

（13）

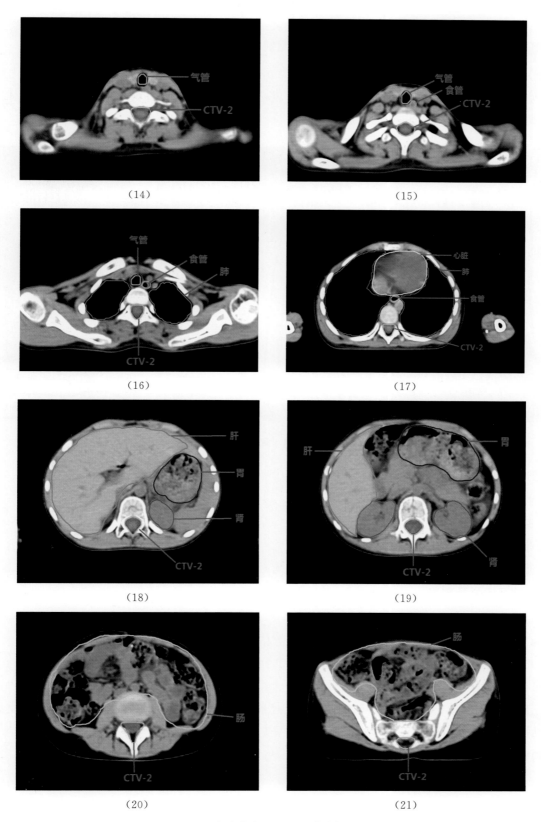

图 2-5-1　全脑全脊髓＋局部肿瘤推量勾画

病例 2 **全脑室照射＋局部肿瘤区域推量照射**

（一）CT 定位扫描体位

1. 患者取仰卧位，选择合适曲度的头枕，身体放松，下颌尽可能内收，双上肢自然垂放在身体两侧。

2. 头颈部处于中立位，头部面罩固定（图 2-5-2）。

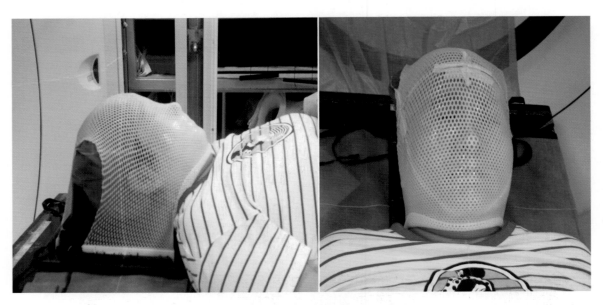

图 2-5-2　定位示意图

（二）图像扫描要求

1. 扫描范围：颅顶至第 4 颈椎下缘。

2. 扫描层厚：3 mm。

3. 推荐 CT/MRI 扫描采用相同体位。

4. 推荐 CT/MRI 融合勾画靶区。

（三）靶区定义及剂量

1. GTV：影像及临床检查所见的肿瘤区域。

2. CTV-1：GTV 外放 1.0 cm，DT 21 Gy，总量 45 Gy。

3. CTV-2：GTV 外放 1.5 cm，包括全脑室，DT 24 Gy。全脑室应包括侧脑室、第 3 脑室、第 4 脑室、交叉池、四叠体池。

4. 上述靶区外放 3 mm 为 PTV，如果患者放疗前病理已明确为生殖细胞瘤，则先行全脑室照射 DT 24 Gy，后针对 GTVp 推量至总量 45 Gy，不设 CTV-1。

（四）危及器官（OAR）勾画及限定剂量（图 2-5-2）

表 2-5-2　危及器官剂量限定

OAR	OAR 剂量限定（Gy）
颞叶	≤45
脑干	≤45
垂体	≤45
视交叉	≤45
视神经	≤45
眼球	≤45
晶体	≤5

（五）靶区勾画实例展示（图 2-5-3）

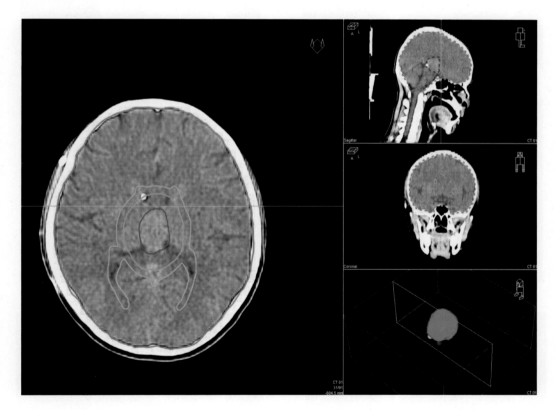

（1）

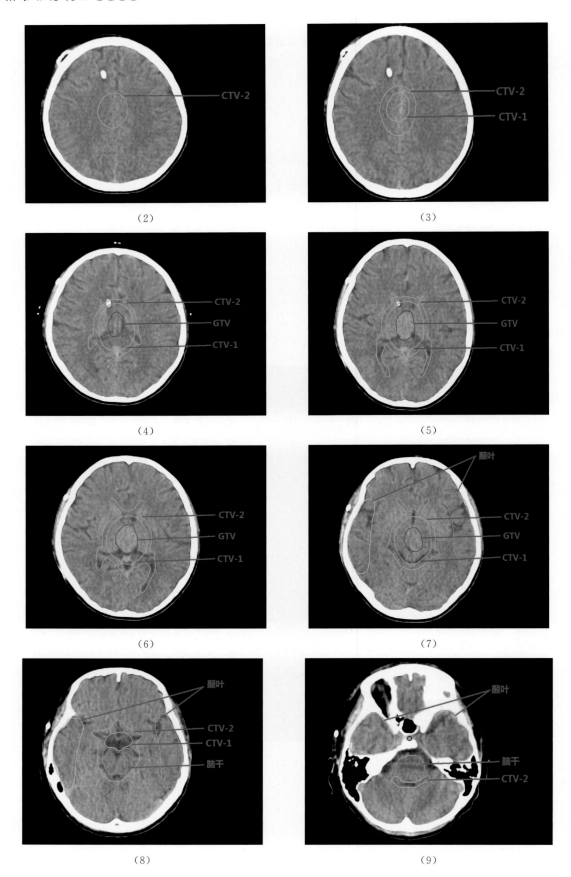

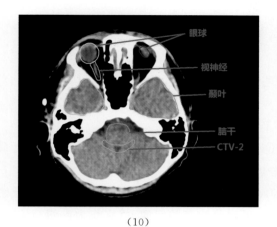
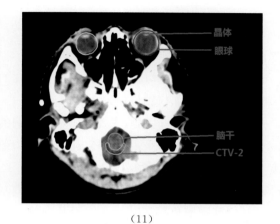

（10）　　　　　　　　　　　　　　　（11）

图 2-5-3　全脑室十局部肿瘤推理勾画过程

（邱素芳　邵凌东　李金銮　吴君心　Chi Lin）

第六节　脑转移瘤靶区勾画

一、缩写定义和影像条件

1. GTV：大体肿瘤。

2. MRI：三维扰相梯度（3D-SPGR）轴位 MRI 以标准轴位和冠状位 FLAIR 扫描头部，获取轴位 T_2 加权和钆对比增强的 T_1 加权序列。

推荐采用 1.25 mm 层厚以准确勾画海马。小于或等于 1.5 mm 层厚也可以。

仰卧位；不需要用 CT 模拟和日常治疗的固定装置。

3. CT 模拟：对全头颅行不增强的治疗计划 CT。

推荐采用 1.25～1.5 mm 层厚准确勾画海马。小于或等于 2.5 mm 层厚也可以。

用面罩等装置将患者固定于仰卧位。治疗病人时也应该使用固定装置。

4. MRI-CT 融合：将 3D-SPGR MRI 和治疗计划 CT 融合。

二、靶区定义

脑转移瘤的靶区定义

GTV：CT/MRI 上显示的可见肿瘤（T_1 增强）。

CTV：全脑。

PTV：CTV＋0.5 cm。

三、危及器官(OAR)的勾画

(一)海马的勾画(参照 RTOG 0933 勾画)

1. 请注意我们并不是勾画整个海马,而更关注的是齿状回颗粒细胞亚区(SGZ)。

2. 在 MRI 的 T_1 加权轴位序列上勾画海马。

3. 由于海马中灰质占优势,主要勾画颞角内侧的 T_1 低信号区。

4. 海马分成 3 个解剖亚区:头、体、尾。注意头部位于下方或尾侧,体部位于上后方,而尾部是最头侧的(上方)而且是最后方的,在矢状位上侧脑室平面上总体呈"香蕉"形。

5. 从侧脑室颞角的新月形底部作为尾侧(下方)勾画的起始部位,在脑脊液低信号内侧勾画低密度的灰质,海马在侧脑室颞角存在时一直位于其内侧,在可以见到侧脑室的层面,把它作为内侧标志。当 T_1 低信号的结构不再靠近侧脑室边缘时海马的勾画结束。

6. 海马外扩 5 mm,生成海马回避区。

(二)脑干的勾画

1. 脑干位于大脑下方,是大脑和脊髓之间的较小部分,呈不规则的柱状形。脑干自下而上由延髓、脑桥、中脑 3 部分组成。延髓部分下连脊髓。CT/MRI 上显示的脑干结构,上界:丘脑下;下界:枕骨大孔。

2. 视神经的勾画。

3. CT/MRI 上显示的视神经结构。

4. 视交叉的勾画。

5. MRI 上显示的视交叉结构。

(三)眼球的勾画

1. CT/MRI 上显示的眼球结构。

2. 晶状体眼球的勾画。

3. CT/MRI 上显示的晶状体结构。

四、案例

病例 **脑转移瘤靶区勾画**

右肺腺癌脑转移($T_4N_0M_1$),Ⅳ期。左额叶、右枕叶脑转移,患者化疗过程中出现头晕,头颅 MRI 发现脑转移。放疗靶区:脑转移瘤。B 枕,头膜固定。靶区勾画见图 2-6-1。

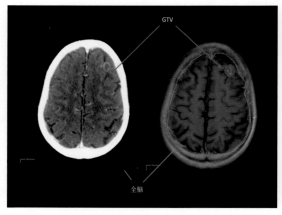

(1)

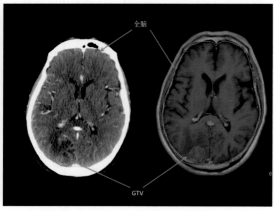

(2)

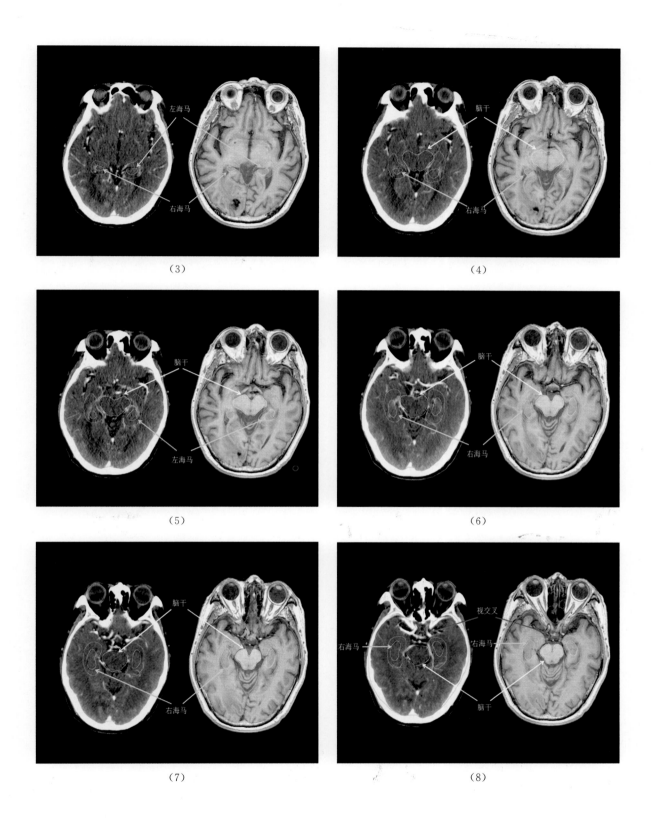

（3）

（4）

（5）

（6）

（7）

（8）

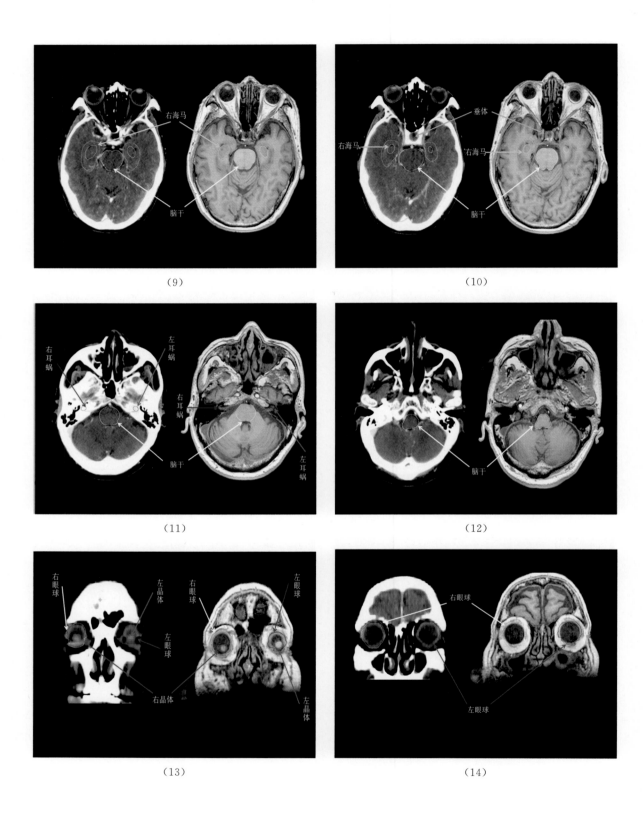

（9）

（10）

（11）

（12）

（13）

（14）

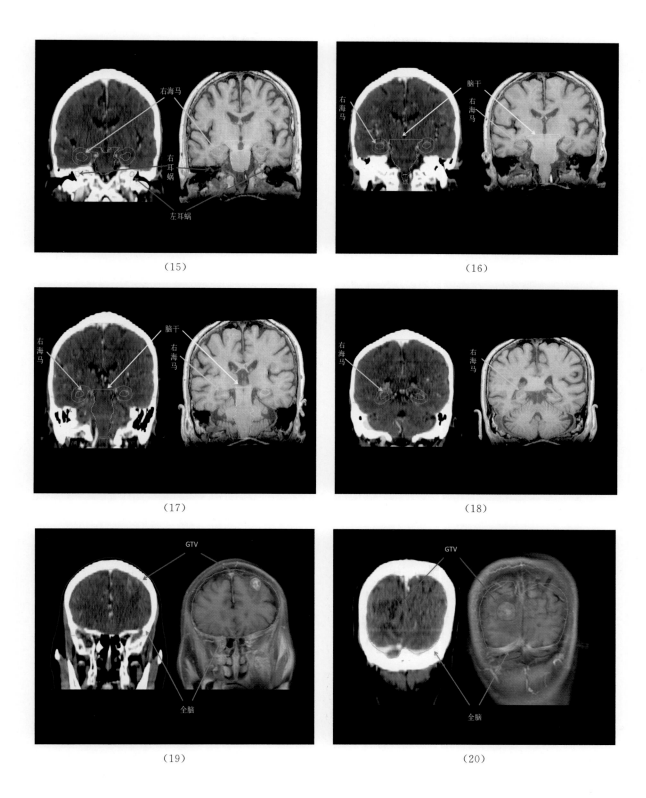

（15）

（16）

（17）

（18）

（19）

（20）

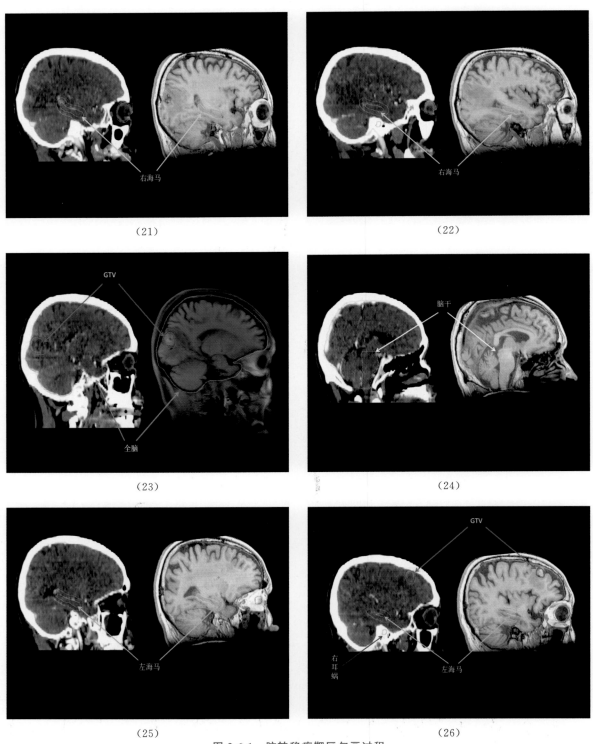

图 2-6-1　脑转移瘤靶区勾画过程

(1)～(26)表示各方位靶区勾画

靶区勾画注意事项

1. 勾画 GTV 时建议 CT 和 MRI 融合勾画。

2. 在全脑放疗时建议勾画双侧海马并外扩 5 mm 给予保护。

3. 对于脑转移术后靶区勾画,结合本图谱勾画术后残腔即可。

（李祥攀　付振明　胡广原　钟亚华　韩光　宋启斌　肖建平　袁双虎）

第三章
头颈部肿瘤靶区勾画

第一节 头颈部正常组织勾画

一、CT 定位扫描时的体位

CT 定位示意图见图 3-1-1。

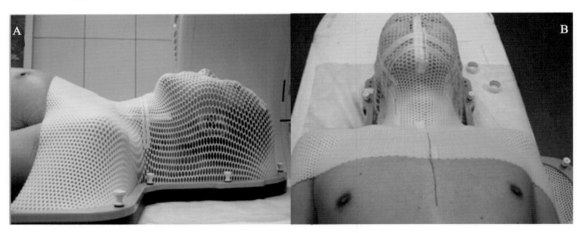

图 3-1-1 定位示意图

体位要求:患者仰卧位,选择合适曲度的头枕,身体放松;双侧上肢自然垂放在身体两侧;头部处于中立位,头颈肩面罩固定。

二、图像扫描要求

扫描层厚:颅底和鼻咽层厚 3 mm,其余部位 5 mm。
扫描范围:颅顶—锁骨头下 2 cm。
推荐 CT 和 MRI 扫描采用相同的体位。
推荐 CT/MRI 融合勾画靶区(图 3-1-2)。

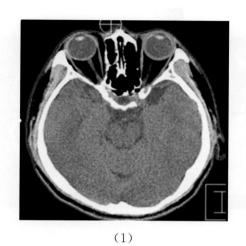 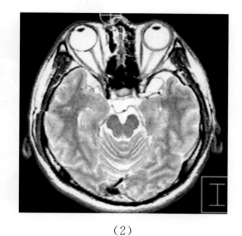

（1）　　　　　　　　　　　（2）

图 3-1-2　治疗体位 CT 和 MRI 图像

（1）CT；（2）MRI

三、鼻咽癌精准放疗的目标

提高肿瘤的局部区域控制率。

减少正常组织的放射损伤。

为了减少正常组织的放射损伤，正常组织的勾画与剂量限制至关重要。

四、鼻咽癌 IMRT 需要考虑的正常结构

逆向 IMRT 计划只保护已勾画并给予剂量限制的结构。

1.脊髓、脑干、视交叉、视神经、颞叶。

2.垂体、内耳、肺尖、颞颌关节、下颌骨、眼球、晶体、气管、食管、甲状腺、皮肤、口唇。

3.唾液腺（腮腺、颌下腺、舌下腺、口腔小唾液腺）。

4.吞咽相关器官（咽上/中/下缩肌、舌根、喉与声门上喉、食管入口）。

5.臂丛神经。

五、实际病例正常组织轮廓演示

1.采用造影剂增强 CT 扫描。

2.颅内结构的勾画采用了 CT/MRI 融合技术（图 3-1-3）。

3.考虑到很多单位没有 CT/MRI 融合技术，所以只显示 CT 图像（图 3-1-4～图 3-1-6）。

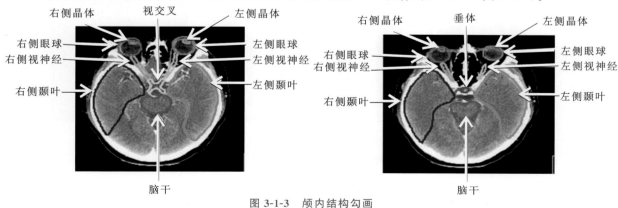

图 3-1-3　颅内结构勾画

CT默认
头窗

CT默认
骨窗

CT默认
头窗

CT默认
骨窗

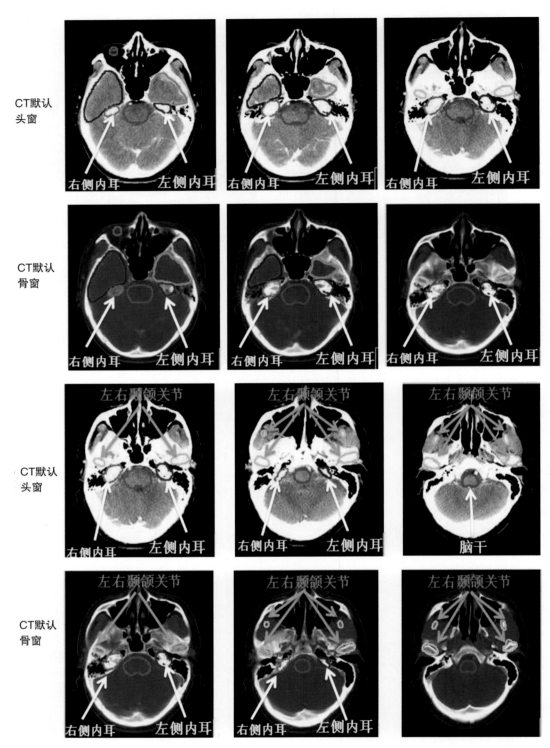

图 3-1-4　正常组织勾画（一）
有条件的单位可以把耳蜗、前庭、内耳道独立命名，分别勾画

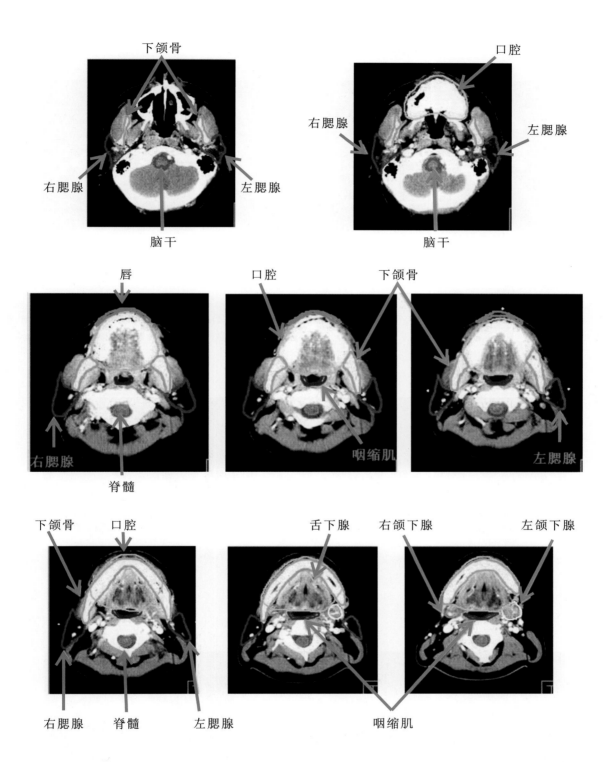

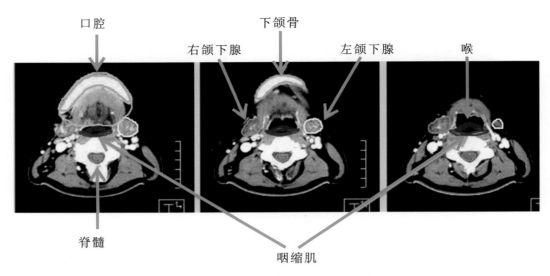

图 3-1-5　正常组织勾画（二）

备注：①小唾液腺弥散分布在硬腭、颊黏膜、舌、上下牙龈上，所以把上述结构勾画在一起，命名为口腔；②尽管咽缩肌分为咽上缩肌、咽中缩肌、咽下缩肌，但 CT 上无法辨认具体分界，所以统一命名为咽缩肌；③会厌、劈裂、假声带、声带统一命名为喉，作为一个结构勾画

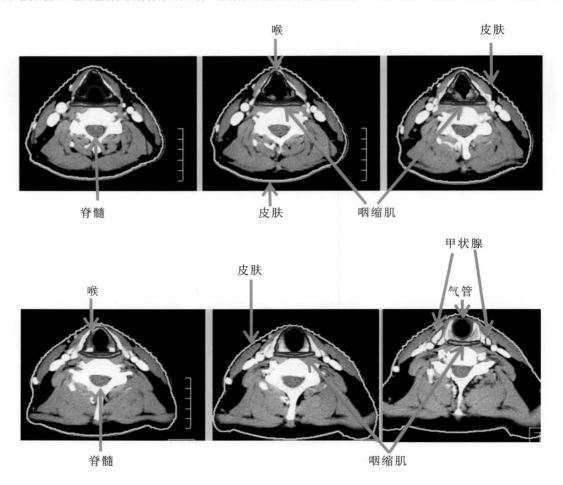

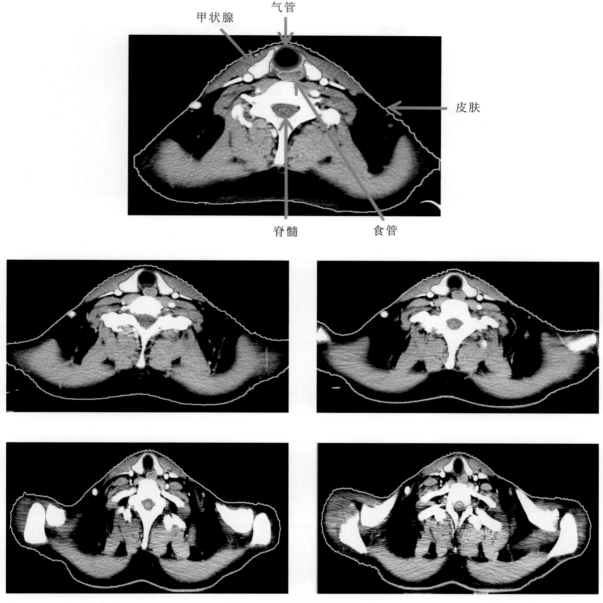

图 3-1-6　正常组织勾画(三)

说明:体表外轮廓自动生成后均匀内收 2～3 mm,作为皮肤

六、臂丛神经的勾画

臂丛神经示意图见图 3-1-7。

(一)臂丛神经

1.臂丛神经由 C_5～C_8 和 T_1 前支组成。

2.神经根从椎间孔发出后,在前斜角肌外侧缘组成神经干,C_5～C_6 组成上干,C_7 为中干,C_8～T_1 组成下干。

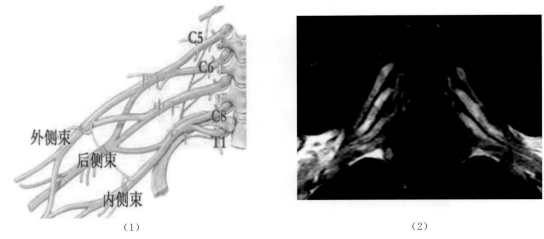

（1）　　　　　　　　　　　　　　　（2）

图 3-1-7　臂丛神经示意图

（1）解剖结构；（2）CT 图像

3.在相当于锁骨中段水平处，每一干又分成前、后两股。上干与中干的前股组成外侧束，下干的前股组成内侧束，三干的后股组成后束。

4.各束在喙突平面分出神经支，外侧束分出肌皮神经和正中神经外侧头，后束分为腋神经和桡神经，内侧束分出尺神经和正中神经内侧头。

备注：实际勾画时，CT 图像上无法详细分辨出外侧束、内侧束和后束，只能勾画出上干、中干和下干。

（二）臂丛勾画方法介绍

1.CT 上辨认并勾画出 C_5、T_1、T_2 椎体。

2.辨认并勾画锁骨下和腋下的神经血管束。

3.从 C_5 开始辨认并勾画出前、中斜角肌，一直到斜角肌止点第 1 肋骨。

4.用 5 mm 直径的画笔勾画臂丛。

5.从 C_5 到 T_1 椎体的神经孔开始勾画臂丛（从椎管外侧缘到前、中斜角肌之间的间隙）。

6.在看不到神经孔的 CT 层面上，只勾画前、中斜角肌之间的间隙。

7.持续勾画前、中斜角肌之间的间隙，直到中斜角肌止于锁骨下神经血管束区域。

8.在锁骨头下 1～2 层的 CT 层面上继续勾画臂丛，作为神经血管束的后部。

臂丛神经勾画见图 3-1-8。

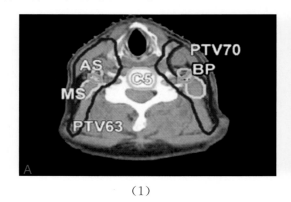
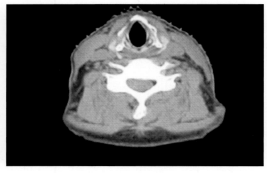

（1）　　　　　　　　　　　　　　　（2）

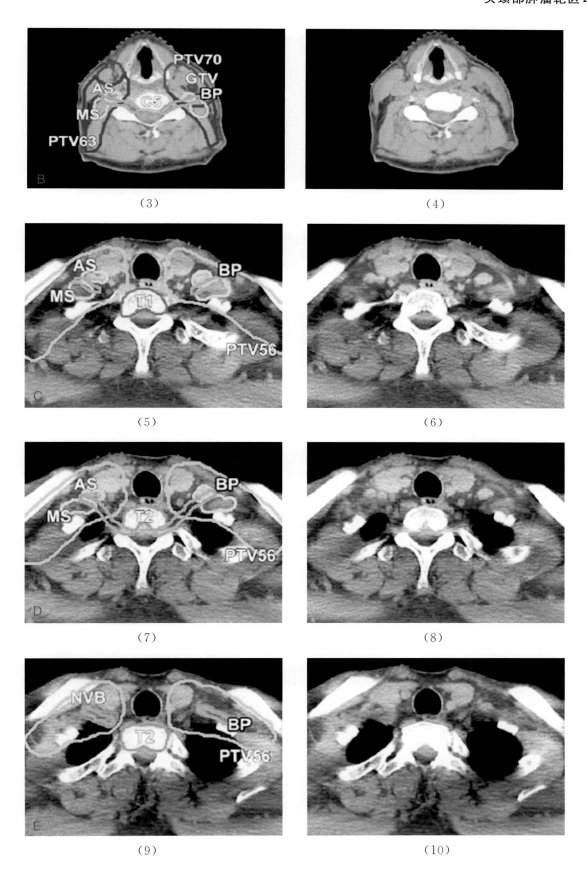

（3）　　　　　　　　　　　　（4）

（5）　　　　　　　　　　　　（6）

（7）　　　　　　　　　　　　（8）

（9）　　　　　　　　　　　　（10）

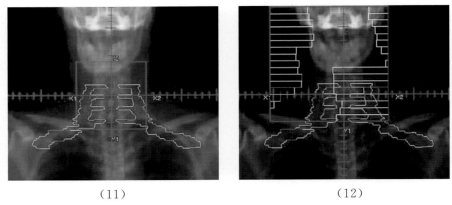

（11）　　　　　　　　　　　　　（12）

图 3-1-8　臂丛神经勾画

AS 为前斜角肌；MS 为中斜角肌；BP 为臂丛；NVB 为神经血管束

（王孝深　胡超苏　Avraham Eisbruch）

第二节　鼻咽癌靶区勾画

一、鼻咽癌的特点

（一）生物学特点

1.多为未分化或低分化。

2.局部浸润性强。

3.淋巴转移多见。

4.对放、化疗敏感。

（二）局部解剖特点

1.结构复杂，靶区不规则。

2.临近重要解剖结构：脑干、脊髓、神经、唾液腺等。

（三）鼻咽癌生物学特点——导致靶区极度不规则

鼻咽癌靶区示意图见图 3-2-1。

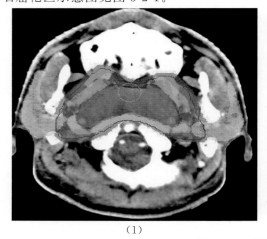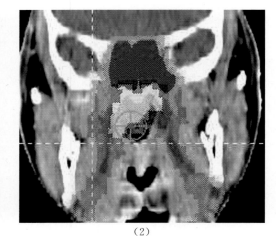

（1）　　　　　　　　　　　　　（2）

图 3-2-1　鼻咽癌靶区示意图

(四)调强放射治疗的剂量学特点

1. 剂量分布与靶区高度适形,对不规则靶区治疗有明显优势。

2. 靶区外剂量下降迅速,便于降低周围器官的剂量。

3. 可以对靶区内的肿瘤同步加量。

(五)调强放疗的剂量学特点——与靶区高度适形 / 同步推量

调强放疗剂量学特点见图 3-2-2。

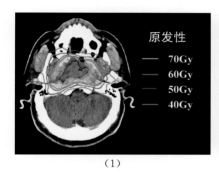
（1）

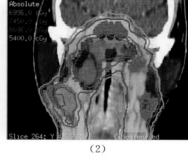
（2）

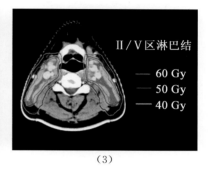
（3）

图 3-2-2　调强放疗剂量学特点

二、IMRT 提高鼻咽癌疗效,改善生活质量

调强放疗与常规放疗相比,5 年生存率和副反应情况明显好转(图 3-2-3)。

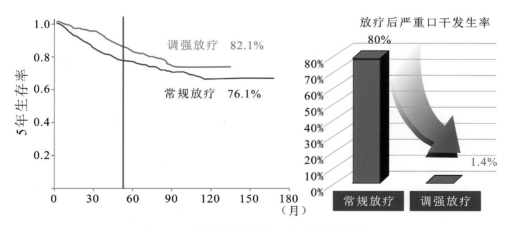

图 3-2-3　调强放疗提高生存率、降低副反应

靶区定义见表 3-2-1。

危及器官及限量参考 RTOG 0025/0615。具体见表 3-2-2、表 3-2-3。

表 3-2-1　靶区名称及定义

靶区名称	定义
GTVnx	包括影像学及临床检查可见的原发肿瘤部位
GTVrpn	转移的咽后淋巴结

续表

靶区名称	定义
GTVnd	符合诊断标准的颈部转移性淋巴结
CTV-1	包括(GTVnx+GTVrpn)+(5~10)mm+整个鼻咽黏膜及黏膜下 5 mm
CTVnd-1	包括 GTVnd+周围高危淋巴结引流区[1]
CTV-2	涵盖 CTV-1,同时包括鼻腔后部,上颌窦后部,翼腭窝,部分后组筛窦,咽旁间隙,颅底,部分颈椎和斜坡[2]
CTVnd-2	除高危淋巴结引流区外的颈部淋巴结预防区
PTV	上述对应各靶区外放 2~5 mm(外放具体数值按各单位摆放误差确定)

注:[1]脑干外扩 3 mm 形成 PRV;[2]早期鼻咽癌,耳蜗限量 $D_{max} < 40$ Gy。

表 3-2-2　危及器官剂量限定(一)

正常器官名称		器官剂量限定(Gy)		PRV 扩边	PRV 剂量限定(Gy)
脑干	brainstem	最高剂量	54	≥1 mm	≤1%超过 60
脊髓	spinal cord	最高剂量	45	≥5 mm	≤1%超过 50
视神经	optic nerves	最高剂量	50	≥1 mm	最高剂量 54
视交叉	chiasm	最高剂量	50	≥1 mm	最高剂量 54

表 3-2-3　危及器官剂量限定(二)

正常器官名称			剂量限定(Gy)
垂体	pituitary	平均剂量	≤50
腮腺	parotid	平均剂量	≤26(至少单侧)或双侧体积的 20 cm³<20 或至少单侧 50%体积<30
口腔	oral cavity	平均剂量	≤40
声门喉	glottic larynx	平均剂量	≤45
食管	esophagus	平均剂量	≤45
环状软骨后咽	postcricoid pharynx	平均剂量	≤45
颞叶	temporal lobe	最高剂量	≤60 或 1 cm³≤65
眼球	eyes	最高剂量	≤50
晶体	lens	最高剂量	≤25
臂丛神经	brachial plexus	最高剂量	≤66

续表

正常器官名称		剂量限定(Gy)	
下颌骨	mandible	最高剂量	≤70 或 1 cm³≤65
颞颌关节	temporomandibular joint(TMJ)		
下颌下腺	submandibular glands	尽可能减少受照剂量	
舌下腺	sublingual glands		
单侧耳蜗	cochlea	50%体积≤55	

三、鼻咽靶区勾画影像学基础 MRI(T_1WI)软组织高分辨率

MRI 在鼻咽癌诊断和靶区勾画中有着非常重要的作用,高质量的 MRI 影像有着与线条图相似的分辨率。(图 3-2-4~图 3-2-15)

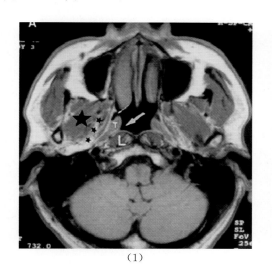
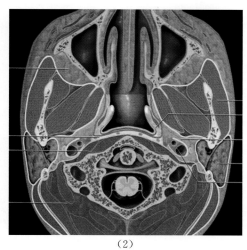

(1)　　　　　　　　　　　　(2)

图 3-2-4　鼻咽部 MRI 与解剖对比横断面图

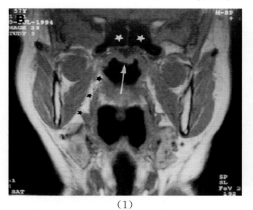
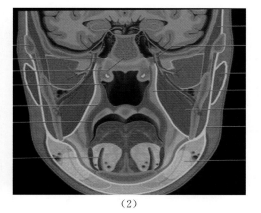

(1)　　　　　　　　　　　　(2)

图 3-2-5　鼻咽部 MRI 与解剖对比冠状面图

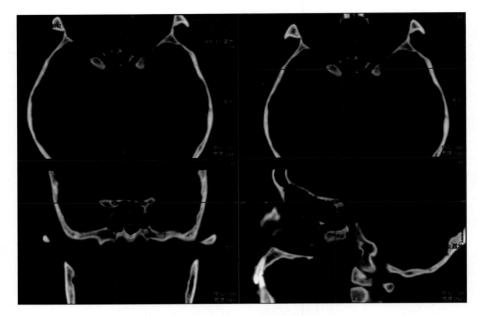

图 3-2-6　鼻咽颅底代表性层面——视神经管

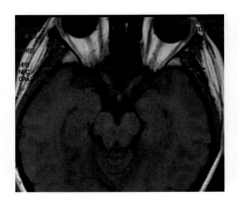

图 3-2-7　鼻咽颅底代表性层面——视神经/视交叉平面

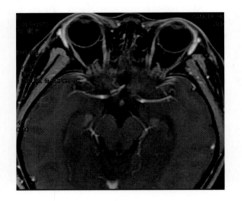

图 3-2-8　鼻咽颅底代表性层面——翼腭窝眶下裂

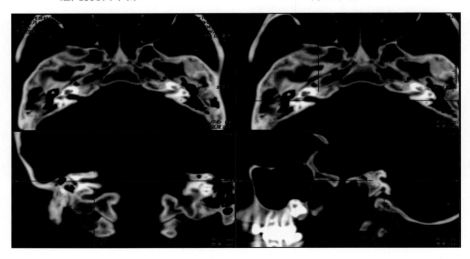

图 3-2-9　鼻咽颅底代表性层面——圆孔平面

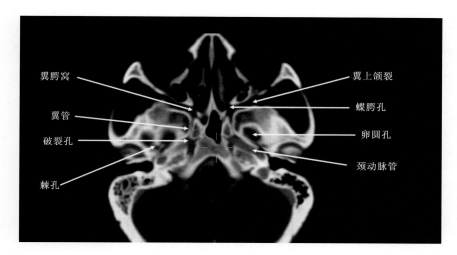

图 3-2-10　蝶骨影像解剖——翼管平面

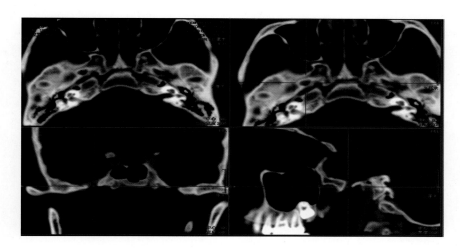

图 3-2-11　鼻咽颅底代表性层面——卵圆孔

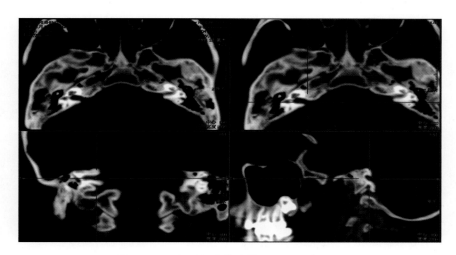

图 3-2-12　鼻咽颅底代表性层面——内耳门

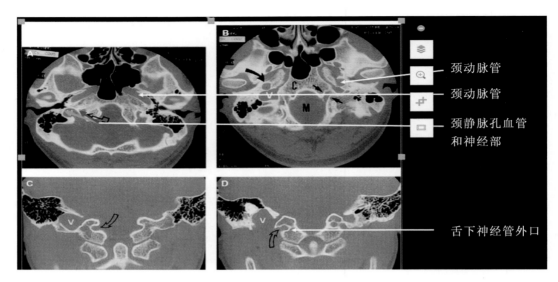

图 3-2-13　鼻咽颅底代表性层面——颈静脉孔

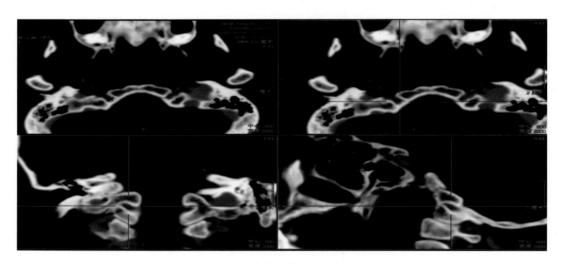

图 3-2-14　鼻咽颅底代表性层面——舌下神经孔

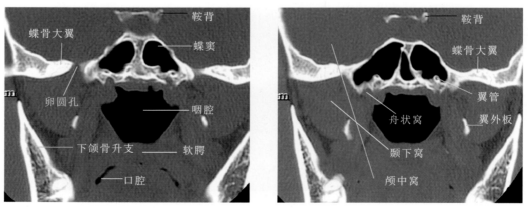

图 3-2-15　鼻咽颅底代表性层面——冠状位

四、鼻咽癌放射治疗精髓

1. 原发肿瘤在哪里？（GTV）
2. 肿瘤会侵犯多远？（GTV-CTV）
3. 有没有自然屏障？（非均匀外放）
4. 限制器官是哪些？（OAR）
5. 处方剂量要多少？（TCP）
6. 限制剂量给多少？（NTCP）

五、鼻咽癌调强靶区 GTV 确定原则

(一)GTV 的特点

1. 眼睛看得见的。
2. 手摸得着的。
3. 影像学检查得到的。

(二)多种手段全面获取肿瘤信息

1. 多种影像学检查（CT 和 MRI）。
2. 间接镜或内镜检查。
3. 手摸。

六、GTV 确定原则——全面获得 GTVnx 信息

结合 CT、MRI、腔镜，临床查体获得完整的肿瘤信息（图 3-2-16）。

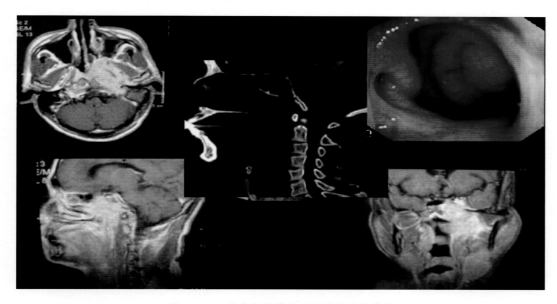

图 3-2-16　结合多种检查方法获得完整信息

七、多种影像资料在靶区勾画中的作用

联合应用多种影像勾画靶区见图3-2-17。

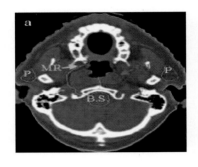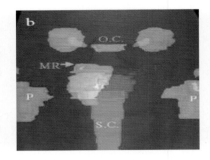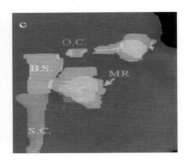

图 3-2-17　联合应用多种影像勾画靶区

CT 和 MRI 获得肿瘤的证据应该是互相补充的,而不是互相否定的或者用一种证据替代另一种证据。

八、原发灶的 CTV 勾画

1. CTV 定义:临床靶区,肿瘤可能侵犯的范围。
2. CTV 勾画基于鼻咽癌生物学行为的认识。
3. CTV 勾画是肿瘤生物学行为、解剖学知识和放射治疗原则的完美结合。

九、鼻咽癌可能侵犯的范围

根据受侵概率不同,危险区域划分(943 例患者):高危区＞35％;中危区 5％～35％;低危区＜5％。

1. 鼻咽癌局部受侵也遵循由近及远逐步累及的规律。
2. 肿瘤容易通过颅底神经通路侵犯较远部位。
3. 肿瘤累及高危区域时,中危区域累及概率明显上升,从大于 5％ 达到 55.2％。高危区域未受侵时,中危区域受侵概率较低,通常小于 10％。
4. 海绵窦受侵时,通常有两个或更多的路径同时受累（60.6％）;如果只有一个路径时,卵圆孔最常见（26.4％）。

MRI 表现如图 3-2-18 所示。

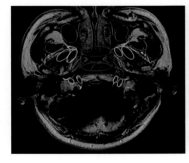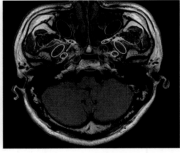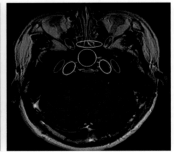

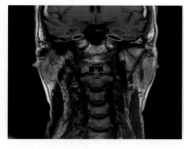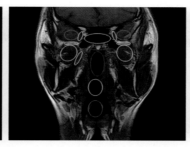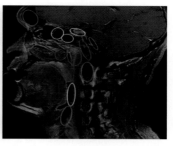

图 3-2-18　鼻咽癌可能侵犯的范围 MRI 表现

红色为高危区；黄色为中危区；蓝色为低危区

十、GTVnx-CTV 的边界（基于侵犯距离和自然屏障）

1. 398/414 患者，5 年生存期（OS）80％，无病进展时间（DFS）77％，局部控制率（LC）95％。

2. T_1、T_2、T_3 和 T_4：9、137、183、85。

3. GTV-CTV-2（60 Gy 等剂量线）的距离（mm）见表 3-2-4 和表 3-2-5。

4. GTVnx-CTV 的边界见图 3-2-19。

表 3-2-4　5 例患者局部复发距 GTV 的范围

	D_{min}（mm）				D_{max}（mm）			
	平均值	最大值	最小值	标准差	平均值	最大值	最小值	标准差
前	6.2	21	1	2.8	24.3	40	11	5.5
后	3.9	12	0	2.5	16.2	39	7	4.8
水平	7.5	39	1	4.7	26.8	75	8	12.9
上	10.1	30	0	4.9				
下	9.5	36	0	7.5				

表 3-2-5　T_3 和 T_4 患者 GTV-CTV 的距离

	T_3（mm）				T_4（mm）			
	平均值	最大值	最小值	标准差	平均值	最大值	最小值	标准差
前	6	18	1	2.6	5.2	11	2.5	1.8
后	3.7	11	0	2.3	1.8	5	0	1.5
水平	7.3	39	1	4.5	5.1	16	1	2.4
上	9.7	24	0	4.3	6.2	15	0	3.5
下	8.6	30	0	6.2	8	28	0	6.3

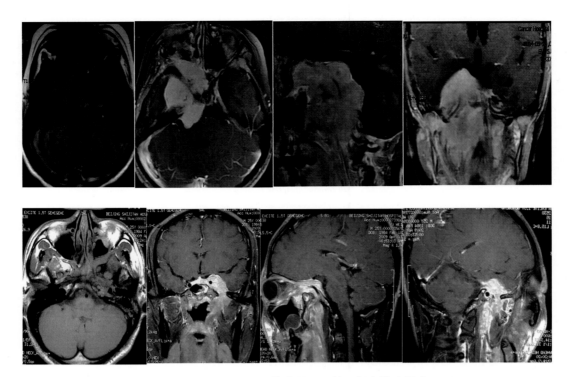

图 3-2-19　GTVnx-CTV 的边界——基于颅底快速通路

十一、CTV 确定原则-小结

肿瘤局部侵犯特点决定了 CTV 必需包括以下 3 点。

1. 颅底、咽旁间隙、翼腭窝、破裂孔、卵圆孔等颅底通路。

2. 黏膜面有 1.0～1.5 cm 的扩散，注意原发肿瘤下界区分位置。

3. 充分利用自然和解剖屏障（空腔、骨骼、骨膜、硬脑膜等）。

十二、鼻咽癌原发灶 CTV

1. 在肿瘤下极沿黏膜面向下外放 1.0～1.5 cm。

2. 如果原发肿瘤非常局限，在第 1、2 颈椎交界处。

3. GTV-CTV 的三维方向非均匀安全距离和颅底快速通路见图 3-2-20。

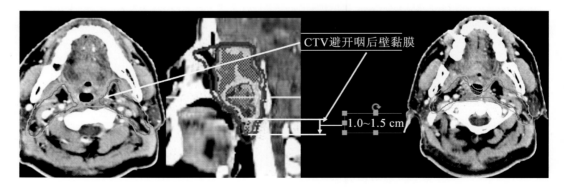

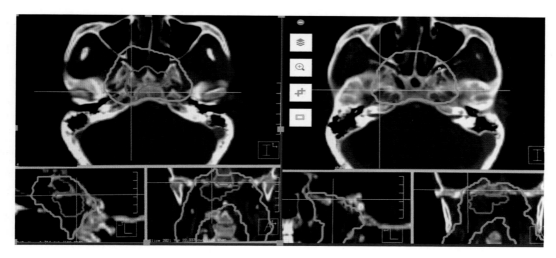

图 3-2-20　GTV-CTV 的三维方向非均匀安全距离和颅底快速通路

十三、颈淋巴结转移的影像学证据

(一)CT / MRI

1.淋巴结短径 1 cm。

2.淋巴结内伴有坏死(不论大小)。

3.融合的淋巴结。

4.淋巴结为圆形。

5.咽后淋巴结

(二)彩超

1.提示有异常的淋巴结被膜血管。

2.可测量血管的阻力。

3.用于可疑淋巴结的动态观察。

十四、颈部淋巴结的 CTV(数据来源非 NPC)

淋巴结病理镜下浸润范围见图 3-2-21。

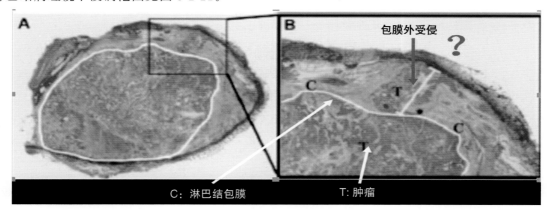

图 3-2-21　淋巴结病理镜下浸润范围

十五、包膜外受侵的程度

1. 48 例患者,颈清扫获得 96 枚 ECE 阳性淋巴结,中位直径 1.1 cm(0.3～3.0 cm),平均 ECE 距离 2.2 mm,中位 1.6 mm,96%<5 mm。

2. 没有发现 ECE 的距离与淋巴结大小有关系。

3. N_1 淋巴结没有明显侵犯周围肌肉组织,由 GTVnd 外放 1.0 cm 形成 CTV。

十六、阳性淋巴结的 CTV

1. N(+)、ECE(-)、CTV-1 包括阳性淋巴引流区以及外放一站淋巴引流区,在阳性淋巴结部位,外放 0.5 cm。

2. N(+)、ECE(+),与周围组织明显粘连,阳性淋巴结部位外放 1.0 cm 并根据与皮肤、骨骼和气腔的关系适当调整。

如图 3-2-22 所示。

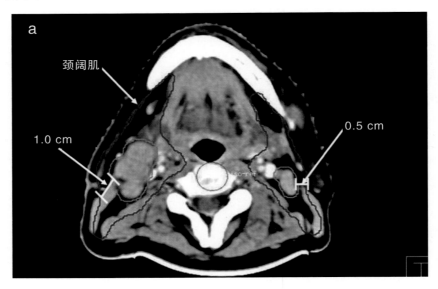

图 3-2-22 阳性淋巴结的 CTV

十七、颈部淋巴引流规律

①发生率高;②逐站转移;③跳跃性转移少。颈部淋巴引流统计见表 3-2-6～表 3-2-8。

表 3-2-6 颈部淋巴引流统计(一)

作者	年代	病例	阳性率(%)	各部位转移发生率(%)					
				单侧	双侧	上颈	下颈	颈静脉链	耳前腮腺
易俊林	2006	905	82.3	37.9	62.1	70.5	10.5		
King	1999	150	77	38	62			55	1
Sham	1990	271	75.3	45.7	9.2	47.2	8.5		

表 3-2-7　颈部淋巴引流统计(二)

作者	年代	+/总病例数	LN(+)(%)	各区淋巴结转移发生率(%)						
				ⅠB	ⅡA	ⅡB	Ⅲ	Ⅳ	Ⅴ	其他
王孝深	2007	543/618	87.9	3.9	60	86.5	43.7	13.3	36.8	1.3
Ng	2007	202	95.5	17	94		85	19	48/17	
刘立志	2006	275		2.8	41.9	71.6	30.2	7.4	8.4	1.9
孙颖	2005	512		3	97.9		46	9.5	13.7	
Ng	2004	101		2.2	95.5		60.7	34.8	27	
王孝深	2004	218/259	84.2	2.2	52.8	88.1	35.8	9.2	22.9	0.9

表 3-2-8　颈部淋巴引流统计(三)

作者	年代	病例数	跳跃转移率(%)
易俊林	2006	905	1.9
王孝深	2005	208	2.3
胡伟汉	2005	105	3.9
Sham	1990	—	6.8

1. 意义:上颈部高危,下颈部低危。
2. 上颈部 N_0 时,下颈可以不照射。

十八、颈部淋巴引流区的预防照射区

1. 高危淋巴引流区(CTV-1)。
2. 包含阳性转移淋巴结的区域及其下一站淋巴引流区。
3. 低危淋巴引流区(CTV-2)。
4. 除 CTV-1 外的需要照射的颈部淋巴引流区。

其预防照射区边界如表 3-2-9 所示。

表 3-2-9　预防照射区推荐边界

分区		推荐边界		
	上界	颏舌肌或下颌骨下缘的切线平面	下界	舌骨
ⅠA	前界	颈侧肌,颏联合	后界	舌骨体
	外侧界	二腹肌前腹内缘	内侧界	体中线结构

分区		推荐边界		
IB	上界	下颌舌骨肌/颌下腺上缘	下界	舌骨体中平面
	前界	颈阔肌,颏联合	后界	颌下腺后缘
	外侧界	下颌骨下缘/内侧面,颈阔肌,皮肤	内侧界	二腹肌前腹外缘
IIA	上界	颅底颈静脉孔	下界	舌骨下缘
	前界	咽旁间隙,颌下腺后缘,二腹肌后腹后缘	后界	椎体或颅底 颈内静脉后缘
	外侧界	腮腺间隙,胸乳肌内缘	内侧界	咽后 LN 外侧缘,颈内动脉内缘,椎旁肌(肩胛提肌)
IIB	上界	颅底颈静脉孔	下界	舌骨下缘
	前界	颈内静脉后缘	后界	胸乳肌后缘
	外侧界	胸乳肌内缘	内侧界	颈内动脉内缘,椎旁肌(肩胛提肌)
III	上界	舌骨下降	下界	环状软骨下缘
	前界	胸骨舌骨肌侧后外缘 胸乳肌前缘	后界	胸乳肌后缘
	外侧界	胸乳肌内缘	内侧界	颈内动脉内缘,椎旁肌(斜角肌)
V	上界	环状软骨下缘	下界	胸锁关节,锁骨上缘
	前界	胸乳肌前内缘	后界	胸乳肌后缘
	外侧界	胸乳肌内缘	内侧界	颈内动脉内缘,椎旁肌(斜角肌)
VA	上界	舌骨体上缘	下界	环状软骨下缘
	前界	胸乳肌后缘	后界	斜方肌前外缘
	外侧界	颈阔肌,皮肤	内侧界	椎旁肌(肩胛提肌,头夹肌)
VB	上界	舌骨体上缘	下界	锁骨上缘
	前界	胸乳肌后缘,锁骨,皮肤	后界	斜方肌前外缘,后斜角肌前缘
	外侧界	颈阔肌,皮肤,后斜角肌外缘	内侧界	椎旁肌(肩胛提肌,头夹肌),甲状腺/气管
咽后LN	上界	颅底	下界	舌骨上缘
	前界	咽黏膜下筋膜	后界	椎前肌
	外侧界	颈内动脉内缘	内界	体中线

调强放射治疗时代,针对鼻咽癌的第 8 版 AJCC/UICC 分期系统见图 3-2-23。

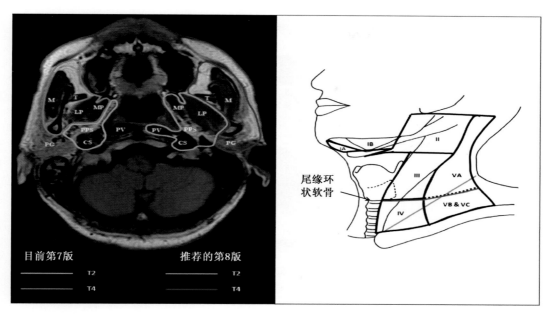

图 3-2-23　第 8 版 AJCC NPC 分期示意图

十九、鼻咽癌颈部淋巴结分区

下颈部和锁骨上区的界定。

2003RTOG-2018AJCC/UICC 鼻咽癌分期规定（图 3-2-24）。

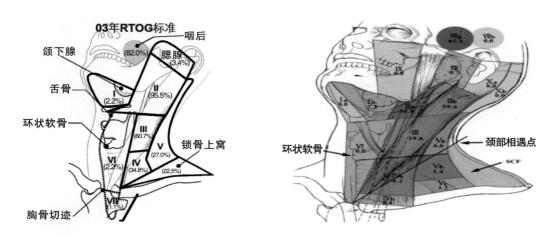

图 3-2-24　颈部淋巴分区示意图

二十、颈部淋巴引流区勾画特别注意层面

1.鼻咽癌颈部淋巴引流区上界起始于颈静脉出颅的层面（图 3-2-25）。

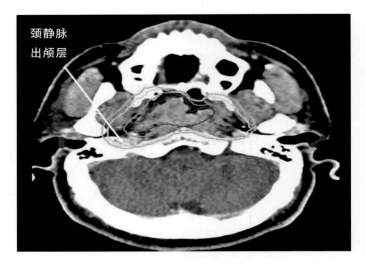

图 3-2-25　颈部淋巴引流区上界

2. Ⅱ区内界和后界——C₁ 附近层面（图 3-2-26）。

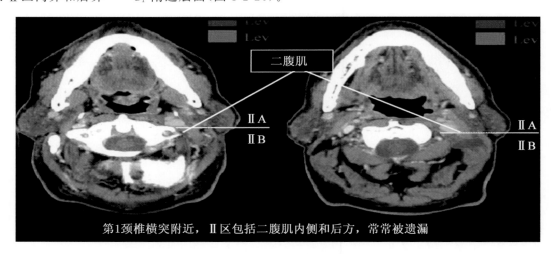

图 3-2-26　Ⅱ区内界和后界

3. Ⅱ区前界和外界——颌下腺层面（图 3-2-27）。

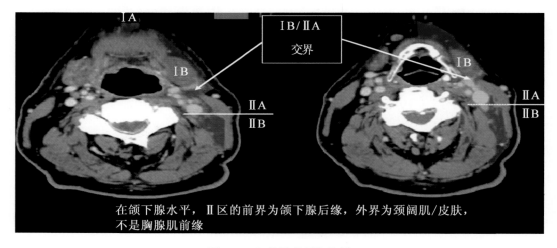

图 3-2-27　Ⅱ区前界和外界

4.ⅡA区淋巴结常见位置:动脉鞘外侧方(图3-2-28)。

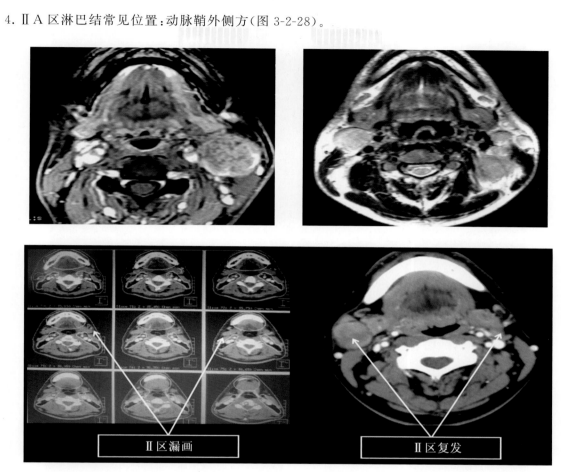

图3-2-28 ⅡA区淋巴常见位置

5.Ⅱ区后界——不同患者间的差别(图3-2-29)。

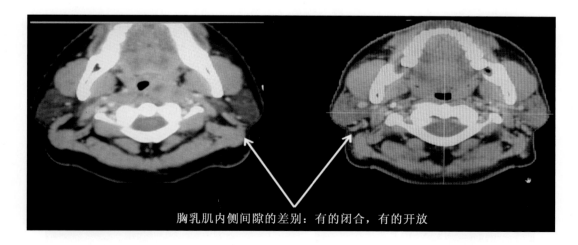

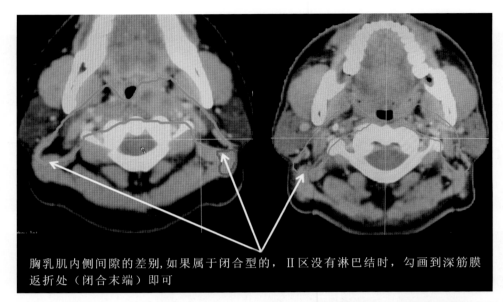

胸乳肌内侧间隙的差别,如果属于闭合型的,Ⅱ区没有淋巴结时,勾画到深筋膜返折处(闭合末端)即可

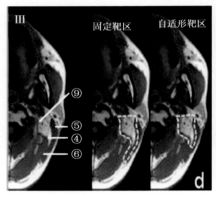

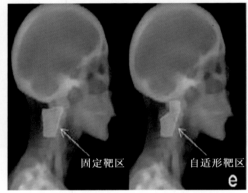

图 3-2-29　Ⅱ区后界

6. Ⅴ区后界与 N_0 头颈鳞癌后界的区别(图 3-2-30)。

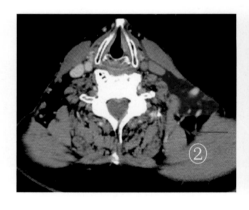

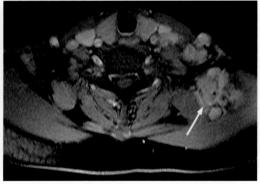

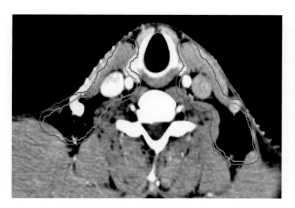
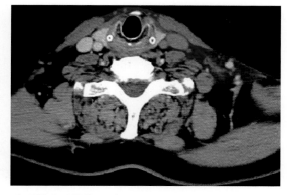

图 3-2-30　Ⅴ区后界与 N_0 头颈鳞癌后界的区别

　　鼻咽癌因为有颈静脉链和脊副链两条淋巴引流通路，Ⅴ区的后界通常需要将脂肪间隙多包一些。CN_0 的头颈部鳞癌，Ⅴ区后界为两侧斜方肌前缘连线，比鼻咽癌的后界靠前。

　　7. 锁骨上、下区勾画时注意：①上颈有淋巴结转移，尤其是Ⅱ区以下有淋巴结转移时，需要包括锁骨上区；②锁骨上区和Ⅳ区有淋巴结转移时，CTV 需要包括锁骨下区。

　　锁骨上、下区勾画时，内界：Ⅳ区外界。前界：皮下/锁骨。后界：前锯肌前外缘。外界：前锯肌外缘。上界：环状软骨下缘。下界：胸锁关节下缘。（图 3-2-31）

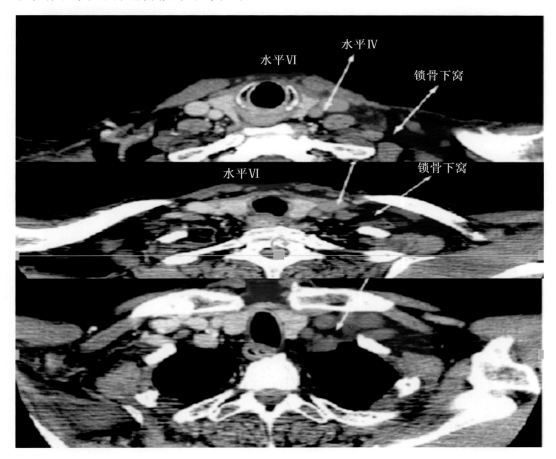

图 3-2-31　锁骨上、下淋巴区勾画

二十一、头颈部正常组织勾画

头颈部正常组织勾画(图 3-2-32)顺序见表 3-2-10。

表 3-2-10　头颈部正常组织勾画顺序

1 类优先级	2 类优先级	3 类优先级
脑干	垂体	耳蜗
脊髓	下颌骨	腮腺
颞叶	颞颌关节	颌下腺
视神经	晶体	口腔
视交叉	眼球	喉
		甲状腺
		咽缩肌(上中下)

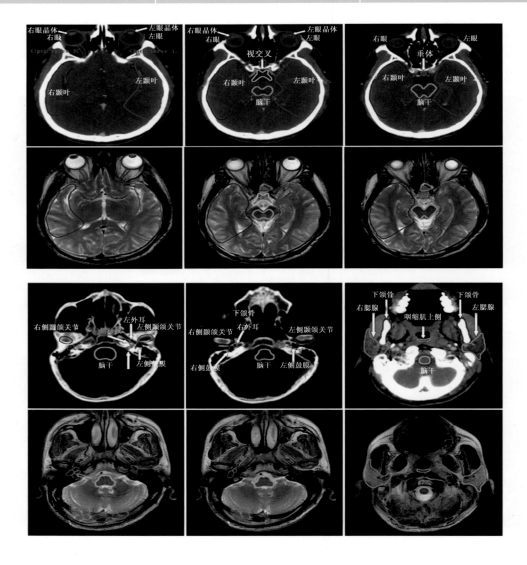

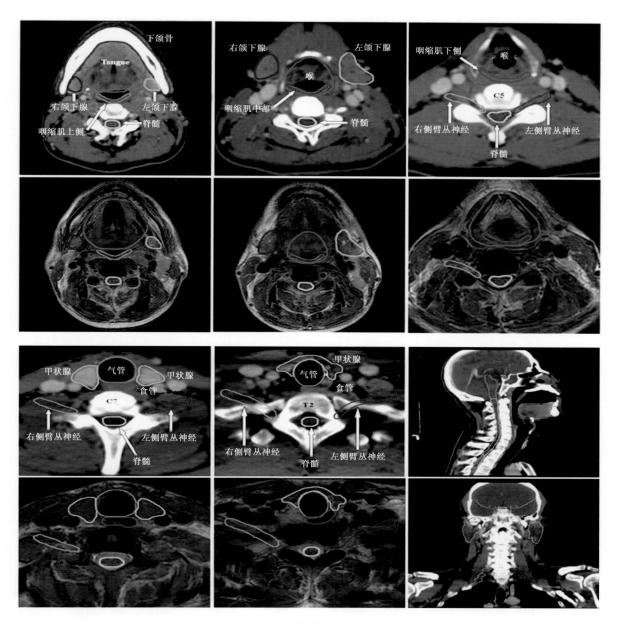

图 3-2-32　头颈部正常组织勾画

二十二、勾画时窗宽窗位——总结

　　脑干（头窗勾画）；脊髓（腹窗勾画）；颞叶（头窗勾画）；视神经（腹＋头窗勾画）；视交叉（腹＋骨窗勾画）；垂体（头窗勾画）；下颌骨（骨窗勾画 800～1400 Hu）；颞颌关节（骨窗勾画 800～1400 Hu）；晶体（头窗勾画）；眼（头窗勾画）；耳蜗（骨窗勾画）；腮腺（腹窗勾画）；颌下腺（腹窗勾画）；口腔（颈部＋骨窗勾画）；喉（声门）（腹窗勾画）；喉（声门上）（肺＋腹窗勾画）；甲状腺（腹窗勾画）；咽缩肌（腹窗勾画）。

二十三、靶区勾画后的自我检查与 MRI 图像比较

靶区勾画与 MRI 图像对比见图 3-2-33。

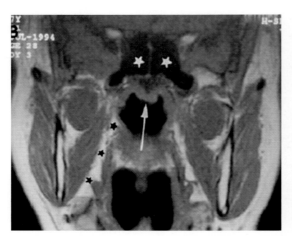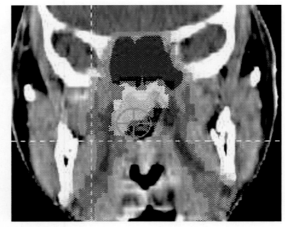

图 3-2-33 靶区与 MRI 冠状位对比

注：靶区勾画完成以后，根据靶区定义，参考 MRI 检查图像，在冠状位上从前往后、在矢状位上从左往右，逐层与 MRI 图像对比，确保 GTV 在三维方向上都正确勾画，CTV 在三维方向上有足够的安全距离和充分利用自然屏障

二十四、诱导化疗后靶区处理

诱导化疗前后对比见图 3-2-34、图 3-2-35。参考 HNSCC 推荐方案。

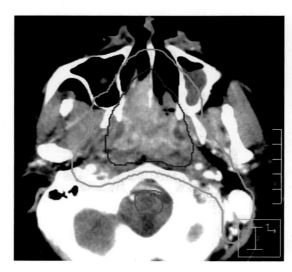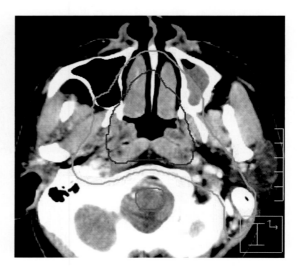

图 3-2-34 诱导化疗前后——原发灶明显缩小

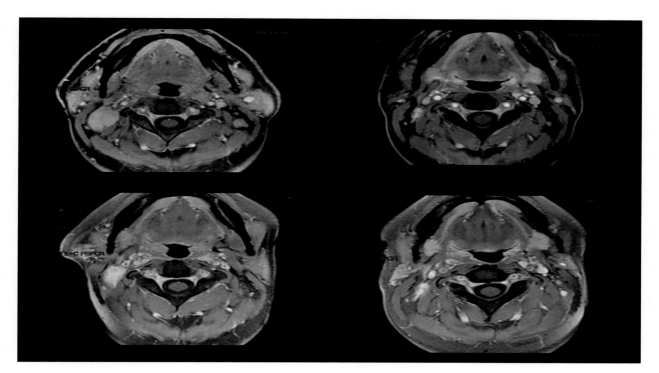

图 3-2-35　诱导化疗前后——淋巴结缩小

二十五、HNSCC 推荐方案

诱导化疗时的推荐和指南

1. 在开始诱导前,所有参与治疗的医师(特别是放疗科医师)一起评价患者。

2. 治疗前进行营养评估,必要时给予营养支持。

3. 开始抗肿瘤治疗之前先行口腔处理。

4. 诱导化疗前先按放疗要求定位(含增强 CT)。

5. PET-CT 作用上不明确。

6. 放射治疗必须在最后一次给予化疗药后 3～4 周内开始。

7. 诱导化疗后重新定位,诱导化疗前后的定位 CT 融合。

8. 使用诱导化疗前的 GTV/GTVnd 做计划。

9. 参考诱导化疗前后 GTV/GTVnd 与正常组织的相对关系重新画靶区,除空腔外不能缩小靶区范围(我们的经验)。

10. 放疗剂量不能因为诱导化疗而降低。

二十六、案例

(一)晚期鼻咽癌靶区勾画实例

某男,30 岁,因右耳鸣伴鼻塞 15 个月,双颈肿物 6 个月为主诉,收入院。

专科查体：一般状态良好，KPS 90 分，门齿距 4 cm，间接鼻咽镜示：鼻咽部左侧壁、右侧壁、顶壁及后壁被肿物占据，鼻咽腔明显变窄。右颈部Ⅱ区可触及大小约 2 cm×1.5 cm×1 cm 肿大淋巴结，活动度可，质软，无压痛，右颈Ⅲ区可触及直径约 1 cm 的肿大淋巴结。

内镜检查：双侧鼻腔后鼻孔被鼻咽部的肿物堵塞，鼻咽部左侧壁、右侧壁、顶壁及后壁被肿物占据，鼻咽腔明显变窄。

鼻咽 MRI：鼻咽侧壁及顶后壁广泛黏膜增厚，局部形成软组织肿物，肿物向前侵犯后鼻孔、鼻中隔，向两侧侵犯咽旁间隙，向后侵犯斜坡，向上侵犯右侧破裂孔、蝶窦、海绵窦。

颈胸 CT，腹部超声，骨扫描均未见转移征象。

鼻咽肿物活检病理：非角化未分化型癌。免疫组化：EGFR(3＋)，VEGF(－)，p16(－)。

入院诊断：

为鼻咽非角化未分化型癌。侵及双侧壁、顶壁、顶后壁、后壁、双侧咽隐窝、咽旁间隙、翼内肌、蝶窦、斜坡、鼻腔、翼腭窝、海绵窦。双侧咽后淋巴结、双颈Ⅱ区、右侧Ⅲ区淋巴结转移。

分期如下。

2008 分期	T_4	N_2	M_0	（ⅣA 期）
UICC(2002)	T_4	N_2	M_0	（ⅣA 期）
UICC(2010)	T_4	N_2	M_0	（ⅣA 期）

影像学检查：鼻咽内镜（双侧鼻腔后鼻孔被来自鼻咽部的肿物堵塞，左侧鼻腔内镜无法探入，右侧鼻腔勉强探入，可见鼻咽部左侧壁、右侧壁、顶壁及后壁被肿物占据，鼻咽腔明显变窄）（图 3-2-36）。

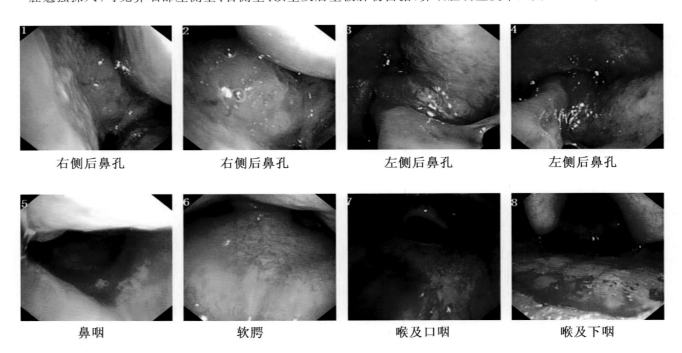

右侧后鼻孔　　　右侧后鼻孔　　　左侧后鼻孔　　　左侧后鼻孔

鼻咽　　　软腭　　　喉及口咽　　　喉及下咽

图 3-2-36　鼻咽镜检查所见

影像学检查——MRI 代表性层面（图 3-2-37）。

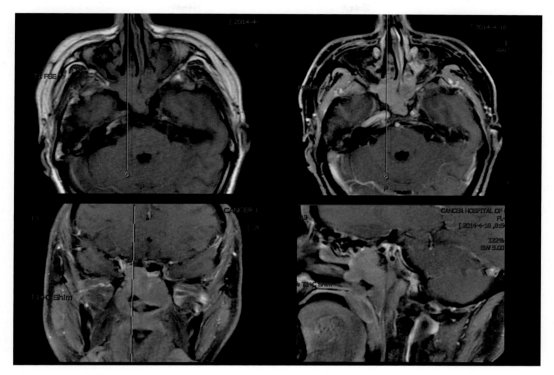

（1）

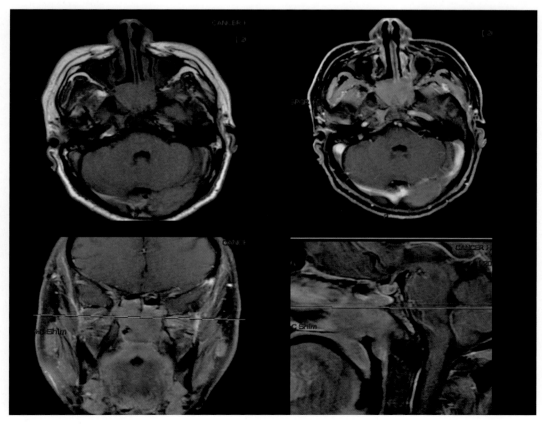

（2）

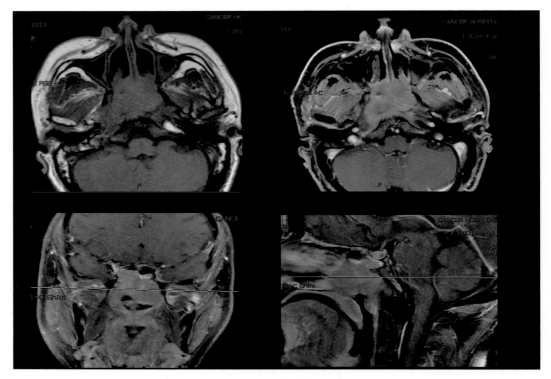

（3）

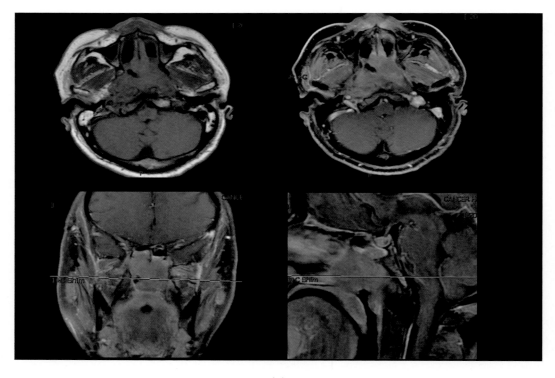

（4）

图 3-2-37　病灶 MRI 检查代表图

影像学检查——CT 代表性层面(图 3-2-38)。

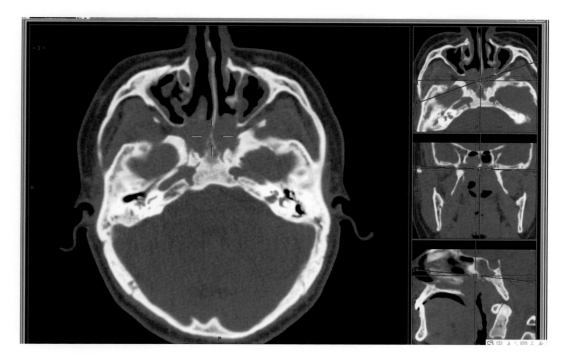

图 3-2-38　病灶 CT 检查代表图

(二)靶区定义和范围

增强 CT 图像上勾画,层厚 3 mm。

GTVnx:临床查体+鼻咽镜+影像学所见鼻咽癌病外扩 3 mm 形成 PGTVnx。

GTVnd:影像学所见达阳性标准淋巴结。

RPN:双侧咽后淋巴结。

CTV-1:GTVnx+GTVrpn+GTVnd,双颈ⅠB、Ⅱ、Ⅲ。

右颈Ⅳ区,部分Ⅴ区,外扩 3 mm 形成 PTV-1。

CTV-2:左颈Ⅳ区,外扩 3 mm 形成 PTV-2 。

(三)治疗方案和处方剂量

1.治疗方案

同期放化疗:顺铂 100 mg/m², 21 d,共 3 周期。

处方剂量:

95%PGTVnx, 73. 92 Gy, 2. 24 Gy/33 次。

95%GTVnd, 69. 96 Gy, 2. 12 Gy/33 次。

95% PTV-1, 60. 06 Gy, 1. 82 Gy/33 次。

95% PTV-2, 50. 96 Gy, 1. 82 Gy/28 次。

第一计划 28 次,第二计划 5 次,共 33 次放射治疗,技术实施 TOMO 加速器。

靶区勾画技巧:横断位、矢状位、冠状位 3 个方向同时参考(图 3-2-39)。

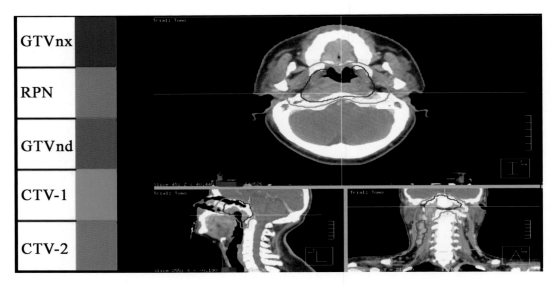

图 3-2-39　靶区勾画技巧：横断位、矢状位、冠状位 3 个方向同时参考

靶区勾画技巧：横断位、矢状位、冠状位颅底部位同时参考骨窗（图 3-2-40）。

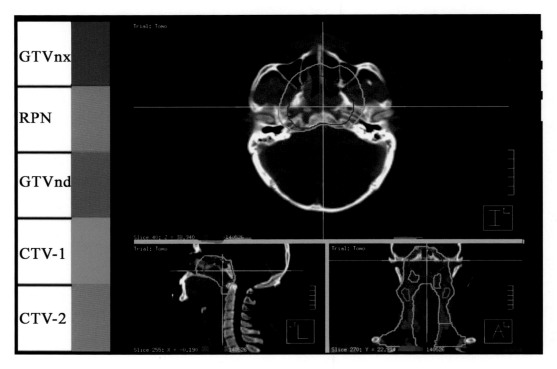

图 3-2-40　靶区勾画技巧：横断位、矢状位、冠状位颅底部位同时参考骨窗

鼻咽癌靶区勾画：实例腹窗（图 3-2-41）。

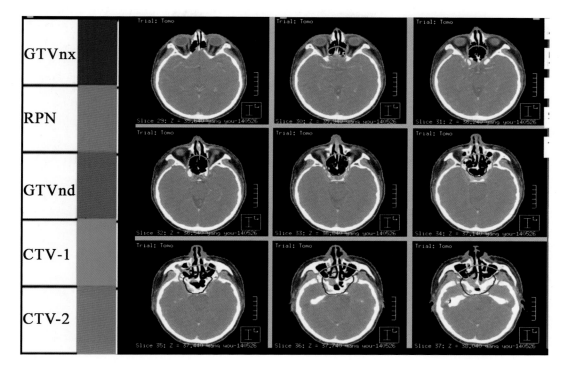

（1）

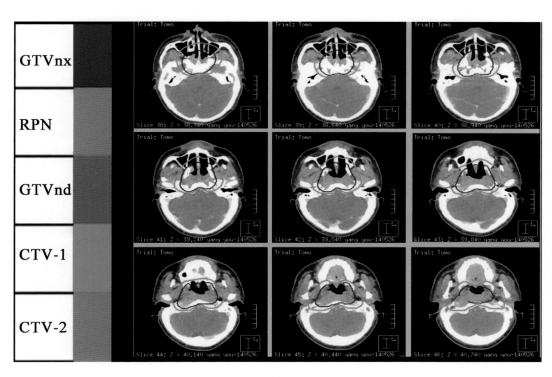

（2）

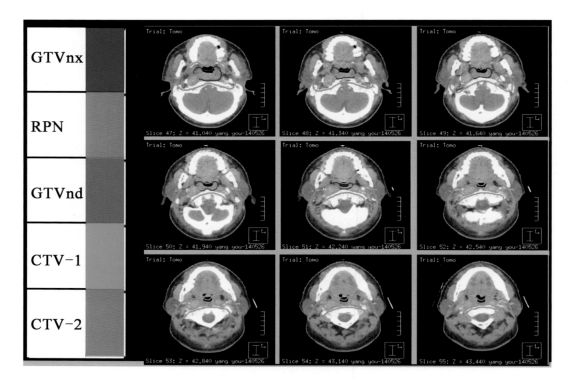

（3）

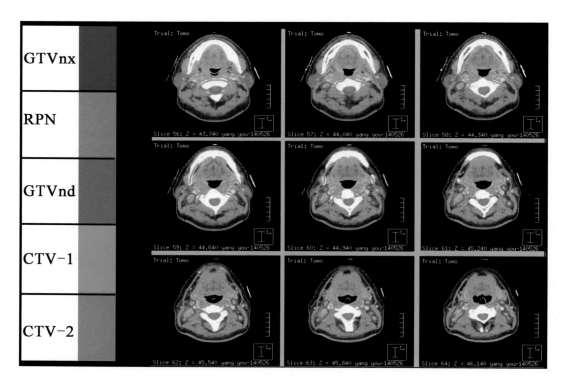

（4）

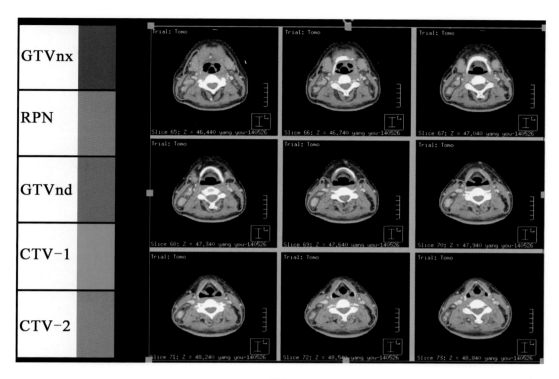

（5）

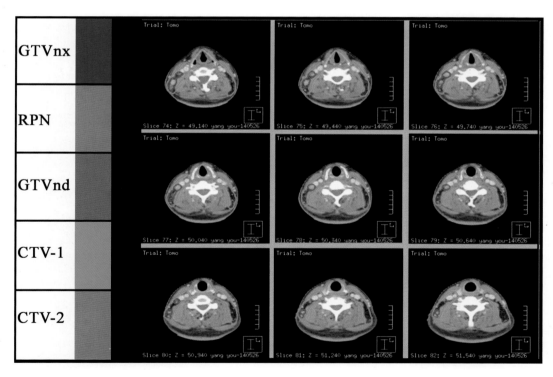

（6）

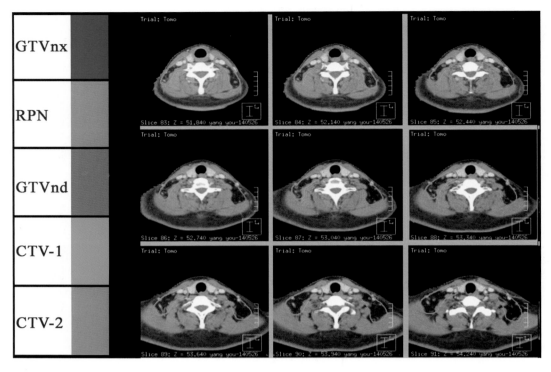

（7）

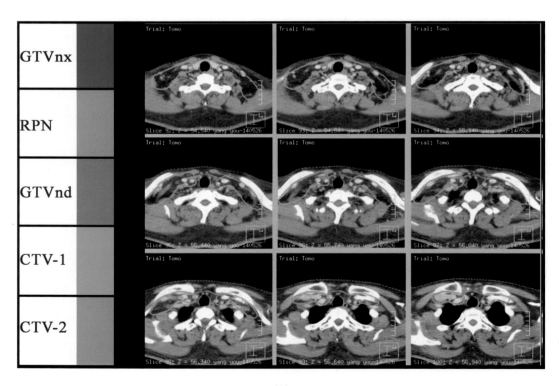

（8）

图 3-2-41　鼻咽癌靶区勾画：实例腹窗

(四)鼻咽癌 OAR 勾画

鼻咽癌危及器官勾画见图 3-2-42。

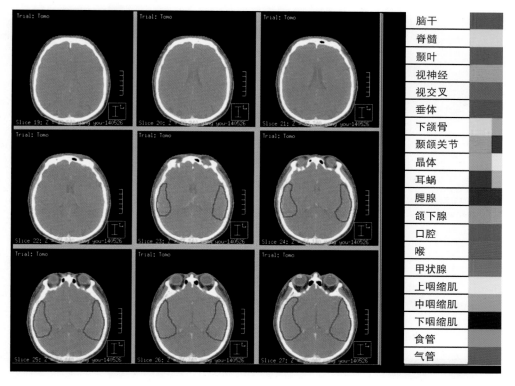

（1）

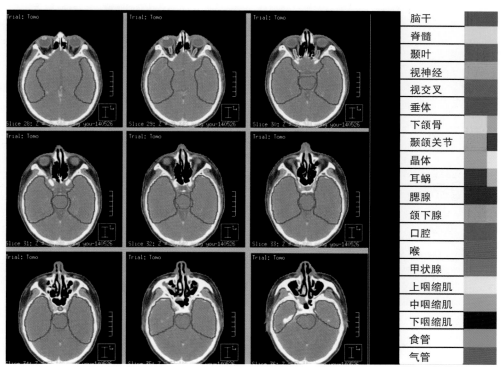

（2）

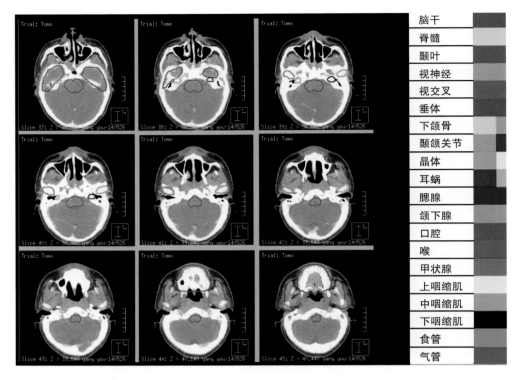

（3）

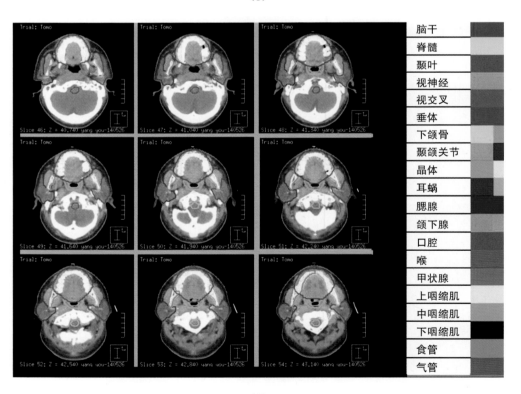

（4）

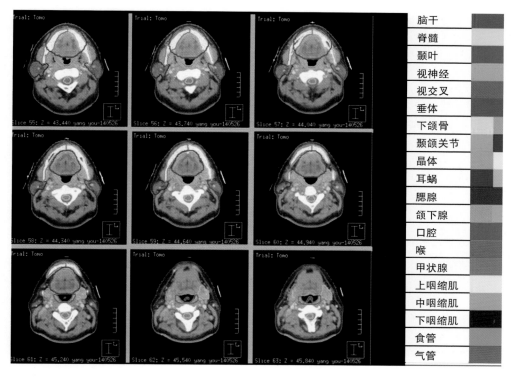

（5）

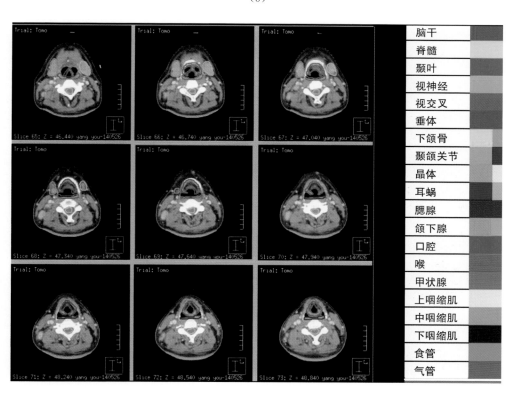

（6）

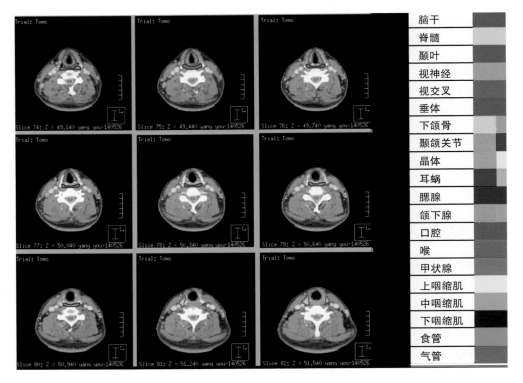

（7）

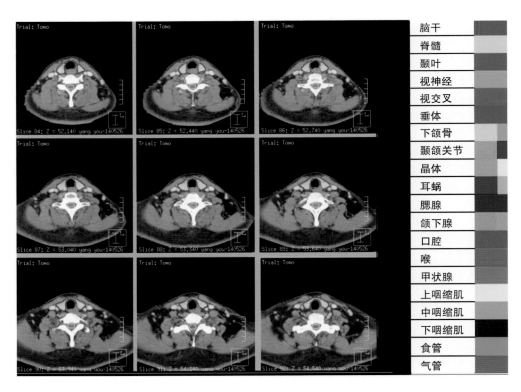

（8）

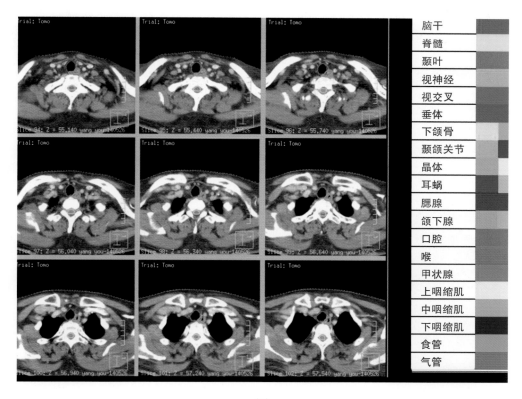

脑干
脊髓
颞叶
视神经
视交叉
垂体
下颌骨
颞颌关节
晶体
耳蜗
腮腺
颌下腺
口腔
喉
甲状腺
上咽缩肌
中咽缩肌
下咽缩肌
食管
气管

（9）

图 3-2-42　鼻咽癌危及器官勾画

（五）早期鼻咽癌实例——病例资料

男，59 岁，回吸涕血 3 个月，收入院。

专科查体：一般情况好，KPS 90，双颈未及肿大淋巴结，间接鼻咽镜检查：鼻咽右侧顶壁、顶后壁肿物，向右累及右侧咽隐窝，向左过中线，双侧壁结构正常，向下累及口咽，向前未达后鼻孔。颅神经检查（一）。

鼻咽内镜检查：鼻咽右侧咽隐窝可见局限隆起型肿物，侵及鼻咽顶后壁右侧，右侧圆枕结构尚完整，略微肿胀，右侧后鼻孔肿胀，可疑侵及，病变向左侧刚超过中线位置，左侧咽隐窝和圆枕结构正常，未见明显侵及。口咽及下咽部未见明显异常，喉部未见明显异常，声带活动正常。如图 3-2-43 所示。

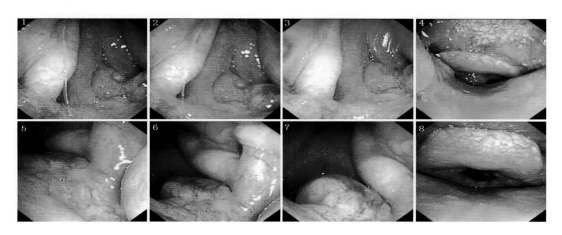

图 3-2-43　鼻咽镜所见早期鼻咽癌

鼻咽 MRI：鼻咽顶后壁局部黏膜增厚，请结合鼻咽镜考虑；双侧颈上多发小淋巴结（大者短径约0.6 cm）。（图 3-2-44）

颈胸部 CT/腹部超声：未见远处转移征象。

鼻咽活检病理：非角化性未分化型鼻咽癌，EGFR（＋＋），EBER（＋）P16（－）。

入院诊断：

鼻咽癌，非角化性未分化型。侵及鼻咽右侧顶壁顶后壁。

分期如下。

2008 分期	T_1	N_0	M_0	（Ⅰ期）
UICC(2002)	T_1	N_0	M_0	（Ⅰ期）
UICC(2010)	T_1	N_0	M_0	（Ⅰ期）

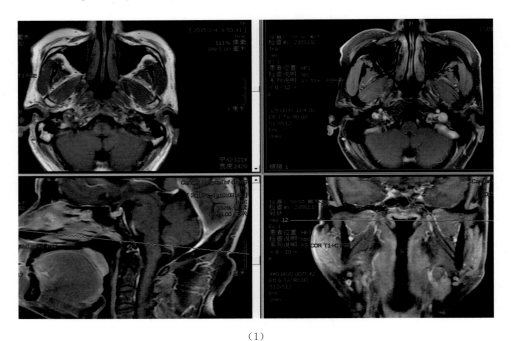

（1）

（2）

图 3-2-44　早期鼻咽癌 MRI 表现

(六)早期鼻咽癌靶区勾画实例

早期鼻咽癌靶区勾画见图 3-2-45、图 3-2-46。

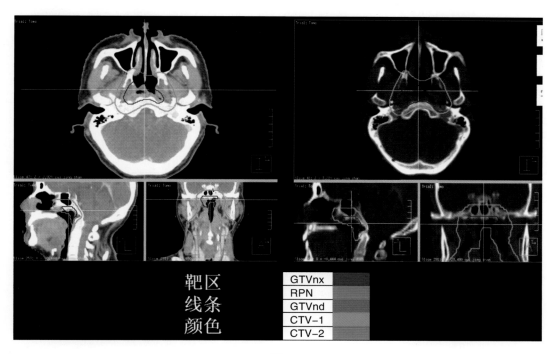

（1）

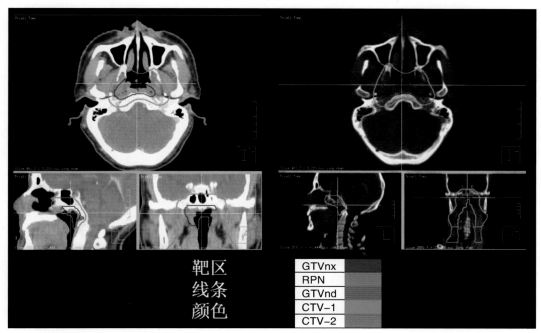

（2）

图 3-2-45　靶区勾画技巧

GTVnx	
RPN	
GTVnd	
CTV-1	
CTV-2	

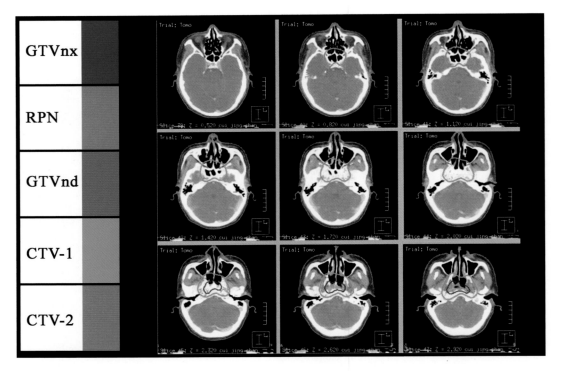

（3）

GTVnx	
RPN	
GTVnd	
CTV-1	
CTV-2	

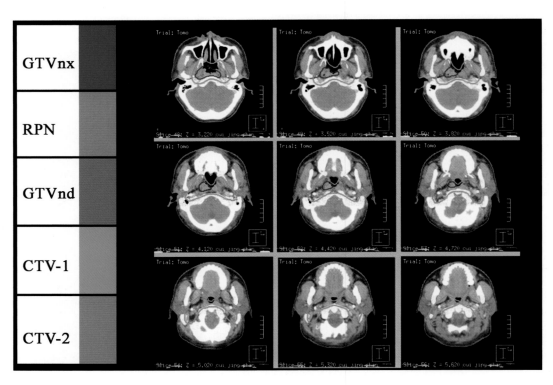

（4）

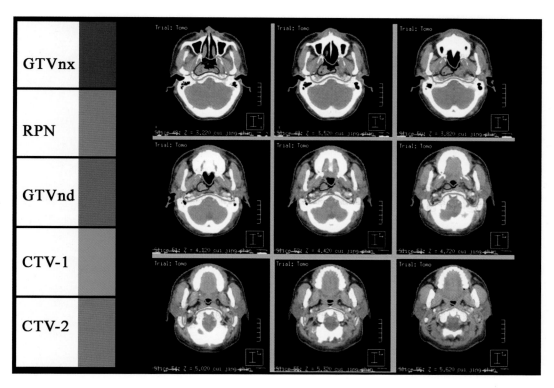

（5）

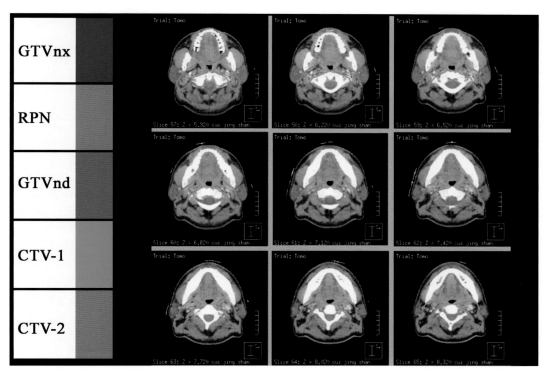

（6）

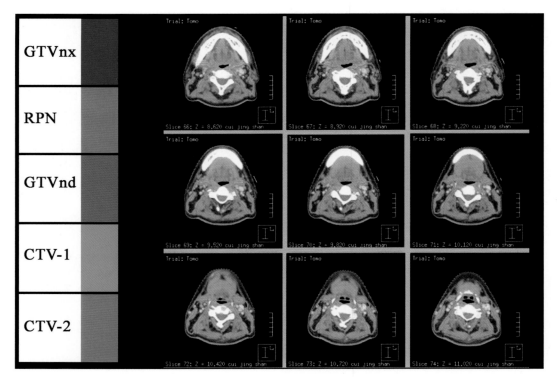

（7）

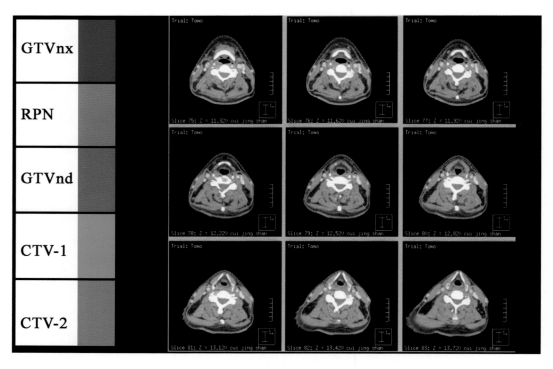

（8）

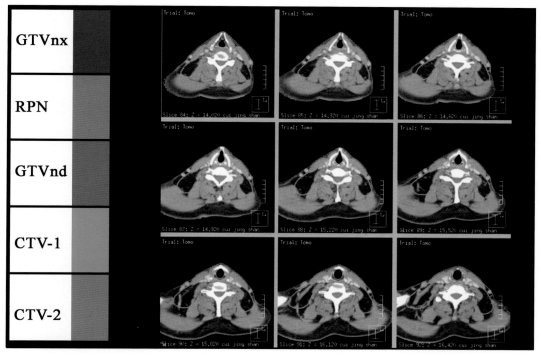

（9）

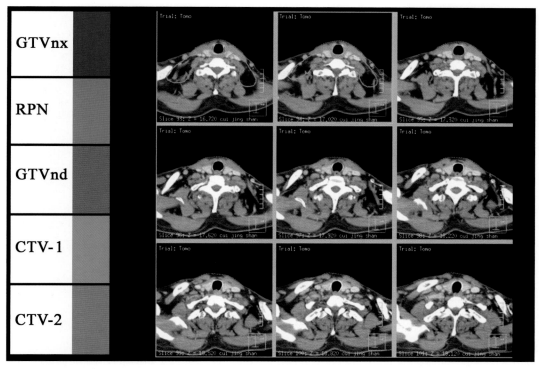

（10）

图 3-2-46　早期鼻咽癌靶区勾画过程

（易俊林　王孝深　孙颖　宋士玉　徐国镇　高黎　胡超苏　马骏　潘建基）

第三节 鼻腔鼻窦癌靶区勾画

一、影像条件

(一)定位 CT 扫描

1.体位:仰卧位,头颈肩面罩。

2.扫描范围:头顶至锁骨头下缘下 2 cm。

3.层厚:3 mm。

4.增强扫描。

(二)定位 MRI 扫描

1.体位:仰卧位,头颈肩面罩。

2.序列:横断位 T_1WI 序列、横断位 T_2WI 脂肪抑制序列、冠状位 T_2WI 脂肪抑制序列、横断位 T_1WI 三维采集脂肪抑制增强序列、冠状位及矢状位 T_1WI 脂肪抑制增强序列。

注:靶区勾画在 CT 与 MRI 的融合图像上进行,考虑到图片的简洁,本书中未显示定位 MRI 图像。

二、鼻腔癌——靶区定义

鼻腔癌靶区定义见表 3-3-1。

表 3-3-1 鼻腔癌靶区定义

靶区	定义及描述
GTV70	临床体检、鼻内镜和影像学检查(CT 和 MRI)显示的可见肿瘤。PET 可以更好地帮助确定肿瘤的范围
PTV70	PTV70＝GTV70＋(3～5)mm 但在邻近重要正常组织的区域时,外扩边界可以缩小至 1 mm
CTV60	肿瘤局限于一侧鼻腔时,CTV60 需包括双侧鼻腔、筛窦和同侧上颌窦内侧壁 肿瘤侵犯翼板、翼内外肌、鼻腔后 1/3 或鼻咽时,CTV60 需包括鼻咽腔 眼眶多壁受侵或肿瘤明显侵入眶内时,CTV60 需包括整个眼眶 肿瘤侵犯双侧鼻腔、筛窦、上颌窦、蝶窦、额窦、口腔、颞下窝、颅内等部位时,需相应扩大 CTV60 范围
PTV60	PTV70＝CTV60＋(3～5)mm 但在邻近重要正常组织的区域时,外扩边界可以缩小至 1 mm

注:PTV70、PTV60 的靶区剂量分别为 70 Gy、60 Gy。

三、鼻腔癌——注意事项

1.早期分化好的鼻腔癌无需行颈部淋巴结预防性照射。

2.无淋巴结转移、肿瘤分化差、$T_{3\sim4}$ 期患者需预防性照射Ⅱ区淋巴结引流区。

3.病变侵及鼻腔后 1/3 时,应行咽后淋巴结及双颈Ⅱ、Ⅲ区淋巴结预防性照射。

4.鼻咽受侵时,需行咽后淋巴结及双颈Ⅱ～Ⅴ区淋巴结预防性照射。

病例 1　胡某,女,75 岁。因"右侧鼻塞、涕血半年"入院。病检:(鼻腔)高—中分化鳞癌。临床分期:$T_1N_0M_0$ I 期。靶区勾画见图 3-3-1。

　　患者年龄较大且合并肺心病,手术风险大,患者及家属选择放射治疗。

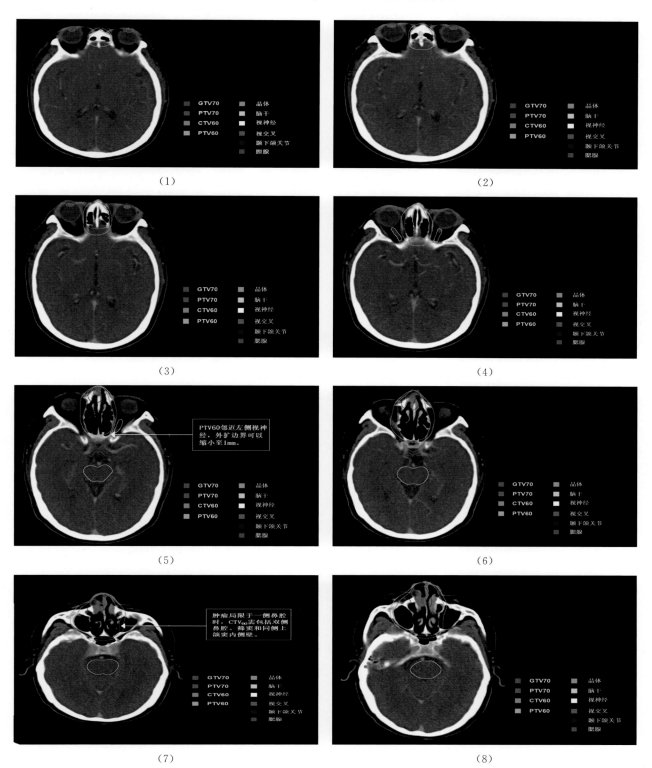

(1)　　　　　　　　　　　　　　(2)

(3)　　　　　　　　　　　　　　(4)

PTV60邻近左侧视神经,外扩边界可以缩小至1mm。

(5)　　　　　　　　　　　　　　(6)

肿瘤局限于一侧鼻腔时,CTV_{60}需包括双侧鼻腔、筛窦和同侧上颌窦内侧壁。

(7)　　　　　　　　　　　　　　(8)

图例:
GTV70　晶体
PTV70　脑干
CTV60　视神经
PTV60　视交叉
颞下颌关节
腮腺

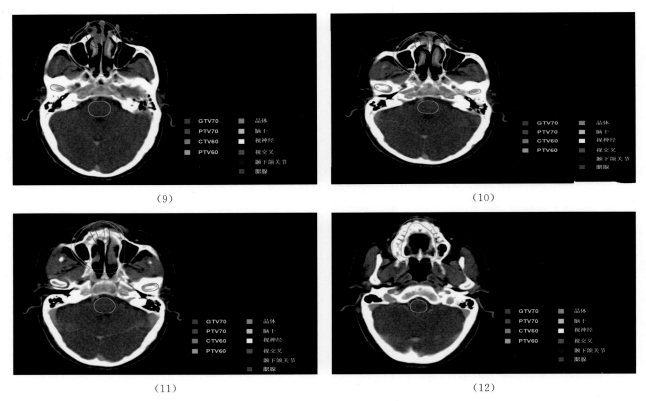

图 3-3-1　鼻腔癌靶区勾画过程

四、筛窦癌——靶区定义

靶区勾画建议见表 3-3-2 和表 3-3-3。

表 3-3-2　大体肿瘤靶区勾画建议

靶区	定义及描述
GTV70	临床体检和影像学检查(CT 和 MRI)显示的可见肿瘤。PET 可以更好地帮助确定肿瘤的范围
CTV70	通常情况下与 GTV70 一致,若在勾画大体肿瘤时存在不确定因素需要外扩一定边界,建议外扩 3～5 mm,即 CTV70＝GTV70＋(3～5)mm
PTV70	PTV70＝CTV70＋(3～5)mm 在邻近重要正常组织的区域外扩边界可以小到 1 mm

注:PTV70 的靶区剂量分别 70 Gy。

表 3-3-3　高危和低危亚临床区域靶区勾画建议

靶区	定义及描述
CTV66	肿瘤手术区域及镜下侵及的边缘区域
PTV66	PTV66＝CTV66＋(3～5)mm 但在邻近重要正常组织的区域时,外扩边界可以缩小至 1 mm

靶区	定义及描述
CTV60	双侧鼻腔、筛窦、蝶窦及同侧上颌窦
PTV60	PTV60＝CTV60＋(3～5)mm 但在邻近重要正常组织的区域时，外扩边界可以缩小至 1 mm

注：PTV66、PTV60 的靶区剂量分别为 66 Gy、60 Gy。

五、筛窦癌——注意事项

1. 若筛板未行手术切除，需将其包括在 CTV60 范围内；若已被切除，CTV60 需覆盖硬脑膜或脑膜移植物，离筛板上缘至少 10 mm 或者包括治疗前可见肿瘤范围。

2. 如有以下情况之一者，可行选择性的颈部淋巴引流区的放射治疗：嗅神经母细胞瘤；分化差的局部晚期鳞癌，尤其是肿瘤已侵及腭部黏膜或鼻咽者；肿瘤侵及面部皮肤；侵及上颌齿龈或牙槽。

病例 2　周某，女，55 岁。因"嗅觉减退 1 年，左侧鼻塞半年"入院。病检：(筛窦)低分化鳞癌。临床分期：$pT_4N_0M_0$。靶区勾画见图 3-3-2。

注：术后 1 个月后放疗，常规行定位 CT 及定位 MRI 检查，未见肿瘤残留。

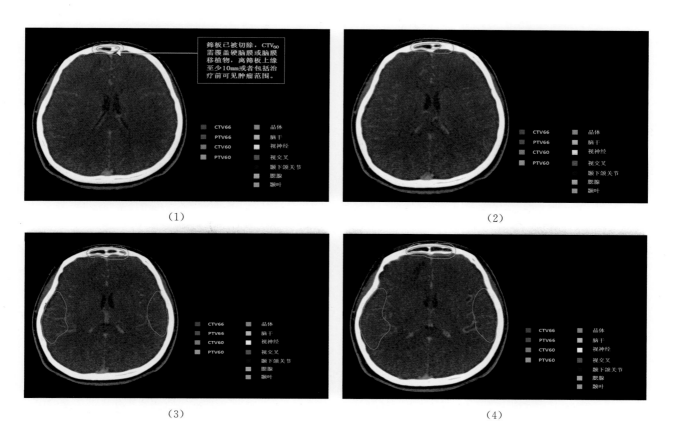

筛板已被切除，CTV60 需覆盖硬脑膜或脑膜移植物，离筛板上缘至少10mm或者包括治疗前可见肿瘤范围。

CTV66	晶体
PTV66	脑干
CTV60	视神经
PTV60	视交叉
	颞下颌关节
	腮腺
	颞叶

(1)　　　　(2)　　　　(3)　　　　(4)

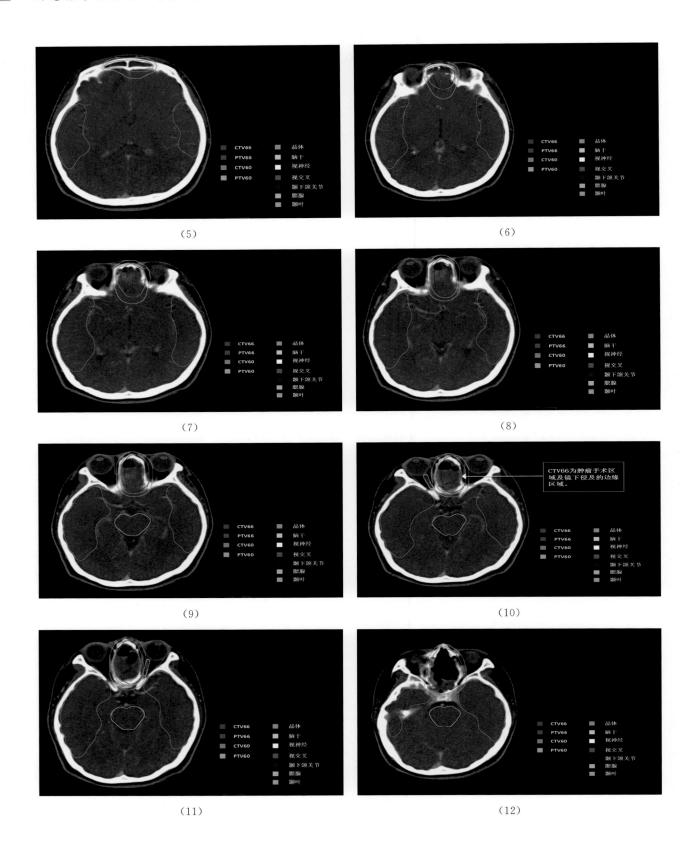

（5）

（6）

（7）

（8）

（9）

（10）

CTV66为肿瘤手术区域及镜下侵及的边缘区域。

（11）

（12）

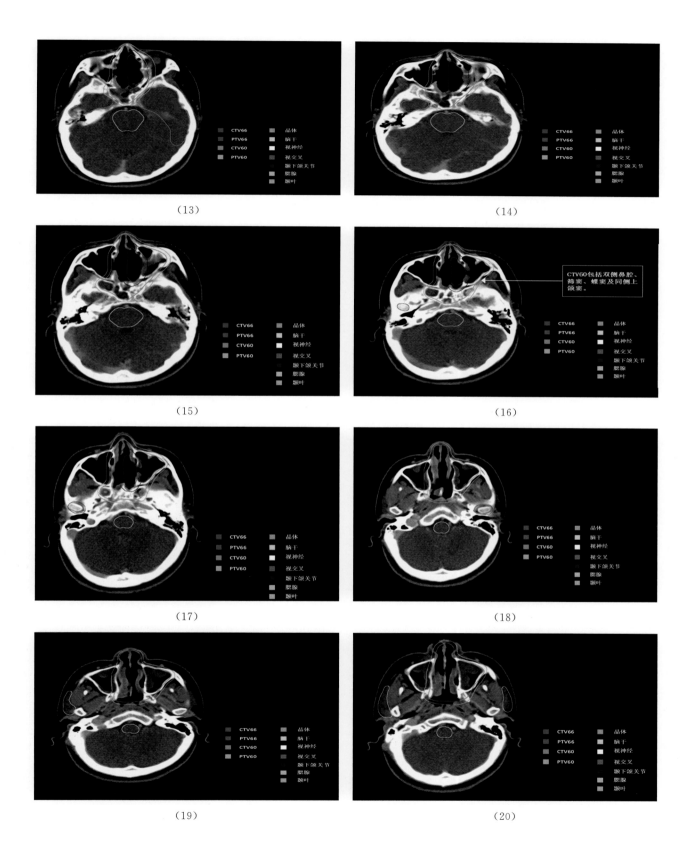

（13）

（14）

（15）

（16）CTV60包括双侧鼻腔、筛窦、蝶窦及同侧上颌窦。

（17）

（18）

（19）

（20）

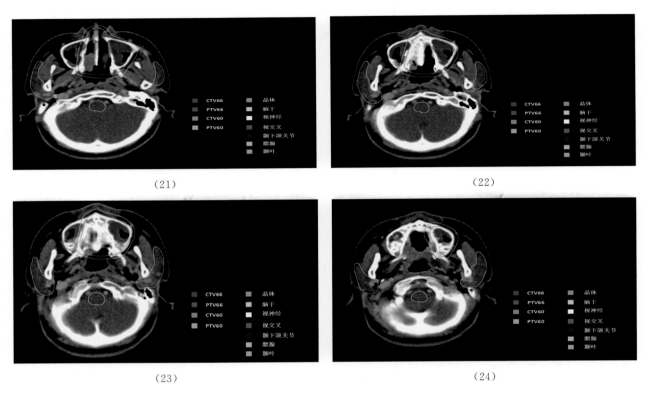

图 3-3-2　筛窦癌靶区勾画过程

六、上颌癌——靶区定义

靶区勾画建议见表 3-3-4。

表 3-3-4　大体肿瘤靶区勾画建议

靶区	定义及描述
GTV70	临床体检和影像学检查(CT 和 MRI)显示的可见肿瘤。PET 可以更好地帮助确定肿瘤的范围
CTV70	通常情况下与 GTV70 一致,若在勾画大体肿瘤时存在不确定因素需要外扩一定边界,建议外扩 3～5 mm,即 CTV70＝GTV70＋(3～5)mm
PTV70	PTV70＝CTV70＋(3～5)mm 在邻近重要正常组织的区域外扩边界可以小到 1 mm

注:PTV70 的靶区剂量分别 70 Gy。

七、上颌窦癌——靶区定义

靶区勾画建议见表 3-3-5。

表 3-3-5 高危和低危亚临床区域靶区勾画建议

靶区	定义及描述
CTV66	肿瘤手术区域及镜下侵及的边缘区域
PTV66	PTV66＝CTV66＋(3～5)mm,但在邻近重要正常组织的区域时,外扩边界可以缩小至 1 mm
CTV60	同侧鼻腔、筛窦、上颌窦、翼腭窝和颞下窝,并覆盖眶下裂和部分咀嚼肌间隙 肿瘤未累及中线组织时,靶区侧界至鼻中隔
PTV60	PTV60＝CTV60＋(3～5)mm,但在邻近重要正常组织的区域时,外扩边界可以缩小至 1 mm

注:PTV66、PTV60 的靶区剂量分别为 66 Gy、60 Gy。

病例3 彭某,男,65 岁。因"左侧鼻塞、左侧面部胀痛 3 个月"入院。病检:(上颌窦)高分化鳞癌。临床分期:$pT_3N_0M_0$。靶区勾画见图 3-3-3。

注:术后 1 个月后放疗,常规行定位 CT 及定位 MRI 检查,未见肿瘤残留。

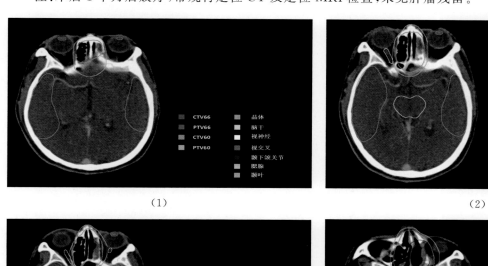

■ CTV66	■ 晶体	■ CTV66	■ 晶体
■ PTV66	■ 脑干	■ PTV66	■ 脑干
■ CTV60	□ 视神经	■ CTV60	□ 视神经
■ PTV60	■ 视交叉	■ PTV60	■ 视交叉
	□ 颞下颌关节		□ 颞下颌关节
	■ 腮腺		■ 腮腺
	■ 颞叶		■ 颞叶

(1)　　　　　　　　　　　　　　　　(2)

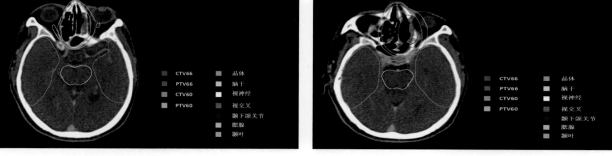

(3)　　　　　　　　　　　　　　　　(4)

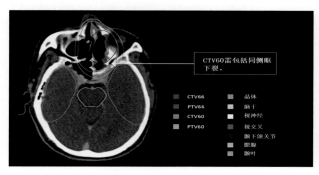

CTV60需包括同侧眶下裂。

(5)

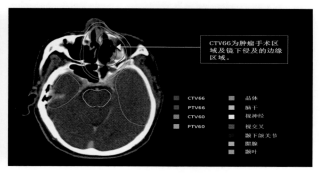

CTV66为肿瘤手术区域及镜下侵及的边缘区域。

(6)

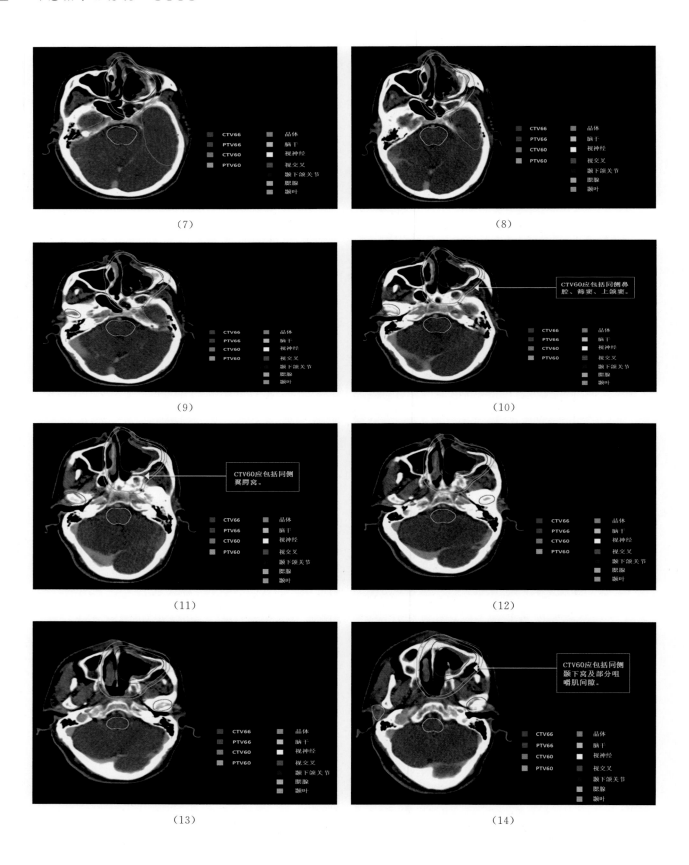

（7）

（8）

（9）

（10）CTV60应包括同侧鼻腔、筛窦、上颌窦。

（11）CTV60应包括同侧翼腭窝。

（12）

（13）

（14）CTV60应包括同侧颞下窝及部分咀嚼肌间隙。

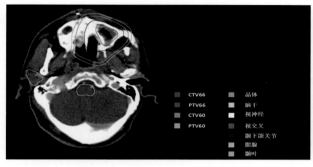

（15）

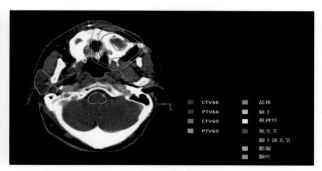

（16）

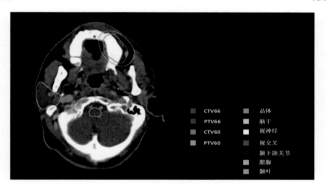

（17）

图 3-3-3　上颌窦癌靶区勾画过程

（申良方）

第四节　口咽癌靶区勾画

一、靶区勾画专业术语缩写定义

1. GTVp：原发灶大体肿瘤靶区。

2. GTVn：淋巴结大体肿瘤靶区。

3. CTV_6600：极高危亚临床区。

4. CTV_6000：高危亚临床区。

5. CTV_5400：低危亚临床区。

6. OAR：危及器官。

二、靶区勾画影像条件

口咽癌定位扫描

1. 患者取水平仰卧位，身体放松，双上肢自然垂放在身体两侧。

2. 使用头颈肩热塑网罩固定。

3. CT 扫描范围为头顶至锁骨头下缘 2 cm。

4. CT 进行图像采集的层间距为 3 mm。

三、靶区定义及剂量

靶区定义见表 3-4-1～表 3-4-5。

表 3-4-1　口咽癌根治性放疗靶区定义

GTV		定义	推荐剂量
原发灶大体肿瘤靶区（GTVp）		参考体格检查、内窥镜、CT、MRI 或 PET-CT 进行综合考虑	7 000 cGy/33 次
淋巴结大体肿瘤靶区（GTVn）		横断面图像上淋巴结最大横断面的最小径≥10 mm IB 及颈静脉二腹肌淋巴结≥11 mm 中央坏死，或环形强化 成簇存在：≥3 个 淋巴结包膜外侵犯 咽后淋巴结：最大横断面的最小径≥5 mm 形状：长径/短径≤2	7 000 cGy/33 次

表 3-4-2　口咽癌根治性放疗靶区定义（原发病灶）

靶区命名		定义	推荐剂量
GTV_7000	原发病灶大体肿瘤靶区	参考体格检查、内窥镜、CT、MRI 或 PET-CT 进行综合考虑	7 000 cGy/33 次
CTV_7000	原发病灶临床靶区 1	当肿瘤与周围正常组织境界不明确时，可以在 GTVp 基础上外扩 5 mm，并注意在骨质、空腔、肌肉、皮肤等处适应修正，并以此为基准扩 PTVp_7000 给处方 当肿瘤与周围正常组织境界明确时，CTVp_7000＝GTVp_7000	7 000 cGy/33 次
CTVp_6000	原发病灶临床靶区 2	CTVp_7000 外扩 1～1.5 cm，但应包括以下区域： **扁桃体癌和软腭癌：** 包括同侧的软腭、硬腭、舌腭弓（或磨牙后三角前缘）、舌腭弓后界及舌根 局部进展的肿瘤靶区，原发灶应包括翼突间隙 **舌根癌：** 全部舌根 局限于一侧的原发肿瘤，应包括舌腭弓和舌根黏膜外至少 1 cm 的范围 若侵犯了会厌谷，包括会厌前间隙，对于局部进展期的原发灶，应在向前外扩 1.0～1.5 cm，GTV 向下外扩 1～1.5 cm 至会厌前间隙；咽后壁各个方向外扩至少 1.5 cm	6 000 cGy/33 次
CTVp_5400	临床靶区 3	CTVp_6000＋CTVn_5400，双侧咽后淋巴结（颅底到舌骨层面）包括在内形成一个完整的淋巴引流区	5 400 cGy/33 次

表 3-4-3　口咽癌根治性放疗靶区定义（淋巴结）

靶区命名		描述							推荐剂量
CTVn_6000	高危淋巴结临床靶区	淋巴结大体肿瘤靶区外扩 5 mm 阳性淋巴所在的引流区							6 000 cGy/33 次
CTVn_5400	低危淋巴结临床靶区（引流区）	分类	咽后	IB	II	III	IV	V	5 400 cGy/33 次
		无淋巴结转移	双侧	—	双侧	双侧	双侧	—	
		单侧颈部淋巴结转移	双侧	患侧	双侧	双侧	双侧	患侧	
		双侧颈部淋巴结转移	双侧	双侧	双侧	双侧	双侧	双侧	

表 3-4-4　口咽癌术后姑息性放疗靶区定义

靶区		描述							推荐剂量
CTV_6600（选择性）		包括具有高风险的区域（例如：非常接近手术边缘的区域），可分为原发病灶和淋巴结							6 600 cGy/33 次
CTV_6000	原发病灶	原发肿瘤灶（根据手术前影像术前体格检查/内镜,手术记录,病理结果勾画）如可行,可先勾画出术前 GTV_pre 范围,再外扩 1.0～2.0 cm							6 000 cGy/33 次
	高危淋巴引流区	阳性淋巴结周围 5 mm 及其所在的引流区							6 000 cGy/33 次
CTV_5400（低危淋巴引流区）		有无转移	咽后	IB	II	III	IV	V	5 400 cGy/33 次
		无淋巴结转移	双侧	—	双侧	双侧	双侧	—	
		单侧颈部淋巴结转移	双侧	患侧	双侧	双侧	双侧	患侧	
		双侧颈部淋巴结转移	双侧	双侧	双侧	双侧	双侧	双侧	

表 3-4-5　危及器官(OAR)的勾画

危及器官(OAR)		TPS命名	解剖边界					
			上界	下界	前界	后界	外侧界	内侧界
中枢神经系统	脑干	brainstem	视束，大脑后动脉	枕骨大孔	桥前池或基底动脉后缘	中脑水管或第4脑室前缘	大脑后动脉、小脑下前动脉、小脑脚	
	脊髓	spinal cord	枕骨大孔或小脑消失的一层	髂骨头下2 cm			spinal cord	
	臂丛	brachial plexus_L brachial plexus_R	C_6椎体上缘	T_3椎体上缘	前斜角肌后缘，锁骨下动脉后缘，腋静脉后缘	中斜角肌前缘，前锯肌前缘，肩胛下肌前缘	前斜角肌前缘的外侧，胸大肌外侧、大圆肌外侧	椎间孔，第一肋骨外侧
口干相关	腮腺	parotid_L parotid_R	外耳道、乳突	下颌下间腺的后缘出现	咬肌、下颌骨后缘、翼骨肌	胸锁乳突肌前腹外侧、乳突	下颌间腺、颈阔肌	二腹肌后腹，整突，咽旁间隙，胸锁乳突肌
	颌下腺	submandibular_L submandibular_R	翼内肌下缘或C_3水平	下颌下三角（下颌下三角；下颌体下缘，二腹肌前腹后缘围成）脂肪间腺出现的层面	下颌舌骨肌和舌骨舌肌的外侧	咽旁间隙，胸锁乳突肌	下颌支、皮下脂肪和颈阔肌	颈部血管，上中咽缩肌，舌骨，二腹肌前腹，下颌舌骨肌，舌骨舌肌
	口腔	oral cavity	硬腭黏膜和靠近上颌骨的黏膜	舌黏膜的根部，舌骨后缘，下颌舌骨肌前缘，二腹肌前腹的前缘	上颌骨、下颌骨的内表面	软腭，腭垂的后缘，舌根的下方	上颌骨、下颌骨的内表面	
吞咽相关	上咽缩肌	pharyngeal const_upper	翼板下缘	舌骨上缘	鼻咽或口咽腔或舌根	头长肌，颈长肌或颈椎椎体	颈动脉鞘	
	口咽缩肌	pharymgeal cpmst_midd	舌骨上缘	舌骨下缘	舌骨	同上	舌骨	
	下咽缩肌	pharyngeal const_lower	舌骨下缘	环状软骨下缘	喉咽、环状软骨	骨上	甲状软骨和甲状腺	
	声门上喉	lanynx_supragiottic	会厌的上缘	环状软骨上缘	舌骨、会厌同腺前缘、甲状软骨	咽缩肌前缘，咽腔	甲状软骨	
	声门喉	larynx_gottic	环状软骨上缘	甲状软骨前部的下端		环状软骨，杓状软骨的前缘	甲状软骨的	咽腔(腔除外)
	食管	esophagus	环状软骨下缘1 cm	第7颈椎下缘	气管	椎体或颈长肌	脂肪间腺或甲状腺	
运动系统	下颌骨	mandibla_mandible_R	详见图谱					
听力相关	耳蜗	cochlea_L/cochlea_R						
	内耳道	IAC_L/LAC_R						
	鼓室	tympaniccavity_L/tympaniccavity_R						
	咽鼓筒	ethbone_L/etbone_R						

四、案例

案例1 舌根癌根治性放疗靶区勾画

舌根鳞状细胞癌(中至低分化),$T_4N_2M_0$,ⅣA期。靶区勾画见图3-4-1。

治疗经过如下:

1.患者男,51岁,无明显诱因,发现口咽疼痛,舌部溃疡,表面有轻度红肿,行舌+颈部MR平扫+增强检查示:舌部形态变形,向后牵拉,舌体及舌根见不规则肿块,边界模糊不清,信号不清,最大范围约37 mm×35 mm,增强后不规则强化,病灶侵犯舌系带,向下侵犯口底肌,向后累及左侧舌扁桃体。右颈Ⅱ、Ⅲ区见肿大淋巴结,考虑转移。

2.3程TPF诱导化疗后,舌+颈部平扫+增强示:右口底及舌根病灶较前范围缩小,右颈Ⅱ、Ⅲ区数个肿大淋巴结,较前缩小考虑转移。

3.随后予以2程同期DDP化疗+调强放射放疗。

4.放疗靶区。

(1)原发灶大体肿瘤靶区(GTVp):7 000 cGy/33次。

(2)淋巴结大体肿瘤靶区(GTVn):7 000 cGy/33次。

(3)CTVp_7 000:7 000 cGy/33次。

(4)CTVp_6 000:6 000 cGy/33次。

(5)CTVn_6 000:6 000 cGy/33次。

(6)CTV_5 400=CTVp_5 400+CTVn_5 400:5 400 cGy/33次。

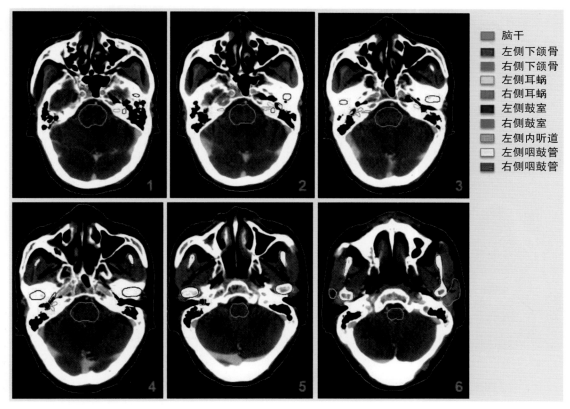

脑干
左侧下颌骨
右侧下颌骨
左侧耳蜗
右侧耳蜗
左侧鼓室
右侧鼓室
左侧内听道
左侧咽鼓管
右侧咽鼓管

(1)

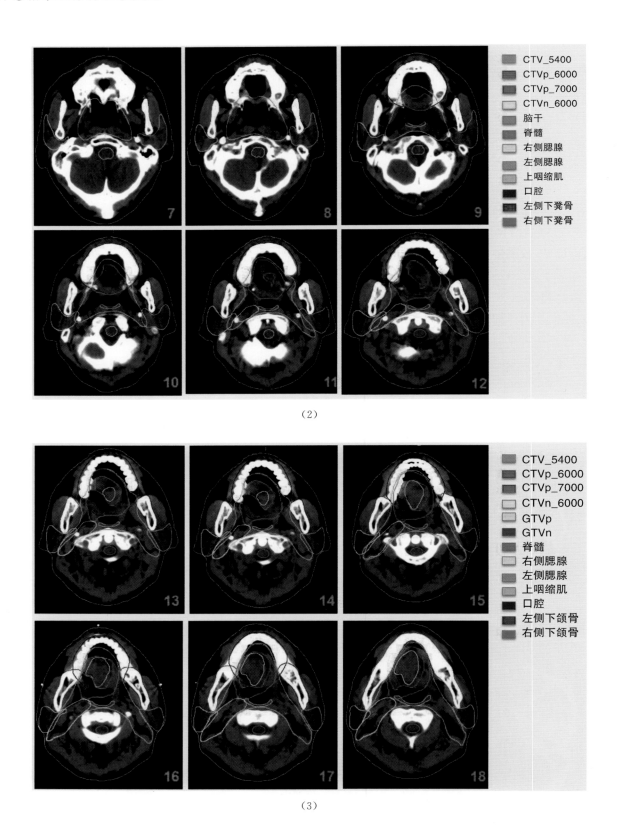

（2）

（3）

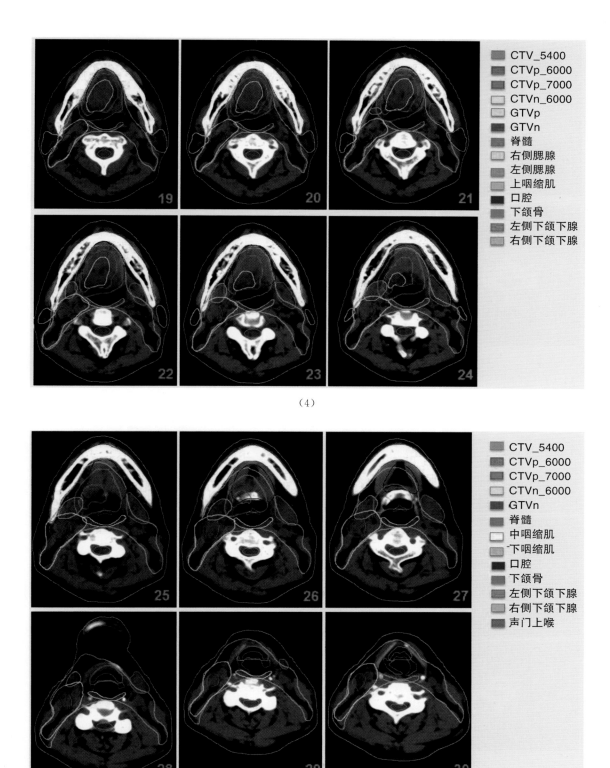

（4）

（5）

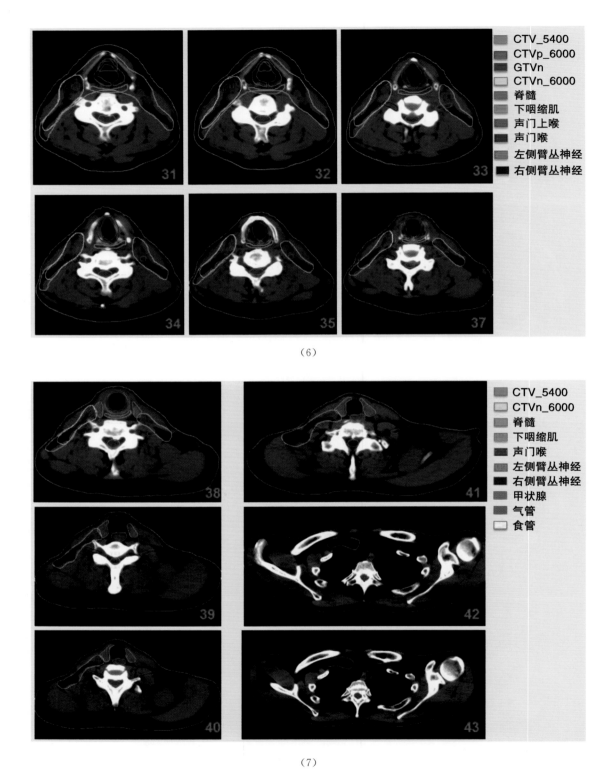

（6）

（7）

图 3-4-1　舌根癌靶区勾画过程

病例2 扁桃体癌术后姑息放疗靶区勾画

左扁桃体鳞状细胞癌(低分化),$pT_2N_{2b}M_0$,ⅣA期。靶区勾画见图3-4-2。

1. 治疗经过

(1)患者男,45岁,无明显诱因,发现左侧扁桃体肿大,行颌面+颈部MR平扫+增强检查示:左侧扁桃体肿大,大小约16 mm×21 mm×29 mm,边界尚清,左侧咽后、颈左侧多发淋巴结肿大。

(2)TP诱导化疗2程后行"左口咽癌根治术+左侧根治性颈淋巴结清扫术"。术后行颌面+颈部MR平扫+增强检查示:左侧扁桃体未见明显残留,左侧颊肌、咽旁软组织、左侧口底及梨状窝区肿胀,考虑术后改变。左颈淋巴结清扫术后,术区包裹性积液积气。

(3)随后予以2程同期DDP化疗+调强放射放疗。

2. 放疗靶区

(1)淋巴结大体肿瘤靶区(GTVn):7 000 cGy/33次(该病例手术未切除该淋巴结)。

(2)CTV_6 600:6 600 cGy/33次。

(3)CTVp_6 000:6 000 cGy/33次。

(4)CTVn_6 000:6 000 cGy/33次。

(5)CTV_5 400 = CTVp_5 400+CTVn_5 400:5 400 cGy/33次。

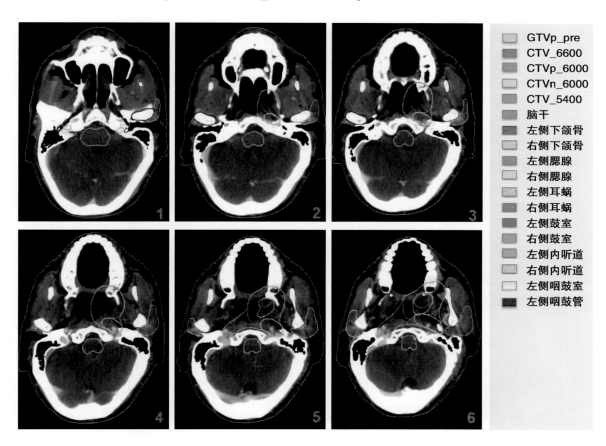

☐	GTVp_pre
■	CTV_6600
■	CTVp_6000
☐	CTVn_6000
☐	CTV_5400
■	脑干
■	左侧下颌骨
☐	右侧下颌骨
■	左侧腮腺
☐	右侧腮腺
☐	左侧耳蜗
■	右侧耳蜗
■	左侧鼓室
☐	右侧鼓室
■	左侧内听道
☐	右侧内听道
☐	左侧咽鼓室
■	左侧咽鼓管

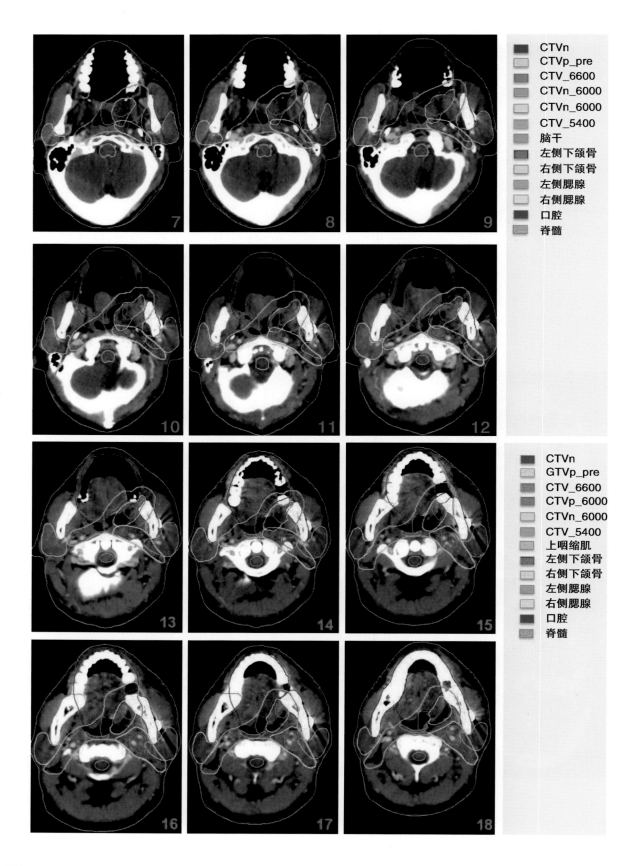

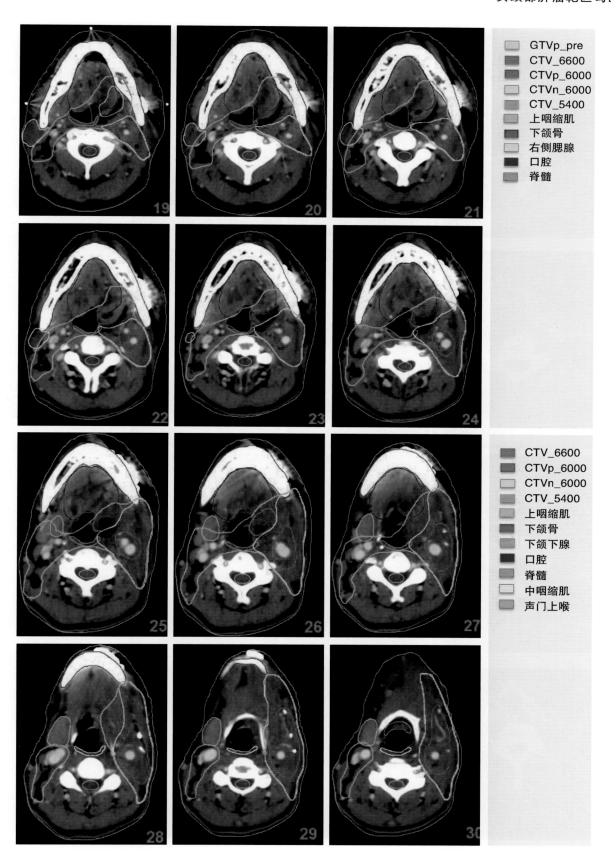

GTVp_pre
CTV_6600
CTVp_6000
CTVn_6000
CTV_5400
上咽缩肌
下颌骨
右侧腮腺
口腔
脊髓

CTV_6600
CTVp_6000
CTVn_6000
CTV_5400
上咽缩肌
下颌骨
下颌下腺
口腔
脊髓
中咽缩肌
声门上喉

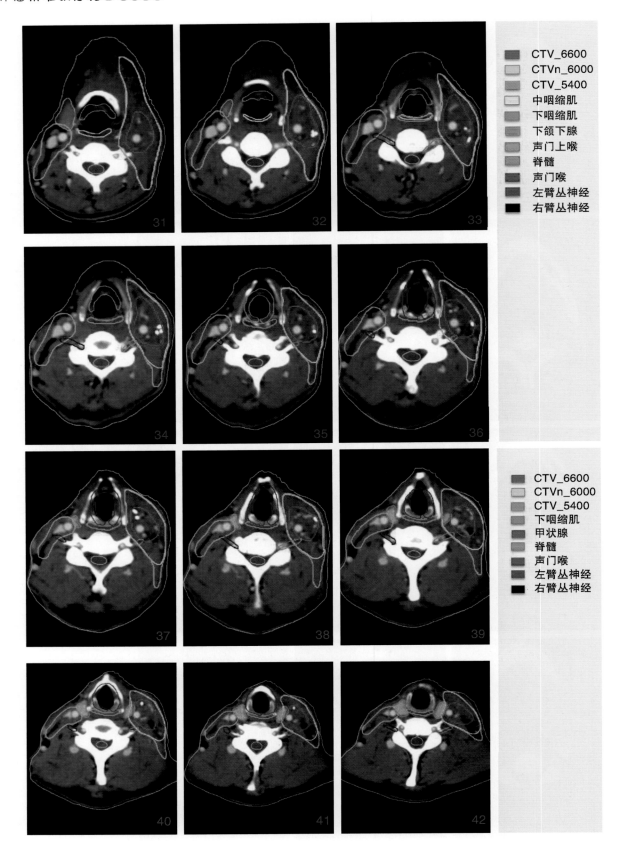

CTV_6600
CTVn_6000
CTV_5400
中咽缩肌
下咽缩肌
下颌下腺
声门上喉
脊髓
声门喉
左臂丛神经
右臂丛神经

CTV_6600
CTVn_6000
CTV_5400
下咽缩肌
甲状腺
脊髓
声门喉
左臂丛神经
右臂丛神经

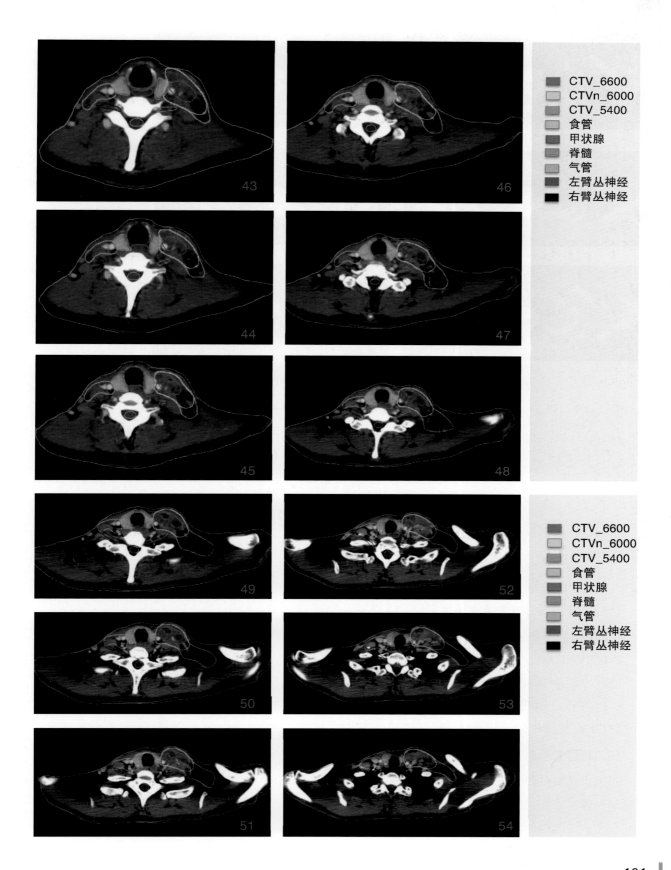

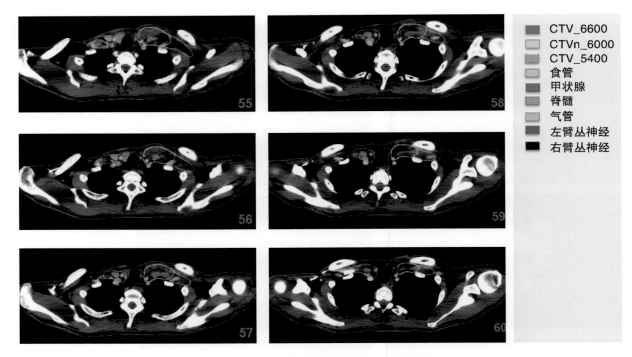

图 3-4-2　扁桃体癌术后姑息放疗靶区勾画过程

（孙颖　苏勇　马骏　Avraham Eisbruch）

第五节　口腔癌靶区勾画

一、口底癌

(一)靶区勾画专业术语缩写定义

1. GTV：肿瘤靶区。

2. GTVnd：淋巴结靶区。

3. PGTV：肿瘤计划靶区。

4. PGTVnd：淋巴结计划靶区。

5. CTV：临床靶区。

(二)靶区勾画影像条件

头颈肩热塑膜固定，口含压舌器，增强扫描，层厚 3 mm，示例中 GTV 部分为连续层面图像，其他部分为隔层图像。

(三)靶区缩写定义及剂量

1. GTV:影像学检查确定的肿瘤范围。

2. PGTV:GTV 外扩 0.3 cm。

3. PGTVnd:GTVnd 外扩 0.3 cm。

4. CTV-1:GTV 外扩 0.5~1.0 cm,并包括全舌,舌根,全口底,骸舌肌,下至舌骨下缘,同侧颌下腺,双侧 Ⅰ、Ⅱ、Ⅲ、VA 区。

5. CTV-2:双侧 Ⅳ 区。

(四)危及器官(OAR)的勾画

1. 腮腺的勾画。

2. 脊髓的勾画。

3. 口底癌靶区勾画。

4. 口底鳞状细胞癌 $T_1N_{2c}M_0$ ⅣA 期。

5. 左侧口底原发灶长径 1.5 cm。

6. 双侧多个淋巴结转移,左侧淋巴结最大长径 1.2 cm。

其靶区勾画见图 3-5-1。

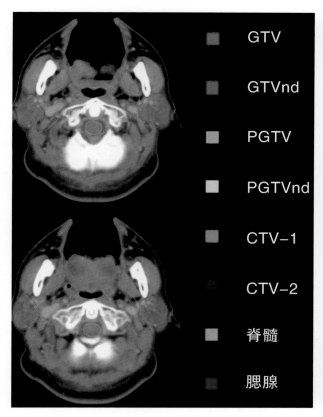

（1）

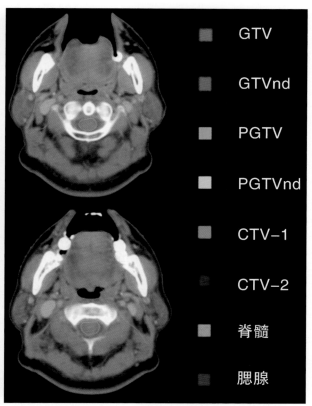

（2）

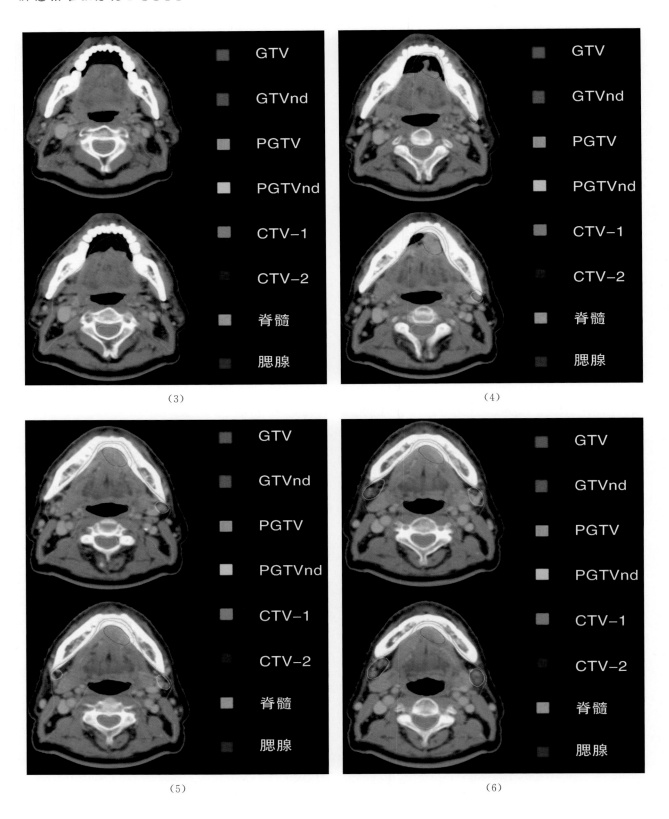

（3）　　　　　　　　　　　　（4）

（5）　　　　　　　　　　　　（6）

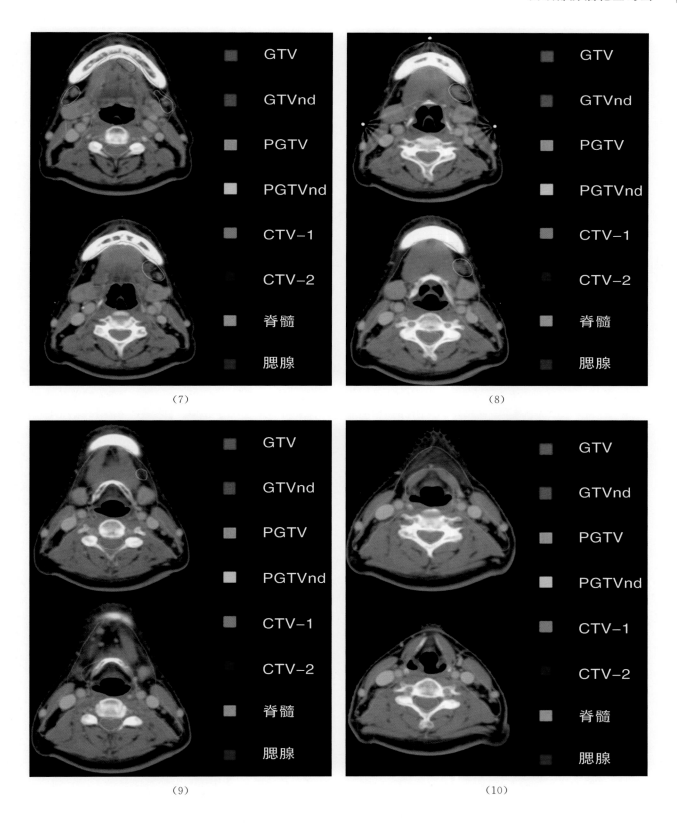

（7）　　　　　　　　　　　　　　（8）

（9）　　　　　　　　　　　　　　（10）

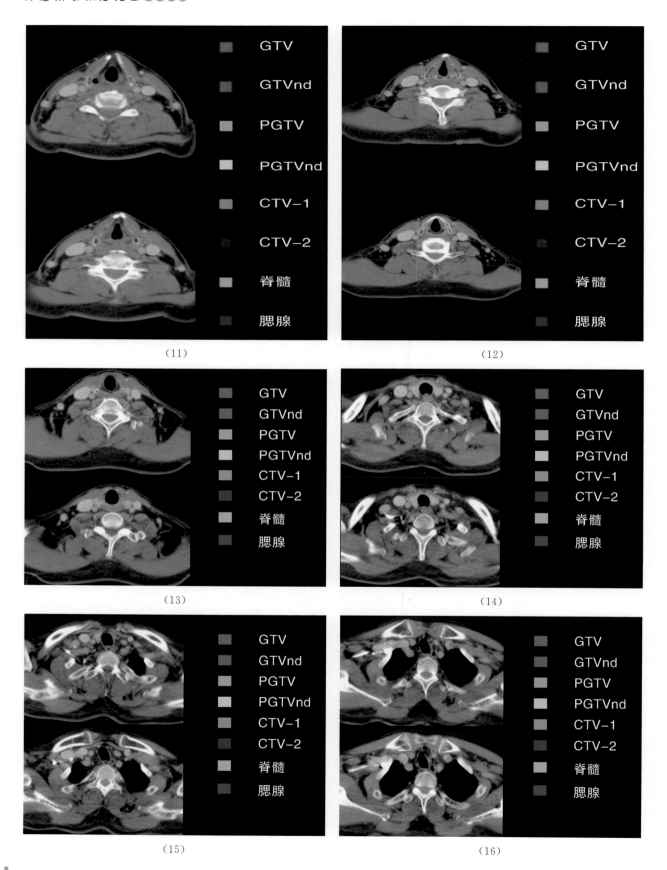

（11）

（12）

（13）

（14）

（15）

（16）

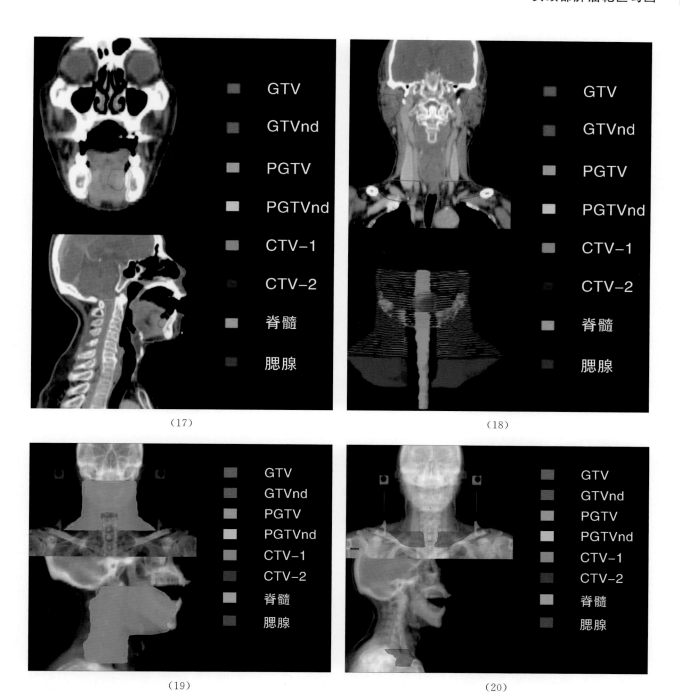

图 3-5-1 口底癌靶区勾画过程

二、舌癌(术后放疗)

(一)靶区勾画专业术语缩写定义

1. GTVtb:瘤床靶区。

2. CTV:临床靶区。

(二)靶区勾画影像条件

头颈肩热塑膜固定,口含压舌器,增强扫描,层厚 3 mm,示例中 GTVtb 部分为连续层面图像,其他部分为隔层图像。

(三)靶区定义及剂量

1. GTVtb:术前影像学确定的原发肿瘤范围及相应手术区域。

2. CTV:GTVtb 外扩 0.5～1.0 cm,并包括全舌,舌根,全口底,颏舌肌,下至舌骨下缘,双侧Ⅰ、Ⅱ、Ⅲ、Ⅳ、VA 区。

(四)危及器官(OAR)的勾画

1. 腮腺的勾画。

2. 脊髓的勾画。

3. 舌癌术后靶区勾画。

4. 舌鳞状细胞癌 $pT_3N_{2b}M_0$ ⅣA 期。

5. 行左半舌切除＋区域淋巴结清扫＋左侧颌下腺摘除＋左侧舌下腺摘除＋左侧部分下颌骨切除＋游离皮瓣修复术。

6. 病理:舌左侧鳞状细胞癌,Ⅰ级,累及肌层。舌腭弓、基底、舌背、舌根、舌前缘切缘净。区域淋巴结转移(3/7),左颈Ⅰ区 1/1,Ⅱ区 1/1,Ⅲ区 1/1/1,Ⅳ区 1/4。

其他靶区勾画见图 3-5-2。

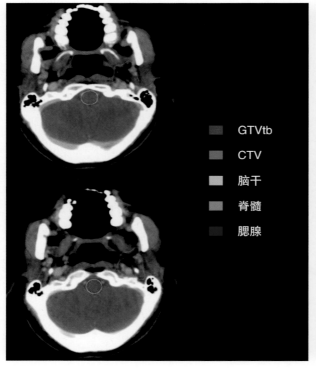

(1)

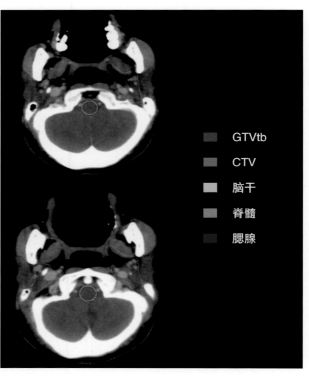

(2)

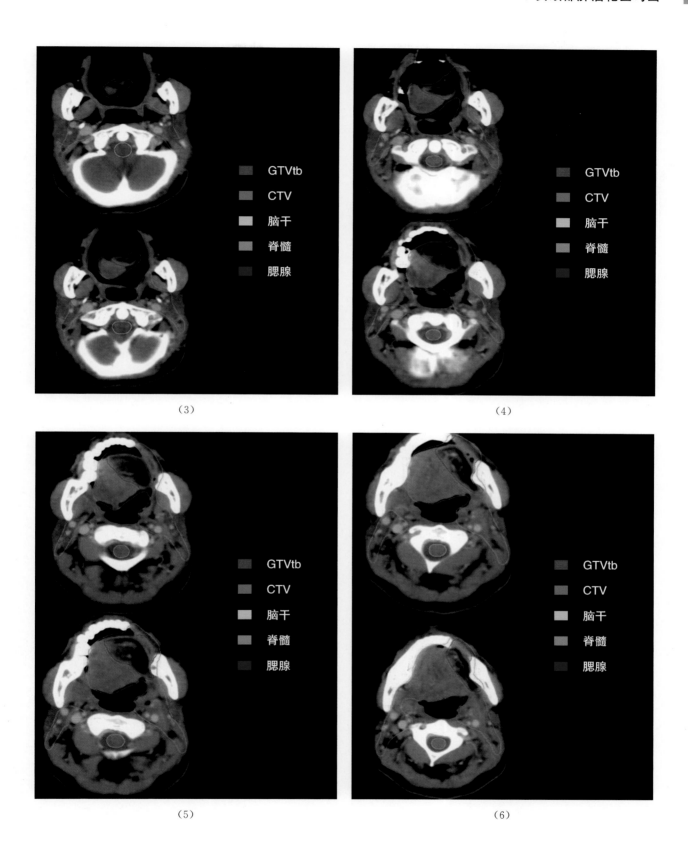

（3）

（4）

（5）

（6）

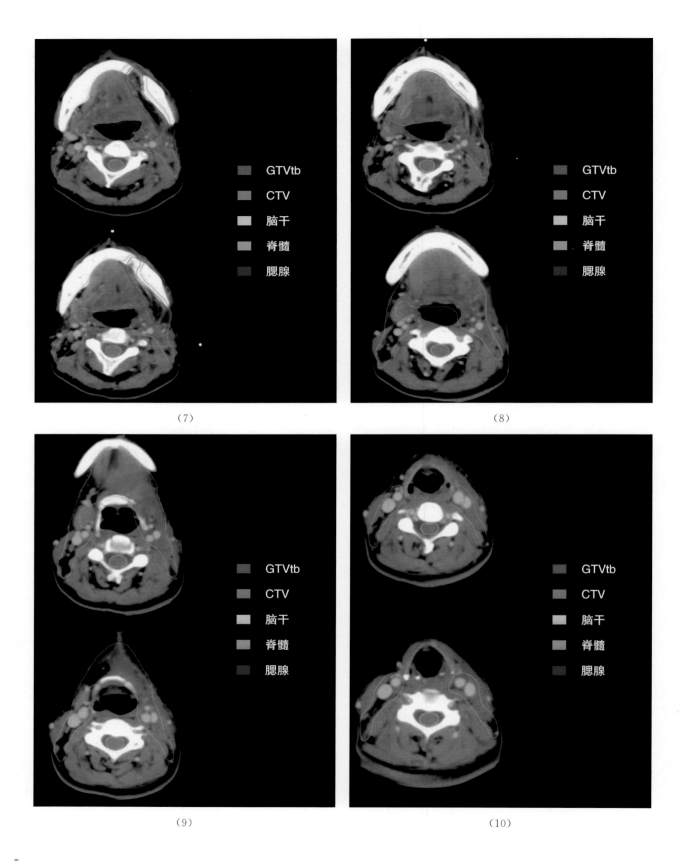

（7）

（8）

（9）

（10）

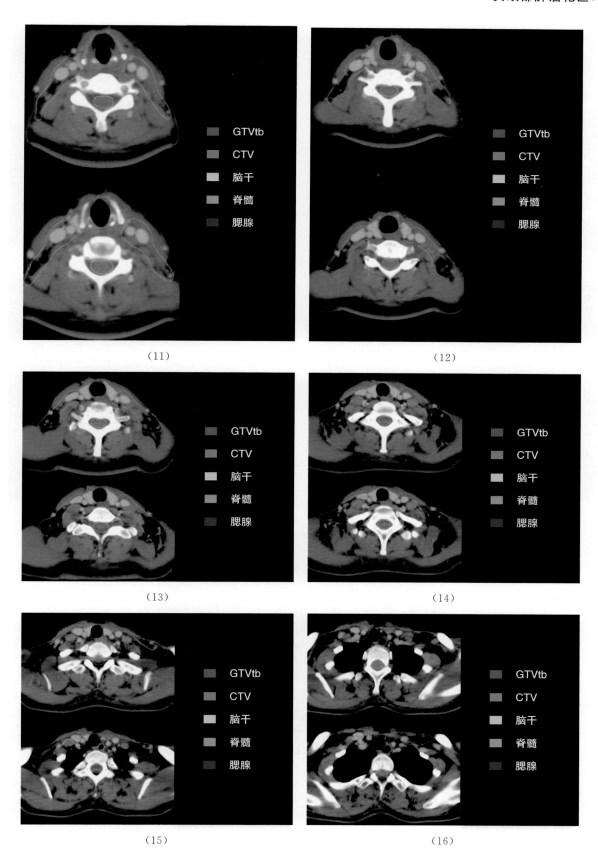

（11）　　　　　　　　　　　　（12）

（13）　　　　　　　　　　　　（14）

（15）　　　　　　　　　　　　（16）

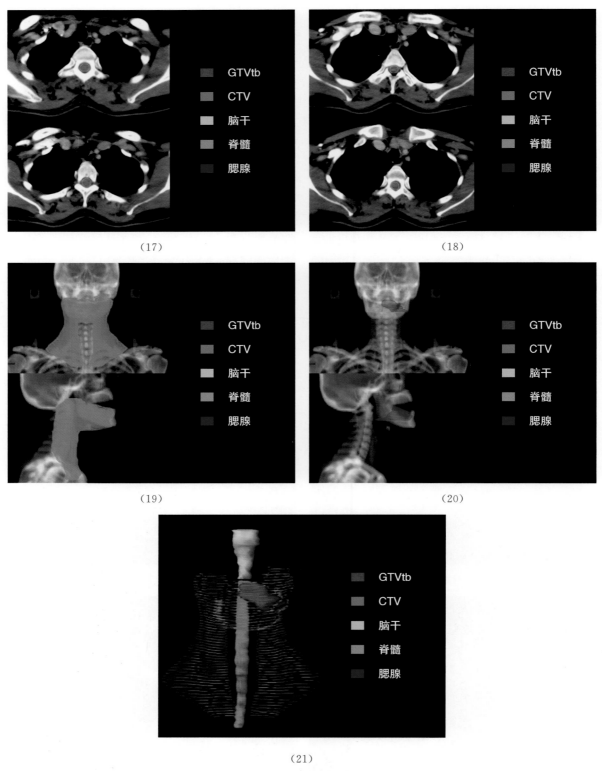

（21）

图 3-5-2 舌癌术后靶区勾画过程

（王颖）

第六节　腮腺癌靶区勾画

一、背景

1. 国外报道,涎腺恶性肿瘤占头颈部恶性肿瘤的 5%,英、美等国家资料显示,涎腺肿瘤的发病率为 1/10 万~3/10 万,占头颈部肿瘤的 6%。

2. 大涎腺中腮腺肿瘤的发病率最高,但良性肿瘤占绝大多数,恶性肿瘤不足 20%。

3. 涎腺肿瘤绝大多数来自于腺上皮,少数来源于中胚叶。病理类型十分复杂,因为生物学行为不同,临床表现和预后也各异。

4. 常见病理类型为黏液表皮样癌、腺样囊性癌、腺泡细胞癌、腺癌、多形性腺瘤。

5. 预后因素:分级、术后残留、淋巴结状态。

6. 大肿瘤颅内神经受累,预后差。

7. 失败模式主要是远处转移,常见转移部位是肺、骨和肝。

8. 腺样囊性癌、涎腺导管癌和未分化癌转移概率高。

9. 治疗以根治性手术为主,一般不做术前放疗和单纯放疗,术后放疗很重要。

二、治疗原则

1. 根治性治疗:外科手术±辅助放疗（IMRT 优先）。

2. 术后放疗指征:高级别,$pT_{3\sim4}$,近切缘/切缘阳性,深叶受侵,淋巴结阳性（≥2 枚）,神经周围受浸润,复发。

3. 未手术患者:姑息性放疗。

三、腮腺癌淋巴结转移规律

根据 T 分期和病理类型进行分值计算:

1. $T_1=1$;$T_2=2$;$T_{3\sim4}=3$。

2. 腺样囊性癌/腺泡样癌=1;黏液表皮样癌=2;鳞癌/未分化癌=3。

分值与淋巴转移关系见表 3-6-1。

表 3-6-1　分值与淋巴结转移的关系

分值	淋巴结转移率
2	4%
3	12%
4	25%
5	33%
6	38%

四、靶区勾画专业术语缩写定义

1. 肿瘤靶区（gross tumor volume，GTV）。

2. 临床靶区（clinical target volume，CTV）。

3. 计划靶区（planning target volume，PTV）。

五、靶区勾画影像条件

1. CT 扫描体表标示 3 点以确定 CT 原点；扫描范围从头顶到锁骨头下 3 cm，应包括整个肩关节；扫描层厚为≤3 mm。

2. 扫描影像应为增强影像，肝肾功能不全或造影剂过敏者除外。

六、靶区定义及剂量

靶区定义见表 3-6-2 和表 3-6-3。

表 3-6-2　大体肿瘤靶区定义

靶区	定义
GTVp	腮腺原发肿瘤：影像学及临床检查可见的原发肿瘤部位。强烈建议与外科医生共同讨论确定
CTVp	外扩 5 mm
PTVp	外扩 3～5 mm

表 3-6-3　高危靶区定义

靶区	定义
CTV60	包括 GTV 或术后瘤床区及手术切缘未能达到安全距离的高危亚临床区域 瘤床区边界： 前：咬肌前缘 后：乳突气房 内：茎突 外：颈部皮肤 术后残留或切缘阳性考虑给予 6～10 Gy 补量
CTV50	患侧淋巴引流区 阳性淋巴结引流区：患侧 IB～Ⅴ区淋巴引流区，50 Gy 阴性淋巴结引流区：患侧 IB～Ⅲ区淋巴引流区（高级别类型，T_3/T_4），50 Gy（注：不同病理类型肿瘤的淋巴引流区不完全一致，应根据术后淋巴结清扫和转移规律予以确定，如腺样囊性癌或腺泡癌不需要进行淋巴引流区预防照射）
PTV60	外扩 3～5 mm

建议：单次分割 2 Gy/次，近切缘予以 66 Gy（R_0-R_1），残留肿瘤予以≥70 Gy（R_2）高级别或 cT_3/T_4 患者建议行患侧淋巴结清扫术。

七、危及器官(OAR)的勾画

(一)中耳的勾画

1. 在 CT 骨窗勾画(图 3-6-1)。

2. 中耳(cochlea)为含气的不规则小腔隙,主要位于颞骨岩部内,听神经前方。

3. 平均体积为 $0.2\ \mathrm{cm}^3$。

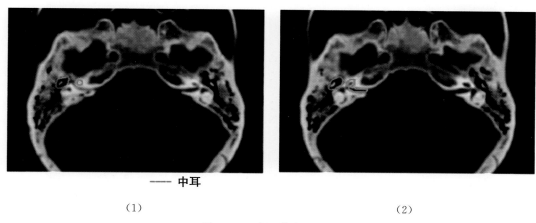

—— 中耳

(1)   (2)

图 3-6-1 中耳的勾画过程

(二)下颌下腺的勾画

下颌下腺(submandibular gland)位于下颌骨下缘及二腹肌前、后腹所围成的下颌下三角内(图 3-6-2)。

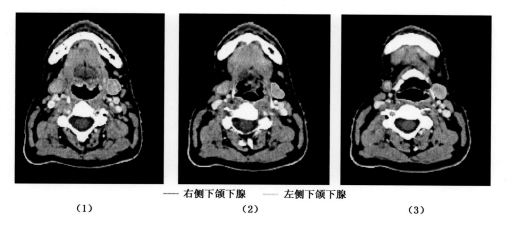

—— 右侧下颌下腺   —— 左侧下颌下腺

(1)   (2)   (3)

图 3-6-2 下颌下腺的勾画过程

八、病例

病例 1 **腮腺癌术后靶区勾画**

1. 腮腺鳞癌局部切除术后 $T_2N_0M_0$。

2. 放疗指征:高级别病理。

靶区设定

1. CTV(腮腺区)＝60 Gy,1.8～2.0 Gy/次;

2. CTVln(患侧Ⅱ～Ⅲ淋巴)＝50 Gy,1.8～2.0 Gy/次。

注:CTV 包含了部分 IB 淋巴引流区。

靶区勾画见图 3-6-3。

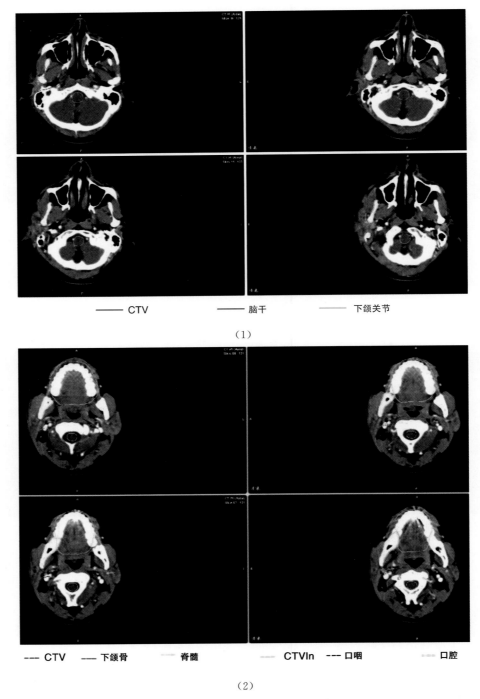

（1）

（2）

图 3-6-3　腮腺鳞癌术后靶区勾画过程

病例 2 **腮腺癌术后靶区勾画**

1.腮腺多形性腺瘤多次术后伴腺癌 $T_4N_1M_0$。

2.放疗指征:T_4,面神经浸润,右侧Ⅱ区淋巴结阳性。

靶区设定

1.CTV(瘤床区)=60 Gy,1.8~2.0 Gy/次;

2.CTVln(患侧Ⅱ~Ⅳ淋巴引流区)=50 Gy,1.8~2.0 Gy/次。

注:CTV 包含了部分 IB 淋巴引流区。

靶区勾画见图 3-6-4。

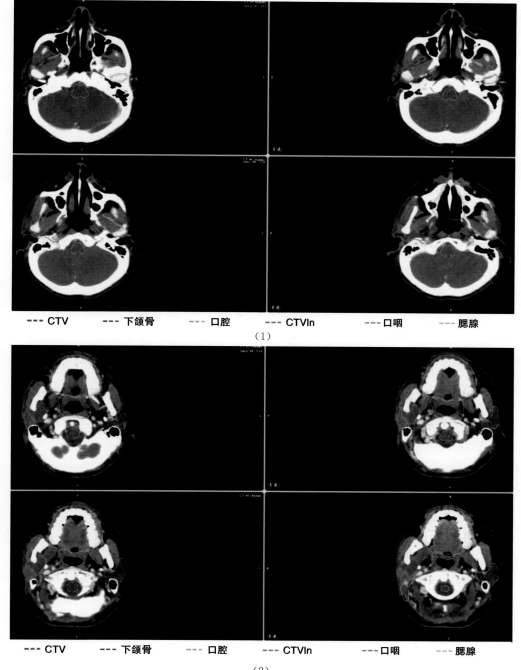

--- CTV   --- 下颌骨   --- 口腔   --- CTVln   --- 口咽   --- 腮腺

(1)

--- CTV   --- 下颌骨   --- 口腔   --- CTVln   --- 口咽   --- 腮腺

(2)

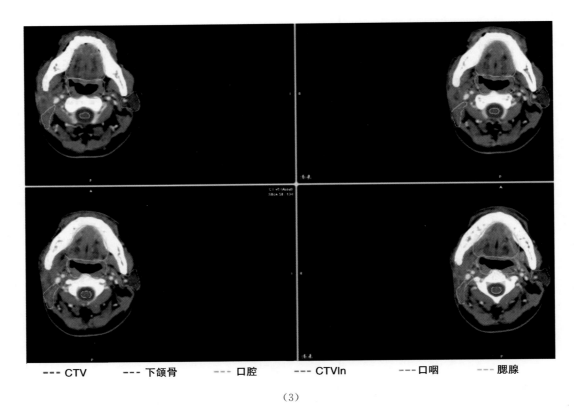

--- CTV --- 下颌骨 --- 口腔 --- CTVln --- 口咽 --- 腮腺

（3）

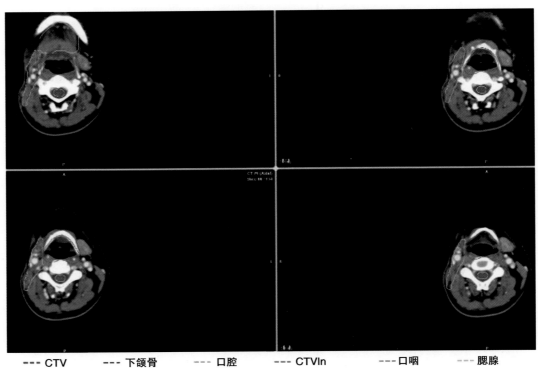

--- CTV --- 下颌骨 --- 口腔 --- CTVln --- 口咽 --- 腮腺

（4）

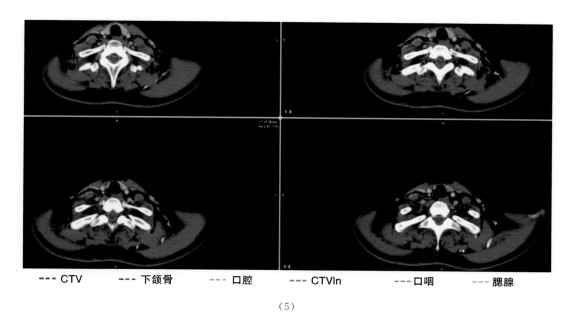

--- CTV　　　--- 下颌骨　　　--- 口腔　　　--- CTVln　　　---口咽　　　--- 腮腺

（5）

图 3-6-4　腮腺多形性腺瘤术后靶区勾画过程

（冯梅　徐鹏　乔俏　易俊林　郎锦义　Dian Wang）

第七节　下咽癌靶区勾画

一、靶区勾画专业术语缩写定义

1. GTV（肿瘤区）：肿瘤的临床灶，为一般诊断手段（如喉镜和影像学诊断方法包括 CT、MRI、PET 等）能够诊断出的可见的具有一定形状和大小的恶性病变范围，包括转移淋巴结和其他转移病变。

2. CTV（临床靶区）：指肿瘤的临床灶（肿瘤区，GTV）以及肿瘤可能侵犯的亚临床灶范围。

3. PTV（计划靶区）：由患者坐标系通过治疗摆位转换到治疗机坐标系中，治疗机照射野位置的变化，以及吞咽运动等因素引起 ITV 的变化范围成为摆位边界。摆位边界的范围称为计划靶区。

4. PRV（计划危及器官）：考虑危及器官在放射治疗过程中由于患者体位变化、呼吸运动所致的位移区域，PRV 区域应大于危及器官所占区域。

二、靶区勾画影像条件

1. 扫描范围：颅顶—锁骨头下 5 cm。

2. 扫描层厚：≤3 mm。

3. CT 与 MR 融合勾画靶区（推荐采用相同体位）。

三、危及器官（OAR）的勾画

1. 脑干 $D_{max} < 54$ Gy 或 PRV $D_{1\,cm^3} < 60$ Gy。

2. 脊髓 $D_{max} < 45$ Gy 或 PRV $D_{1\,cm^3} < 50$ Gy。

3. 视神经 $D_{max}<54\,\mathrm{Gy}$ 或 PRV $D_{1\,\mathrm{cm}^3}<60\,\mathrm{Gy}$。

4. 视交叉 $D_{max}<54\,\mathrm{Gy}$ 或 PRV $D_{1\,\mathrm{cm}^3}<60\,\mathrm{Gy}$。

5. 下颌骨或下颌关节 $D_{max}<70\,\mathrm{Gy}$ 或 PRV $D_{1\,\mathrm{cm}^3}<75\,\mathrm{Gy}$。

6. 臂丛神经 $D_{max}<65\,\mathrm{Gy}$。

7. 颞叶 $D_{max}<60\,\mathrm{Gy}$ 或 PRV $D_{1\,\mathrm{cm}^3}<65\,\mathrm{Gy}$。

8. 腮腺 一侧 $D_{mean}\leqslant26\,\mathrm{Gy}$ 或 $D_{50\,\mathrm{cm}^3}\leqslant30\,\mathrm{Gy}$ 或双侧 $D_{20\,\mathrm{cm}^3}<20\,\mathrm{Gy}$。

9. 耳蜗 $D_{max}<50\,\mathrm{Gy}$ 或 $V55<5\%$。

10. 眼球 $D_{mean}<35\,\mathrm{Gy}$ 或 $D_{max}<50\,\mathrm{Gy}$。

11. 口腔 $D_{mean}\leqslant30\,\mathrm{Gy}$(偶尔 $40\,\mathrm{Gy}$)(可选择)。

12. 颌下腺一侧 $D_{mean}\leqslant39\,\mathrm{Gy}$(可选择)。

四、危及器官勾画示例

下咽癌危及器官勾画示例见图 3-7-1。

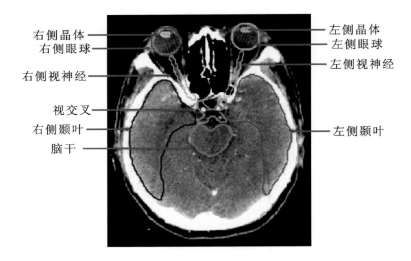

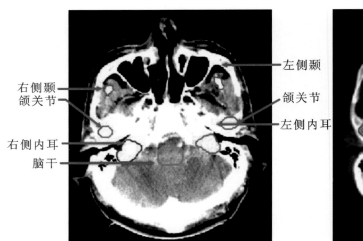

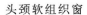
头颈软组织窗

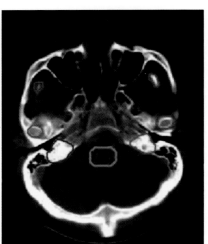
相应骨窗参照

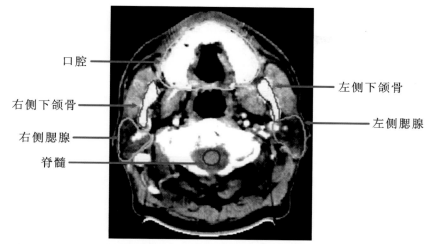

口腔
右侧下颌骨
右侧腮腺
脊髓
左侧下颌骨
左侧腮腺

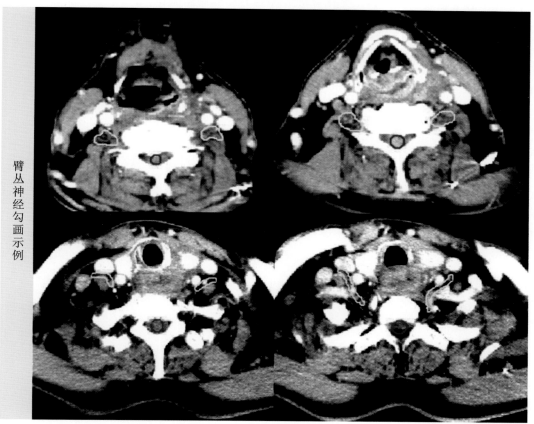

臂丛神经勾画示例

图 3-7-1　下咽癌危及器官勾画示例

五、靶区定义

（一）下咽癌单纯放疗原发肿瘤、转移淋巴结靶区勾画

GTV

（1）原发肿瘤：大体肿瘤（喉镜和影像学检查包括 CT、MRI 和 PET 检查等）。

（2）淋巴结：阳性淋巴结（影像学检查包括 CT、MRI 和 PET 检查等，多数认为 CT/MRI 检查最大横断面的最大短径≥1 cm,PET 检查≥6 mm)。

CTV

GTV 外扩 0～5 mm。

PTV

(1)原发肿瘤(CTV 外扩 3～8 mm)(下咽靶区移动度大,不推荐过小 PTV 外扩标准,若边界临近脊髓或应用 IGRT 技术 PTV 外扩可适当缩小)。

(2)转移淋巴结(CTV 外扩 3～5 mm)。

(3)剂量:66～70 Gy,2.0～2.2 Gy/次。

(二)无颈淋巴结转移下咽癌的单纯放疗

高危亚临床病灶靶区勾画

CTV-1

(1)包括下咽原发肿瘤 CTV(外扩≥10 mm)、全喉及相邻脂肪间隙(包括会厌前间隙、椎前筋膜)。

(2)$T_{1～2}$患者不需将双侧颈淋巴结引流区作为高危区。

(3)$T_{3～4}$患者需包括同侧Ⅱ～Ⅴ区淋巴引流区;若为环后区和咽后壁肿瘤临近中线结构,需包括双侧淋巴结;下部下咽癌及食管上段受侵者需包括环后区及上纵隔气管旁淋巴结。

PTV-1

(1) CTV-1 外扩 3～5 mm。

(2)剂量:60 Gy,1.8～2.0 Gy/次。

低危亚临床病灶靶区勾画

CTV-2

(1)$T_{1～2}$患者包括双侧淋巴引流区Ⅱ～Ⅳ,咽后淋巴结(上界至 C_1 即可)。

(2)$T_{3～4}$患者(梨状窝区)需包括对侧淋巴引流区Ⅱ～Ⅴ及咽后淋巴结。

PTV-2

(1)CTV-2 外扩 3～5 mm。

(2)剂量:50～54 Gy,1.8～2.0 Gy/次。

(三)有颈淋巴结转移下咽癌的单纯放疗

低危亚临床病灶靶区勾画

CTV-2

$N_{1～2b}$患者包括对侧淋巴引流区Ⅱ～Ⅳ,咽后淋巴结(上界至 C_1 即可)。

PTV-2

CTV-2 外扩 3～5 mm。

剂量:50～54 Gy,1.8～2.0 Gy/次。

高危亚临床病灶靶区勾画

CTV-1

(1)包括下咽原发肿瘤 CTV(外扩≥10 mm)、转移淋巴结(外扩≥3 mm)、全喉及相邻脂肪间隙(包括会厌前间隙、椎前筋膜)。

(2)$N_{1～2b}$患者同侧淋巴引流区Ⅱ～Ⅴ及咽后淋巴结区。

(3)$N_{2c～3}$患者需包括双侧淋巴引流区Ⅱ～Ⅴ及咽后淋巴结。

(4)咽后淋巴结需包括颅底颈动脉管,Ⅱ区上界包括茎突后间隙,高于二腹肌后腹与颈静脉中部交界水平。

（5）若为环后区和咽后壁肿瘤临近中线结构，需包括双侧淋巴结；下部下咽癌及食管上段受侵者需包括环后区及上纵隔气管旁淋巴结。

PTV-1

（1）CTV-1 外扩 3～5 mm。

（2）剂量：60 Gy，1.8～2.0 Gy/次。

(四)有颈淋巴结转移下咽癌的术后放疗

高危亚临床病灶靶区勾画

适应证：T_4、切缘阳性、肿瘤明显残存、软骨或骨受侵、一个以上淋巴结转移、淋巴结包膜外受侵。

CTV-1

（1）手术术腔。

（2）$N_{0～2b}$ 患者同侧淋巴引流区 Ⅱ～Ⅴ。

（3）$N_{2c～3}$ 患者双侧淋巴引流区 Ⅱ～Ⅴ。

（4）切缘阳性、淋巴结包膜外侵患者，同侧淋巴引流区 Ⅱ～Ⅴ（上界颅底、下界锁骨下缘）。

PTV-1

CTV-1 外扩 3～5 mm。

剂量：60～66 Gy，2.0 Gy/次（切缘阳性、肿瘤明显残存患者肿瘤区可加量至 70 Gy）。

低危靶区勾画

CTV-2

$N_{0～2b}$ 患者对侧淋巴引流区 Ⅱ～Ⅴ。

PTV-2

CTV-2 外扩 3～5 mm。

剂量：50～54 Gy，1.8～2.0 Gy/次。

注：建议术后放疗与手术间隔时间≤6 周。

六、病例

病例 1 **单纯放疗靶区勾画**

1. Stage Ⅱ（T_2，N_0，M_0）下咽癌（梨状窝区）。

2. 患者以"进食哽噎，进行性加重"就诊，行电子喉镜检查显示：不光滑新生物位于右侧梨状窝内外侧壁，左侧梨状窝及会厌谷黏膜光滑。病变累及右侧环杓后肌，与右侧杓状软骨关系密切。双侧声带可运动。右侧梨状窝病变取病理显示鳞癌。行单纯放疗。

3. 靶区设定：

（1）GTV＝66～70 Gy，2.0～2.2 Gy/次。

（2）CTV-1＝60 Gy，1.8～2.0 Gy/次。

（3）CTV-2（双侧Ⅱ～Ⅳ淋巴引流区）＝50 Gy，1.8～2.0 Gy/次。

4. 靶区勾画见图 3-7-2。

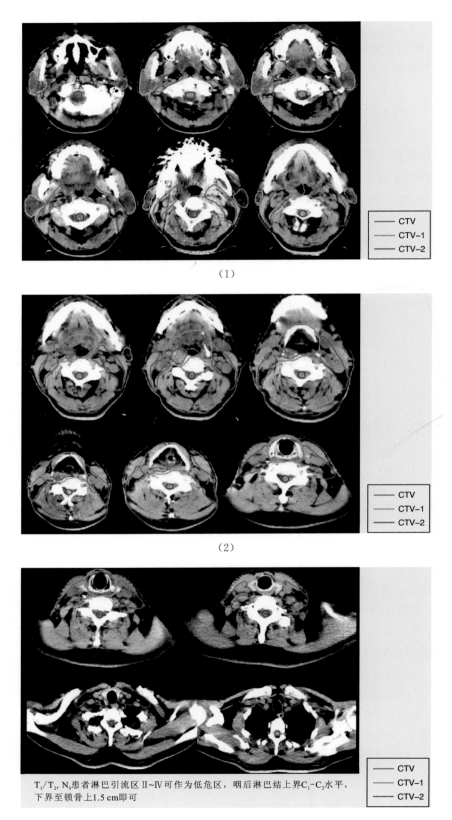

（1）

（2）

T_1/T_2，N_0患者淋巴引流区 II~IV 可作为低危区，咽后淋巴结上界C_1-C_2水平，下界至锁骨上1.5 cm即可

（3）

图 3-7-2　Stage II 下咽癌靶区勾画过程

病例2 **单纯放疗靶区勾画**

1. Stage Ⅳ（T_{4a}，N_0，M_0）下咽癌（环后区）。

2. 患者以"进食哽噎，进行性加重"就诊。行电子喉镜检查见：溃疡伴坏死样不光滑新生物位于环后食道入口，左侧梨状窝外侧壁。双侧室带、双侧杓区及双侧杓会厌襞黏膜光滑，双侧咽会厌襞、右侧梨状窝及会厌谷黏膜光滑。左侧声带旁正中位固定，右侧声带可运动，声门闭合不严。环后食道入口病变取病理示鳞癌。给予同期放化疗。

3. 靶区设定：

（1）GTV＝70 Gy，2.0～2.2 Gy/次。

（2）CTV-1（双侧Ⅱ～Ⅴ及上纵隔淋巴引流区）＝60 Gy，1.8～2.0 Gy/次。

4. 靶区勾画见图 3-7-3。

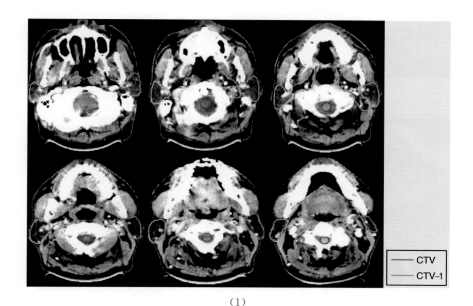

（1）

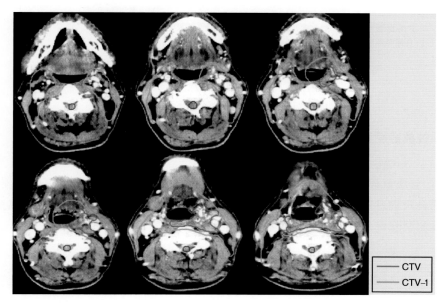

（2）

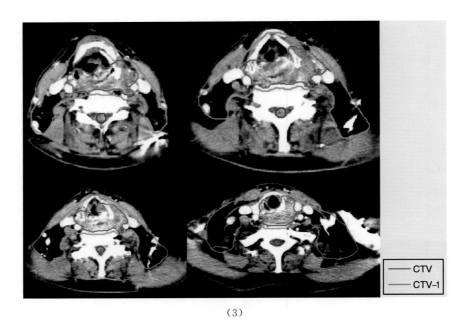

（3）

T₄环后型下咽癌为中线肿瘤，双侧淋巴结引流区均为高危区；食管入口受
侵患者淋巴引流区需包括上纵隔淋巴结

（4）

图 3-7-3　Stage Ⅳ下咽癌靶区勾画过程

病例3 单纯放疗靶区勾画

1. Stage Ⅲ（ T₂，N₁，M₀）下咽癌（梨状窝型）。

2. 患者以"右颈包块就诊"。行电子喉镜检查见：不光滑新生物位于右侧梨状窝内外侧壁，双侧室带、双侧构区及双侧构会厌襞黏膜光滑，双侧口咽会厌襞、左侧梨状窝及会厌谷黏膜光滑。双侧声带可运动，声门闭合不严。右侧梨状窝病变取病理示鳞癌。给予放疗＋西妥昔单抗靶向治疗（既往基础疾病史不适宜手术及化疗）。

3. 靶区设定：

（1）GTV、GTVnd＝66～70 Gy，2.0～2.2 Gy/次。

（2）CTV-1（右侧Ⅱ～Ⅴ）＝60 Gy，1.8～2.0 Gy/次。

（3）CTV-2（左侧Ⅱ～Ⅳ）＝50 Gy，1.8～2.0 Gy/次。

4.靶区勾画见图 3-7-4。

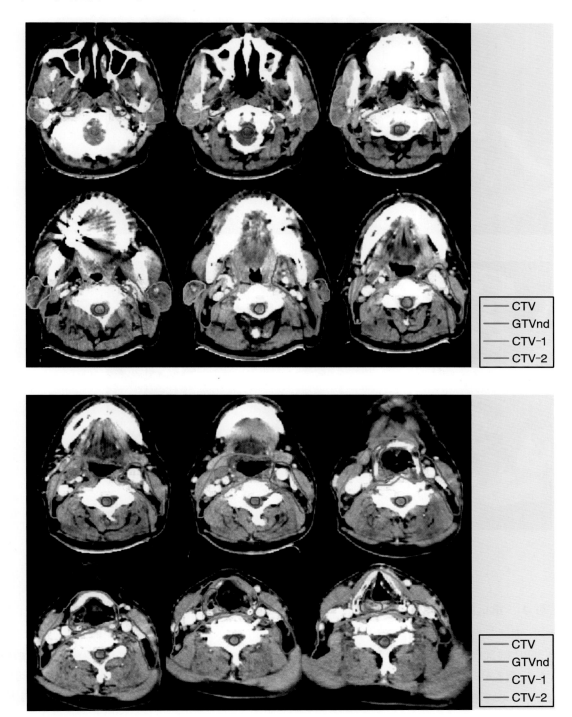

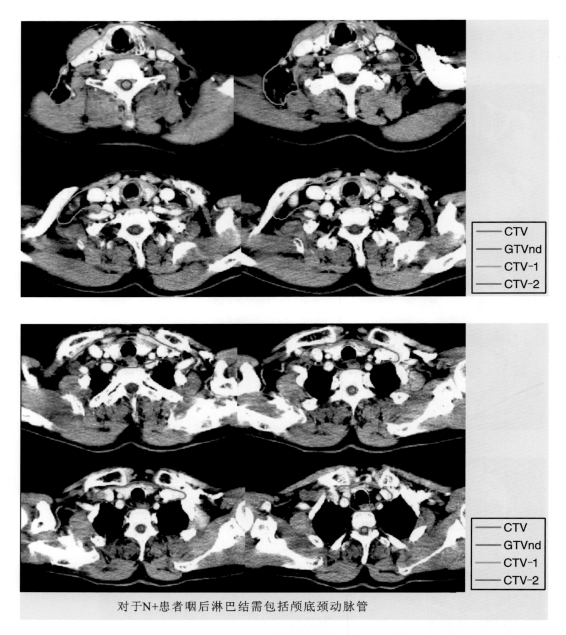

对于N+患者咽后淋巴结需包括颅底颈动脉管

图 3-7-4　Stage Ⅲ下咽癌(梨状窝型)的靶区勾画过程

病例 4　术后放疗靶区勾画

1.Stage Ⅲ (T_3,N_1,M_0)下咽癌(咽后壁型)。

2.患者以"咽部疼痛,进食加重,左颈肿物"就诊。行电子喉镜检查见:溃疡伴坏死样不光滑新生物主体位于左侧梨状窝内外侧壁,左侧下咽侧壁。左侧声带旁正中位固定,右侧声带可运动,声门闭合不严。给予气管切开、半喉半咽切除,左颈廓清术。术中见病变菜花状,主体位于左侧梨状窝内壁和外壁,左侧下咽侧壁,环后区,5.5 cm×5.0 cm 大小,侵及左半喉、左声门旁间隙。左颈淋巴结 1.6 cm×1.2 cm,破膜,转移。术后病理示(梨状窝病变)鳞癌,切缘未见癌,淋巴结转移癌。

3.靶区设定：

(1)CTV-1(术腔＋病变侧Ⅱ～Ⅴ区淋巴引流区)＝66 Gy,2.0 Gy/次。

(2)CTV-2(病变对侧Ⅱ～Ⅴ区淋巴引流区)＝50 Gy,1.8～2.0 Gy/次。

4.靶区勾画见图 3-7-5。

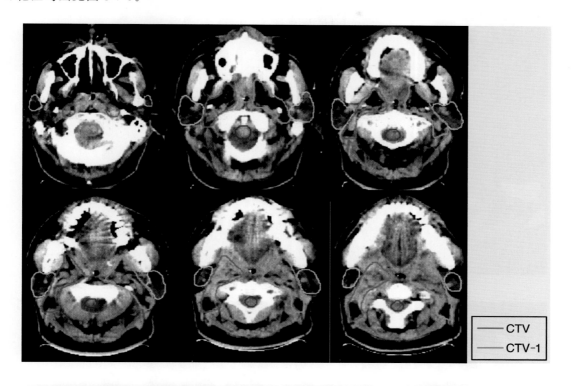

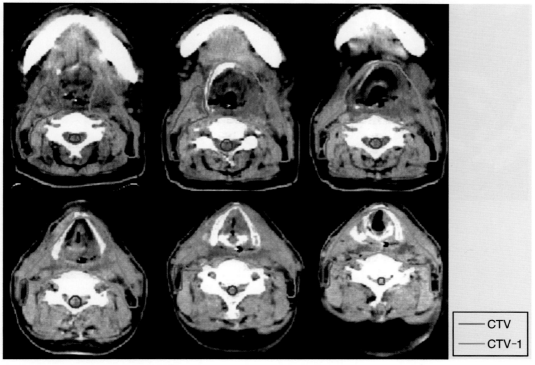

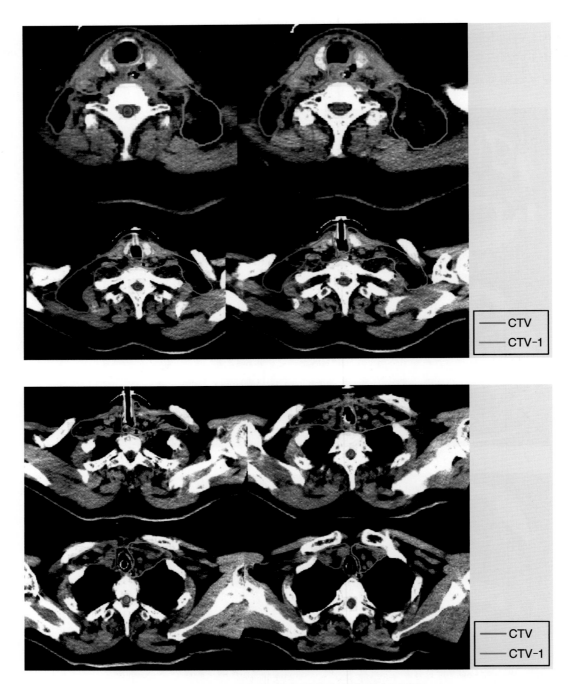

图 3-7-5　Stage Ⅲ下咽癌(咽后壁型)的靶区勾画过程

（乔俏　韩非　冯梅　李光　Dian Wang）

第四章

肺癌靶区勾画

第一节　早期非小细胞肺癌射波刀靶区勾画

一、非小细胞肺癌 CT 定位前准备

1. 患者定位 1 周前病灶内已置入金标（图 4-1-1）。
2. 患者行放射外科治疗定位使用体垫或者胸网固定。
3. 尽量使用增强 CT 扫描定位。

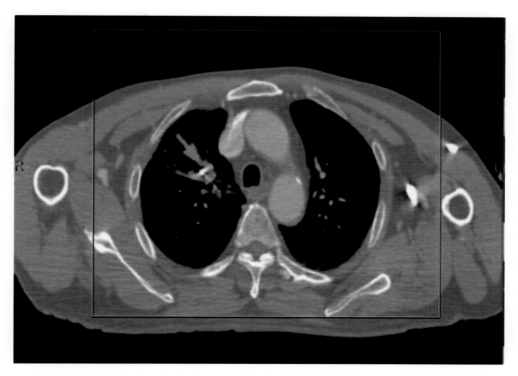

图 4-1-1　置入金标示意图

二、CT 定位要求

1. 患者体位:仰卧位,双侧上肢置于身体两侧或抱头。

2. 呼吸时相:自由呼吸呼气末。

3. 扫描层厚:1.5 mm。

4. 扫描范围:病灶上、下 15 cm。

三、非小细胞肺癌放射外科勾画的正常器官

1. 目前,胸部放疗时这些结构的解剖界限还没有统一标准。

2. Feng-Ming Kong 等专家在 RTOG1106 中制定了胸部放疗危及器官勾画的共识。

3. 正常器官勾画参考 RTOG 研究(0813、0236 等)勾画标准进行勾画。

4. 胸部病灶放射外科治疗时,勾画正常器官包括双肺、食管、脊髓、气管、近端支气管树、臂丛、心脏、血管和胸壁。

(一)双肺 (lung)

1. 在肺窗下勾画双肺。

2. 所有炎症、纤维化和不张的肺都应勾画在内,肺门区小血管也应包括在内。

3. 气管/支气管、GTV 不应包含其中。

4. PET/CT 有助于辨别肺不张与 GTV。

(二)食管 (esophagus)

1. 在纵隔窗下勾画食管。

2. 包括黏膜、黏膜下、肌层至脂肪外膜。

3. 范围:PTV 上下 10 cm(超过环状软骨和食管胃连接部则终止于这些结构)。

(三)近端支气管树(PBT)

1. 在纵隔窗下勾画 PBT。

2. 范围:近端 2 cm 的气管,隆突,主支气管,右侧上、中、下叶支气管,左侧上、下叶及舌段支气管。

3. 包括这些结构相应的黏膜、黏膜下层、软骨环和气道。

(四)气管 (trachea)

1. 在纵隔窗下勾画气管。

2. 包括黏膜、黏膜下层、软骨环和气道。

3. 范围:PTV 上 10 cm 或隆突上 5 cm(两者取更靠上的)。

(五)脊髓 (spinal cord)

1. 按骨髓腔的骨性标志勾画脊髓。

2. 范围:PTV 上、下 10 cm(超过颅底和 L_2 则终止于这些结构)。

(六)臂丛 (branchial plexus)

1. 病灶位于上叶,患者需要勾画臂丛,只需勾画同侧即可。

2. 范围:$C_4 \sim C_5$ 到 $T_1 \sim T_2$ 水平神经孔的脊髓神经,到锁骨下血管神经束终止。(备注:没有神经孔的水平,勾画前、中斜角肌之间的间隙或软组织。)

(七)心脏和血管(heart and vessels)

1.在纵隔窗下,心脏沿着包囊勾画,血管包全血管壁肌层至脂肪外膜。

2.血管:右侧病灶勾画上腔静脉,左侧病灶勾画主动脉。

3.范围:心脏勾画从肺动脉经过中线层面开始至心尖部,血管勾画 PTV 上、下 10 cm。

(八)胸壁 (chest wall)

1.通过同侧肺在外侧、后侧及前方各自动外扩 2 cm 生成。

2.范围:前内侧到胸骨边缘,后内侧到椎体包括脊神经根出现的部位;PTV 上、下 3 cm。

3.建议靠近胸壁的病灶,勾画胸壁。

四、非小细胞肺癌实例:靶区及危及器官勾画

其危及器官勾画见图 4-1-2。

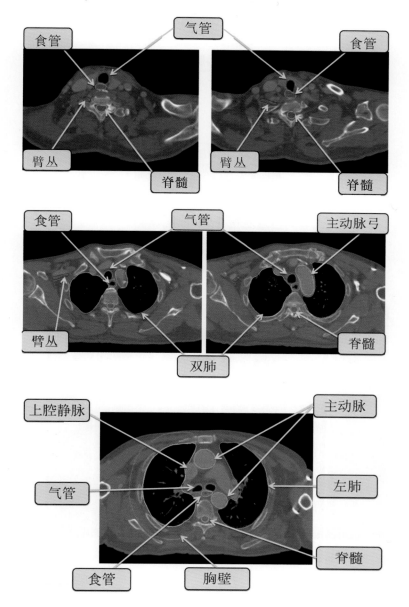

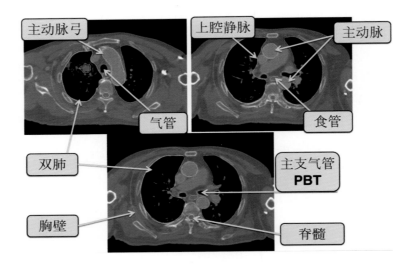

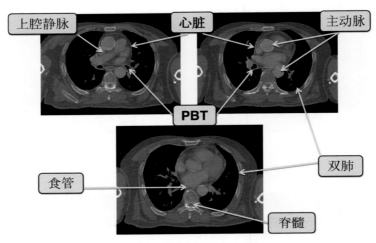

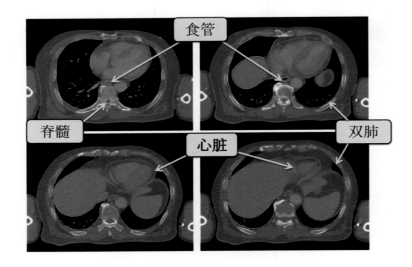

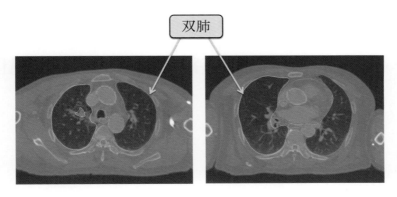

图 4-1-2　非小细胞肺癌放射外科靶区及危及器官勾画

注:本患者食管及气管勾画至 PTV 上、下 10 cm,未再勾画。双肺勾画需去除 GTV

五、非小细胞肺癌放射外科治疗剂量建议

放射外科治疗剂量推荐见图 4-1-3。

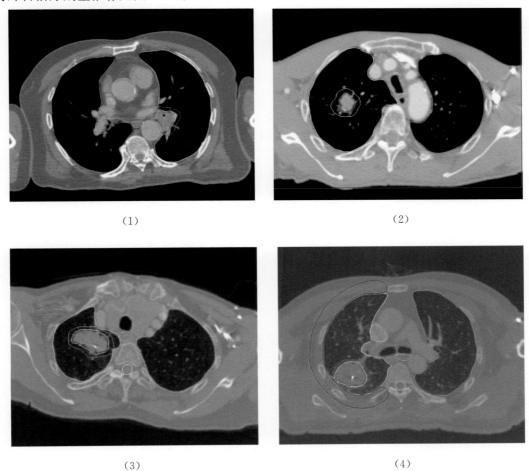

（1）

（2）

（3）

（4）

图 4-1-3　非小细胞肺癌放射外科治疗剂量推荐

（1）位于肺门 66 Gy/8 次;（2）周围型 60 Gy/3 次;（3）临近臂丛 60 Gy/6 次;（4）贴近胸壁 60 Gy/5 次

第二节　早期非小细胞肺癌体部立体定向靶区勾画

一、靶区勾画专业术语缩写定义

GTV:肿瘤靶区。

GTVnd:淋巴结靶区。

PGTV:肿瘤计划靶区。

PGTVnd:淋巴结计划靶区。

CTV:临床靶区。

二、靶区勾画影像条件

(一)体位及固定

1. 患者仰卧位。

2. 双手抱肘放在额头或双侧上肢自然垂放在身体两侧。

3. 真空负压固定装置或热塑体膜固定体位。

(二)CT 扫描

1. CT 扫描前对患者进行呼吸训练。

2. 扫描范围:上界平喉结,下界位于 L_2 下缘,包括整个胸部。

3. 扫描层厚 3 mm。

4. 扫描时需静脉注射造影剂,尤其是肺病灶靠近纵隔和胸壁的患者。

5. 首先采集 3D-CT 图像,然后采集 4D-CT 图像。

6. 4D-CT 扫描过程中借助带有传感器的弹性腹带记录呼吸周期,并将 4D-CT 图像每 10% 递增为 1 个时相(0,10%,20%,10% …… 90%),使用呼吸时相融合控制技术,将 10 个时相的图像重建后得到最大密度投影图像(MIP)和平均密度投影图像(AIP)。

三、靶区定义及剂量

1. 3D-CT 及 4D-CT 定位

(1)GTV:在 3D-CT 上根据增强 CT 图像所示肿瘤病灶勾画 GTV。

(2)ITVmip:根据 4D-CTmip 图像勾画靶区即 ITVmip。

(3)ITVcomb:融合 GTV-3D 和 ITVmip 图像。

(4)PTV-4D:计划靶体积,ITVcomb 外扩 5 mm。

2. 3D-CT 定位

(1)GTV-3D:在 3D-CT 上根据增强 CT 图像所示肿瘤病灶勾画 GTV。

(2)PTV-3D:GTV-3D 基础上头脚方向外扩 10 mm,左右腹背方向外扩 5 mm。

备注:靠近肺的边界在标准肺窗(窗宽 1 600 HU,窗位 -600 HU)上勾画,临近纵隔的边界在标准纵隔窗(窗宽 400HU,窗位 +40HU)上勾画。

四、危及器官(OAR)的勾画

(一)必须勾画的危及器官

1. 肺：勾画双肺用肺窗，左右肺分别勾画，所有膨胀的、塌陷的、纤维化的肺组织都应勾画，肺门之外的小血管也应包括，应减去治疗前的 GTV、肺门、气管/主支气管。

2. 心脏及心包：沿着心包，心脏上缘自过中线的肺动脉干下缘开始勾画，直至心尖部下缘。

3. 食管：用纵隔窗，从环状软骨下方开始勾画一直到胃食管结合部入胃处。

4. 椎管：以椎管的骨性限制为基础，脊髓在环状软骨水平以下勾画(肺尖肿瘤从颅底 C_1 层面勾画)至 L_2 下缘，并应包含椎间孔在内。

5. 臂丛神经：仅上叶肿瘤的患者需要勾画臂丛神经，仅需勾画同侧的臂丛神经，包括自 C_5 上缘至 T_2 上缘从椎间孔发出的脊神经。

(二)可选择性勾画的危及器官

1. 心包：心包结构包括心包脂肪组织、部分大血管、正常的心包隐窝、心包积液及心房心室，勾画心包时自主动脉弓上缘开始至膈顶心尖部结束。心包包括心脏在内。

2. 近端支气管树：此结构包括远端 2 cm 的气管，隆突，左右主支气管，左右上叶支气管，中间支气管，右中叶支气管，舌叶支气管，左右下叶支气管。

3. 大血管(主动脉、上腔静脉、下腔静脉、肺静脉、肺动脉)：从心脏发出的大血管应分别勾画，应用纵隔窗勾画相应的血管壁及肌层向外至脂肪外膜，大血管应至少在 PTV 上缘上 3 cm 然后继续逐层勾画至 PTV 下缘下至少 3 cm，右肺的肿瘤要勾画上腔静脉，左肺的肿瘤要勾画主动脉，另外要勾画病变同侧的肺动脉。

4. 肺组织外 2 cm 的胸壁：可与同侧肺自动分开，并在外侧方、前方、后方外放 2 cm，在前面内侧界终止于胸骨缘，在后面内侧界终止于椎体缘，但包括脊神经根出口处。CW 2 cm 包括肋间肌、神经，但不包括椎体、胸骨及皮肤。

(三)臂丛神经的勾画

1. 臂丛神经是由 $C_5 \sim C_8$ 颈神经前支和 T_1 胸神经前支大部分纤维组成。

2. 神经根从椎间孔发出后，在前斜角肌外侧缘组成神经干，$C_5 \sim C_6$ 组成上干，C_7 为中干，$C_8 \sim T_1$ 组成下干。

3. 在相当于锁骨中段水平处，每一干又分成前、后两股，上干与中干的前股组成外侧束，下干的前股组成内侧束，三干的后股组成后束。

4. 各束在喙突平面分出神经支，外侧束分出肌皮神经和正中神经外侧头，后束分为腋神经和桡神经，内侧束分出尺神经和正中神经内侧头。

备注：实际勾画时，CT 图像上无法详细分辨出外侧束、内侧后束，只能勾画出上干、中干和下干。

臂丛勾画方法介绍：

(1)CT 上辨认并勾画出 C_5、T_1、T_2 椎体。

(2)辨认并勾画锁骨下和腋下的神经血管束。

(3)从 C_5 开始辨认并勾画出前、中斜角肌，一直到斜角肌止点第 1 肋骨。

(4)从 C_5 到 T_1 椎体的神经孔开始勾画臂丛(从椎管外侧缘到前、中斜角肌之间的间隙)。

(5)在看不到神经孔的 CT 层面上，只勾画前、中斜角肌之间的间隙。

(6)持续勾画前、中斜角肌之间的间隙，直到中斜角肌止于锁骨下神经血管束区域。

(7)在锁骨头下 1~2 层的 CT 层面上继续勾画臂丛，作为神经血管束的后部。

五、肺癌体部立体定向靶区勾画实例

患者尹XX，男，77 岁，因"体检发现左肺占位 1 周"就诊。肺穿刺活检病理示(左肺)鳞癌。临床分期

（cT$_{1a}$N$_0$M$_0$，IA 期）。其靶区勾画见图 4-2-1。

治疗方案：左肺病灶体部立体定向放疗 DT：50 Gy/5 次，10 Gy/次。

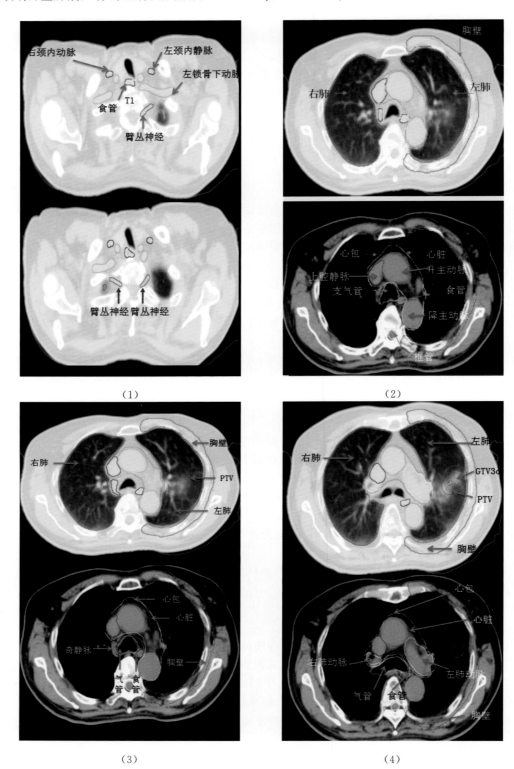

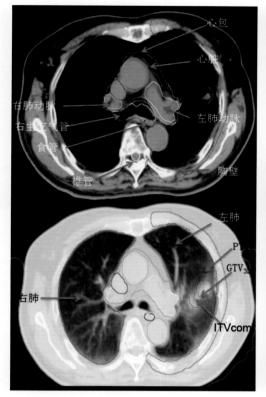

（5）

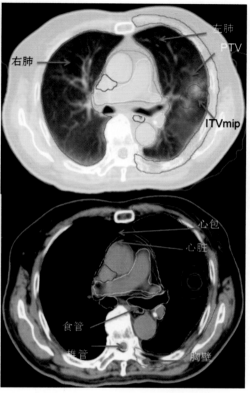

（6）

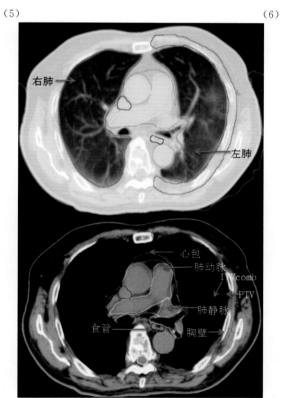

（7）

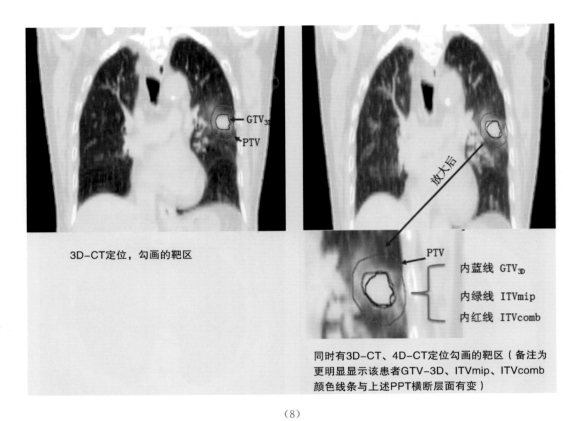

（8）

图 4-2-1　肺癌体部立体定向靶区勾画过程

（葛红　杨成梁　郑晓丽　于金明　袁双虎　Fangfang Yin）

第三节　局部晚期非小细胞肺癌靶区勾画

一、靶区勾画专业术语缩写定义

GTV：肿瘤靶区。

GTVnd：转移淋巴结靶区。

CTV：临床靶区。

PTV：计划靶区。

二、靶区勾画影像条件

肺窗：窗宽 1000，窗位－650。

纵隔窗：窗宽 350，窗位 40。

CT 层厚：5 mm。

靶区勾画举例时所跳跃的层数：间隔 1 层。

三、靶区定义

局部晚期肺癌根治性放疗的靶区定义

1.GTV:肺窗所见的肺内肿瘤。

2.GTVnd:纵隔窗所见的转移淋巴结。

3.CTV:依据不同病理类型的亚临床病灶浸润情况,由 GTV 外放 5～8 mm 形成。不应超出解剖学边界,除非有明确的外侵存在。应包括阳性淋巴结所在的淋巴引流区,不进行淋巴引流区的选择性预防照射。

4.PTV:考虑到治疗期间的器官移动和摆位误差,依据肿瘤的不同部位以及各治疗中心的摆位精确性,由 CTV 外放 5～15 mm 形成。

四、危及器官(OAR)的勾画

危及器官的勾画见表 4-3-1。

表 4-3-1　危及器官的勾画

结构	勾画说明
脊髓	勾画出椎管的骨性内缘代表脊髓。上界:环状软骨水平(肺尖肿瘤为颅底水平)。下界:L_2 椎体下缘水平
肺	肺窗上分别勾画左右肺,应勾画所有膨胀的、塌陷的、纤维化的、气肿性的肺组织,包括肺门之外的小血管并减去 GTV
心脏	沿着心包勾画,包括右心室漏斗部和 2 个心房的顶部,尽量除去大血管。上界:过中线的肺动脉干下缘水平。下界:左心室最下缘
食管	纵隔窗上勾画,包括食管黏膜层、黏膜下层及肌层向外至脂肪外膜。上界:环状软骨下缘水平。下界:胃食管结合部
臂丛	仅肺尖癌需勾画同侧的臂丛神经,包括自 C_5 上缘至 T_2 椎体上缘从椎间孔发出的脊神经
近端支气管树	肺窗上勾画,包括远端 2 cm 的气管,隆突,左右主支气管,左右上叶支气管,中间段支气管,右中叶支气管,舌叶支气管,左右下叶支气管。上界:隆突上 2 cm。下界:叶支气管分叉至段支气管水平

五、局部晚期非小细胞肺癌放疗靶区勾画

右肺上叶低分化腺癌 ⅢA 期($pT_{2a}N_2M_0$),其靶区勾画见图 4-3-1。

治疗经过:52 岁女性,查体发现右肺占位一周。PET-CT 示:右肺上叶后段不规则肿物,4.3 cm×2.5 cm,伴代谢增高;右肺门及纵隔(2R、3A、4R、7 区)多发肿大淋巴结伴代谢增高,考虑转移。支气管镜活检病理:低分化腺癌。免疫组化:CK18(3+),TTF1(3+),CK5/6(−),EGFR(2+)。放疗靶区:右肺上叶肿物,右肺门,纵隔 2R、3A、4R、7 区淋巴结引流区。体位:仰卧位热塑体膜固定,双手抱肘置于额前。体表标记:体中线第 7 胸椎水平。

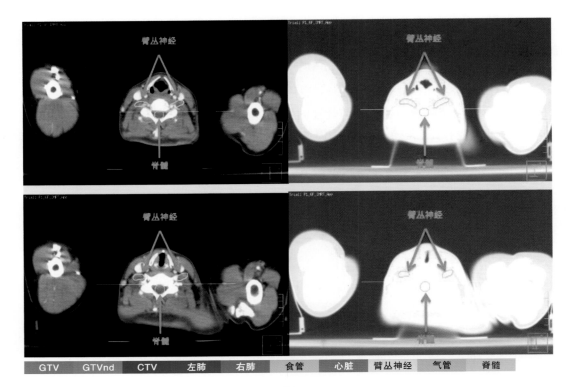

| GTV | GTVnd | CTV | 左肺 | 右肺 | 食管 | 心脏 | 臂丛神经 | 气管 | 脊髓 |

（1）

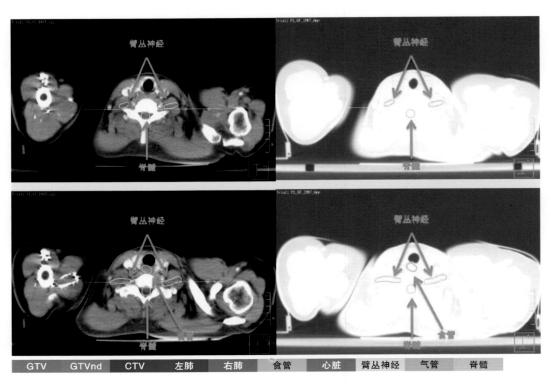

| GTV | GTVnd | CTV | 左肺 | 右肺 | 食管 | 心脏 | 臂丛神经 | 气管 | 脊髓 |

（2）

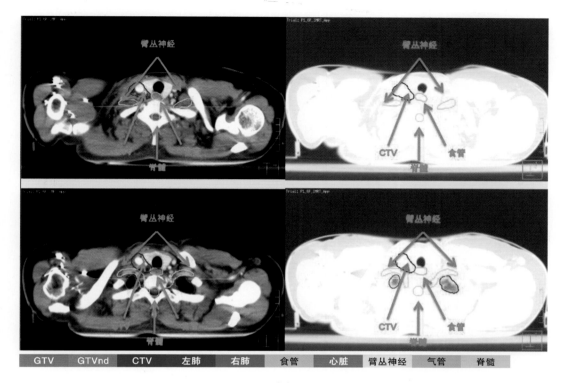

| GTV | GTVnd | CTV | 左肺 | 右肺 | 食管 | 心脏 | 臂丛神经 | 气管 | 脊髓 |

（3）

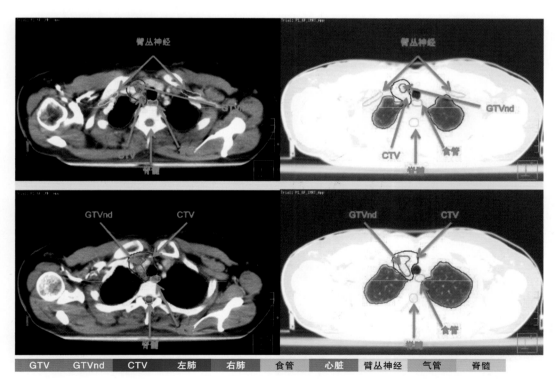

| GTV | GTVnd | CTV | 左肺 | 右肺 | 食管 | 心脏 | 臂丛神经 | 气管 | 脊髓 |

（4）

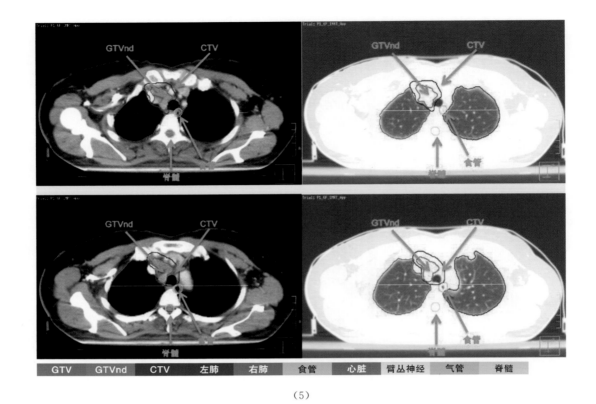

（5）

（6）

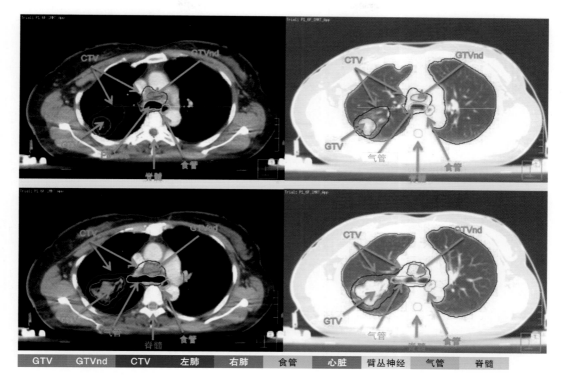

| GTV | GTVnd | CTV | 左肺 | 右肺 | 食管 | 心脏 | 臂丛神经 | 气管 | 脊髓 |

（7）

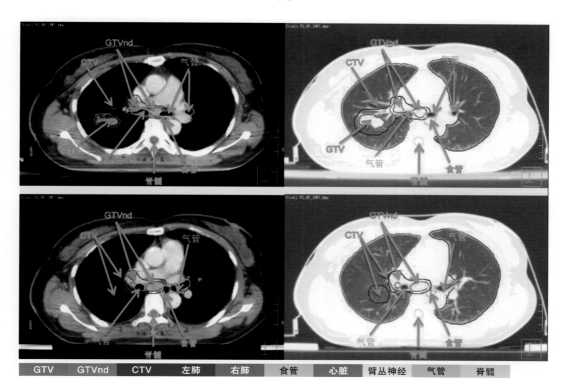

| GTV | GTVnd | CTV | 左肺 | 右肺 | 食管 | 心脏 | 臂丛神经 | 气管 | 脊髓 |

（8）

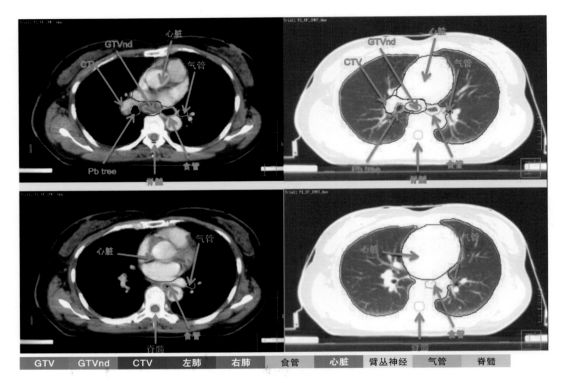

| GTV | GTVnd | CTV | 左肺 | 右肺 | 食管 | 心脏 | 臂丛神经 | 气管 | 脊髓 |

（9）

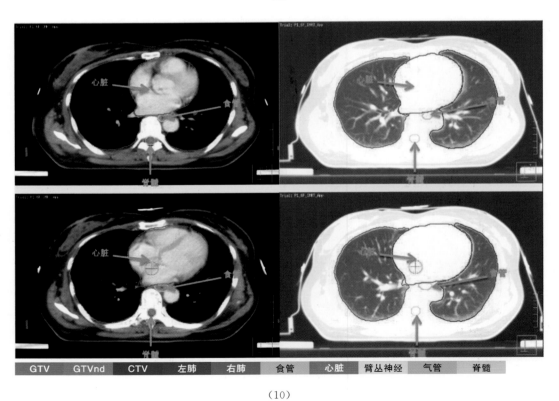

| GTV | GTVnd | CTV | 左肺 | 右肺 | 食管 | 心脏 | 臂丛神经 | 气管 | 脊髓 |

（10）

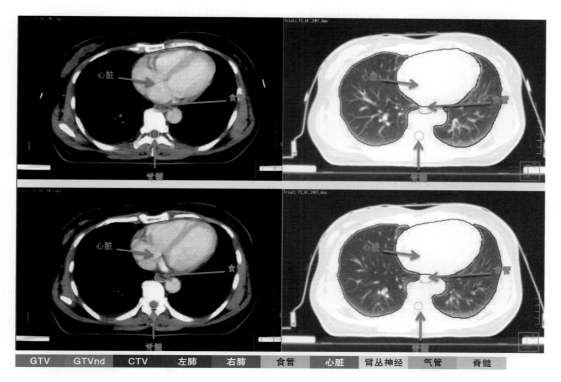

（11）

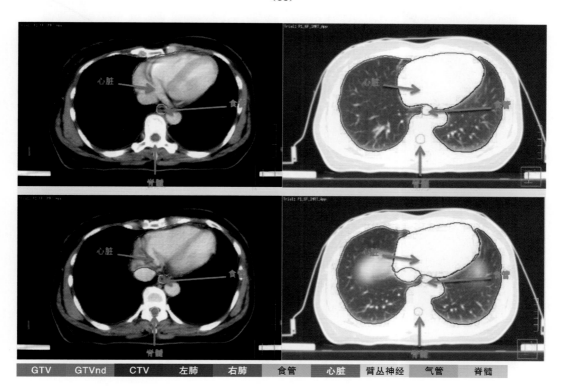

（12）

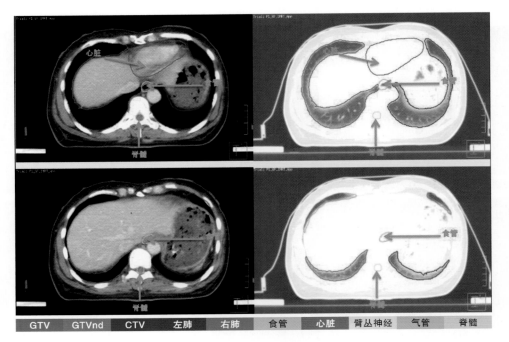

| GTV | GTVnd | CTV | 左肺 | 右肺 | 食管 | 心脏 | 臂丛神经 | 气管 | 脊髓 |

（13）

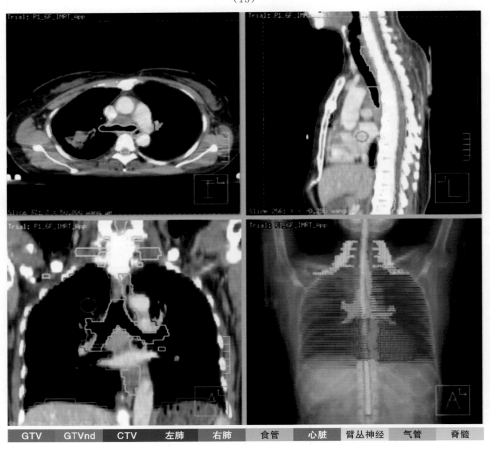

| GTV | GTVnd | CTV | 左肺 | 右肺 | 食管 | 心脏 | 臂丛神经 | 气管 | 脊髓 |

（14）

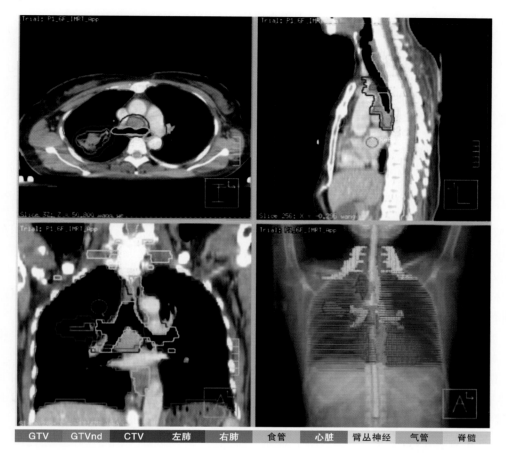

| GTV | GTVnd | CTV | 左肺 | 右肺 | 食管 | 心脏 | 臂丛神经 | 气管 | 脊髓 |

（15）

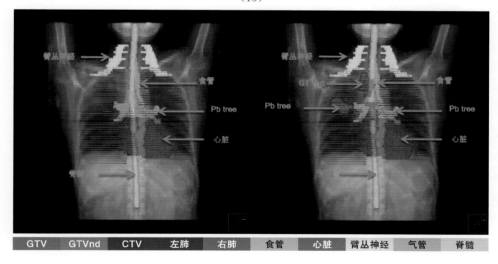

| GTV | GTVnd | CTV | 左肺 | 右肺 | 食管 | 心脏 | 臂丛神经 | 气管 | 脊髓 |

（16）

图 4-3-1　局部晚期非小细胞肺癌靶区勾画示例

（惠周光　王绿化　Feng Ming　Spring Kong　袁双虎）

第四节　非小细胞肺癌术后靶区勾画

一、靶区勾画专业术语缩写定义

1. CTV：临床靶区（clinic target volume）。
2. PTV：计划靶区（plan target volume）。

二、靶区勾画影像条件

1. 呼吸训练：在进行 CT 模拟定位前对每位患者进行呼吸训练，尽可能地消除其紧张感，使患者接受检查时的呼吸运动能够保持在一种相对比较平稳的状态。

2. 摆位和标记：患者取仰卧位，利用 LAP 激光系统摆正体位，根据患者颈部的长短选择合适的头枕，双手置于身体两侧。采用颈肩热塑膜行体位固定，依据肿瘤的位置来确定体表及网膜的定位标志，在网膜上贴上胶布，画上定位激光线，并贴上金属铅珠作为标记点。

3. CT 成像参数与扫描方法：在平静呼吸状态下，采用螺旋 CT 模拟定位机进行 3D-CT 模拟定位扫描，3D-CT 的扫描条件为 120kV、400 mAs。CT 的扫描层距和层厚均为 3 mm。

4. CT 图像采集和获取：扫描前使用高压注射器经手臂静脉以 3 mL/s 的速度团注 30％非离子型等渗造影剂 100 mL，先在平静呼吸的情况下完成常规 3D-CT 模拟定位增强扫描，扫描范围从第 2 颈椎椎体上缘到第 4 腰椎椎体下缘，扫描时间约为打药后 60 s，图像经局域网络传输至靶区勾画系统。

三、靶区定义及剂量

（一）右侧肺癌术后 CTV

1. 上界：胸骨切迹。
2. 下界：隆突下 3 cm（包括 7 区）。
3. 左界：气管左侧。
4. 右界：支气管残端、右肺门、4R、2R。

（二）左侧肺癌术后 CTV

1. 上界：胸骨切迹。
2. 下界：隆突下 3 cm（包括 7 区）。
3. 左界：支气管残端、左肺门、5、6、4L、2L 区。
4. 右界：4R、2R 区。

四、危及器官（OAR）的勾画

1. 肺：双肺均在肺窗下勾画。双肺可分别勾画，但它们在肺剂量测定时应该作为一个结构。所有的炎症和萎陷、纤维化和不张的肺都应勾画在内，伸展到肺门区外的小血管也应包括；而 pre GTV、肺门和气管/主支气管不应包括在这个结构中。

2. 心脏：在 CT 的纵隔窗下，心脏沿着心包囊勾画。上方从肺动脉经过中线层面开始包及心房，并向下延伸到心尖部。

3.脊髓:在 CT 的纵隔窗下,按脊髓腔的骨性界限来勾画脊髓。从扫描范围上界的 C_2 开始和下界的 L_2 下缘,逐层勾画;不包括神经孔。

4.食管:在 CT 的纵隔窗下,勾画出食管相应的黏膜、黏膜下和所有肌层向外到脂肪外膜,从环状软骨下的起始部开始勾画到食管胃连接部进入。

5.气管:在 CT 的纵隔窗下,勾画出气管、隆突、近隆突的部分双侧主支气管。

五、病例

病例 1 左上肺腺癌

1.手术方式:左上肺肺叶切除术+纵隔淋巴结清扫。

2.术后诊断:左上肺腺癌 $pT_{2a}N_2M_0$ ⅢA 期。

3.放疗指征:R_0 术后有 N_2。

4.靶区 CTV 范围:见靶区定义。

靶区勾画见图 4-4-1。

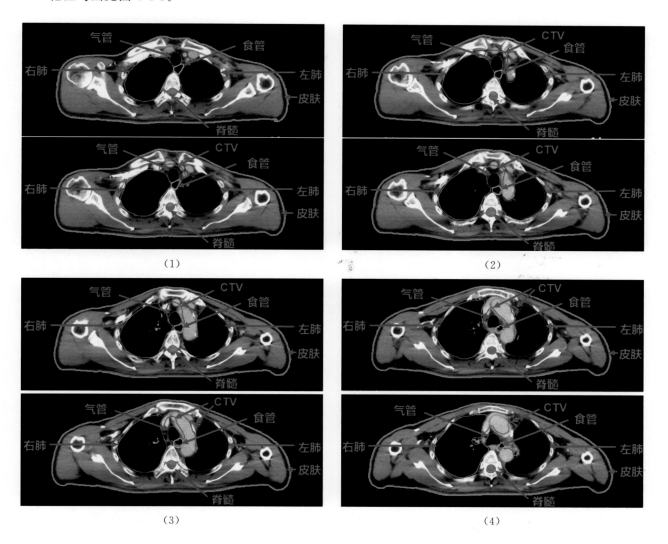

（1）　　　　　　　　　　　　（2）

（3）　　　　　　　　　　　　（4）

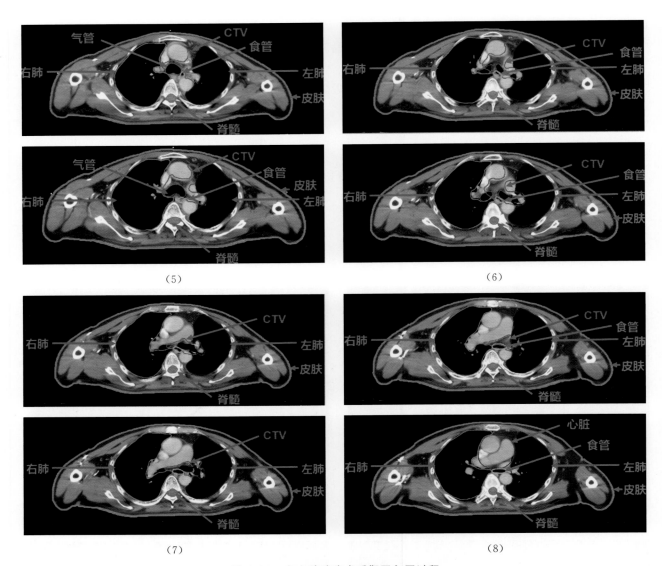

图 4-4-1　左上肺腺癌术后靶区勾画过程

病例 2　右下肺腺癌

手术方式:右下肺肺叶切除术＋纵隔淋巴结清扫。

术后诊断:右下肺腺癌 $pT_{2a}N_2M_0$ ⅢA 期。

放疗指征:R_0 术后有 N_2。

靶区 CTV 范围:见靶区定义。

靶区勾画见图 4-4-2。

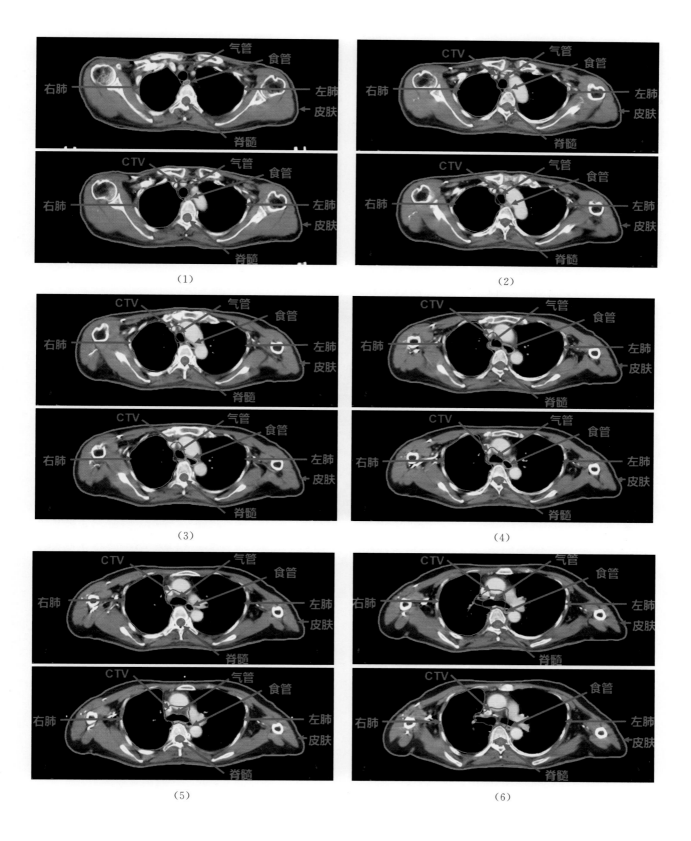

（1）

（2）

（3）

（4）

（5）

（6）

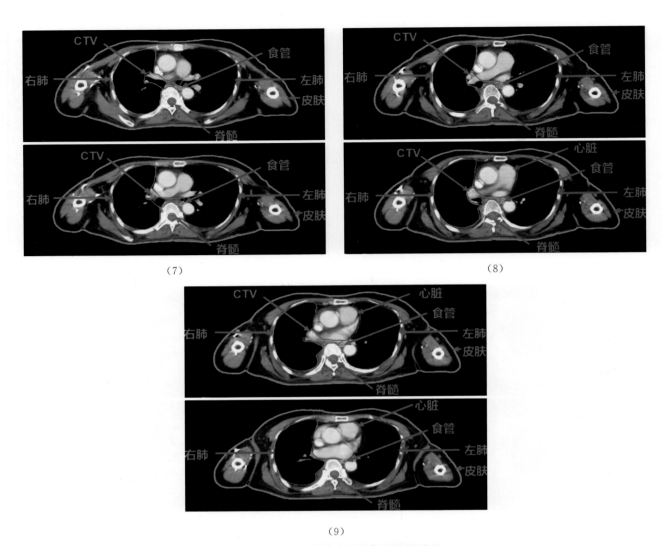

（9）

图 4-4-2　右下肺腺癌术后靶区勾画过程

（李建成　傅小龙　蔡旭伟　朱正飞　刘安文　袁双虎）

第五节　Ⅳ期非小细胞肺癌靶区勾画

一、靶区勾画专业术语缩写定义

1. GTV：肿瘤靶区。
2. CTV：临床靶区。
3. ITV：内靶区。
4. PTV：计划靶区。

二、靶区勾画影像条件

1. 肺部肿瘤放疗定位时无增强禁忌者常规增强螺旋 CT 扫描，3 mm 层厚。
2. 扫描范围为舌骨至腰 2 椎体下缘。

三、靶区定义及剂量

1. 晚期肺癌原发灶姑息放疗的靶区定义
(1) GTV：基于 CT、PET-CT 上可见的肿瘤，包括原发肿瘤和转移淋巴结，原发灶在肺窗下勾画。
(2) CTV：鳞癌外放 6 mm，腺癌 8 mm，包括阳性淋巴结，不行淋巴引流区预防照射。
(3) PTV：参考模拟机下肿瘤运动情况、放疗机摆位误差进行适当外放。
2. 骨转移姑息放疗靶区勾画
(1) CTV：不勾画 GTV。
(2) 椎体转移包括整个椎体、椎弓根和椎弓板，并上、下外放 1 个正常椎体。
(3) 长骨转移在肿瘤破坏区纵轴方向放 2 cm。
(4) 同时注意骨周软组织肿瘤情况。
(5) PTV：参考放疗机摆位误差进行适当外放。
3. 脑转移姑息放疗靶区勾画
(1) CTV：不勾画 GTV，勾画枕骨大孔以上的所有脑组织。
(2) PTV：参考放疗机摆位误差进行适当外放。
4. 肺癌伴肾上腺转移靶区勾画
(1) GTV：基于 CT、PET-CT 上可见的肿瘤。
(2) PTV：参考模拟机下肿瘤运动情况、放疗机摆位误差进行适当外放。
姑息放疗的靶区勾画是否按根治性放疗完全给予勾画 GTV、CTV，各家意见不一。目前比较一致的是 PTV 是要勾画的。应结合患者的情况给予个体化放疗剂量。

四、危及器官（OAR）的勾画

1. 肺：分开左右肺勾画，然后器官相加形成总肺，可用计划系统自动勾画。
2. 心脏：从心房出现开始勾画到心室结束，连同心包一同勾画。
3. 脊髓：包括整个椎孔范围，勾画范围至少在放疗范围上下多出 15 个层面。
4. 晶体：勾画可见晶体范围。
5. 肾脏：沿肾脏的边缘画出左肾、右肾。

五、病例

病例 1 **Ⅳ期非小细胞肺癌原发灶放疗靶区勾画**

右肺中分化鳞癌 Ⅳ期（$cT_3N_3M_1$）。

治疗经过：因"间断咳嗽、咯血 1 月"首诊。胸部 CT：右上肺癌伴右肺上叶阻塞性肺炎，肺门纵隔多发淋巴结肿大，右肺上叶、下叶部分肺纹理串珠样改变，有癌性淋巴管炎可能。行气管镜及右锁骨上淋巴结活检明确右肺中央型肺鳞癌伴右锁骨上淋巴结转移。行"紫杉醇＋顺铂＋恩度"化疗 6 周期，疗效为部分缓解（PR）。

放疗靶区：右肺原发灶＋纵隔、肺门、锁骨上可见淋巴结。勾画见图 4-5-1～图 4-5-3。

图谱显示：靶区包括 GTV、CTV、PTV；正常器官包括左肺、右肺、心脏、脊髓。

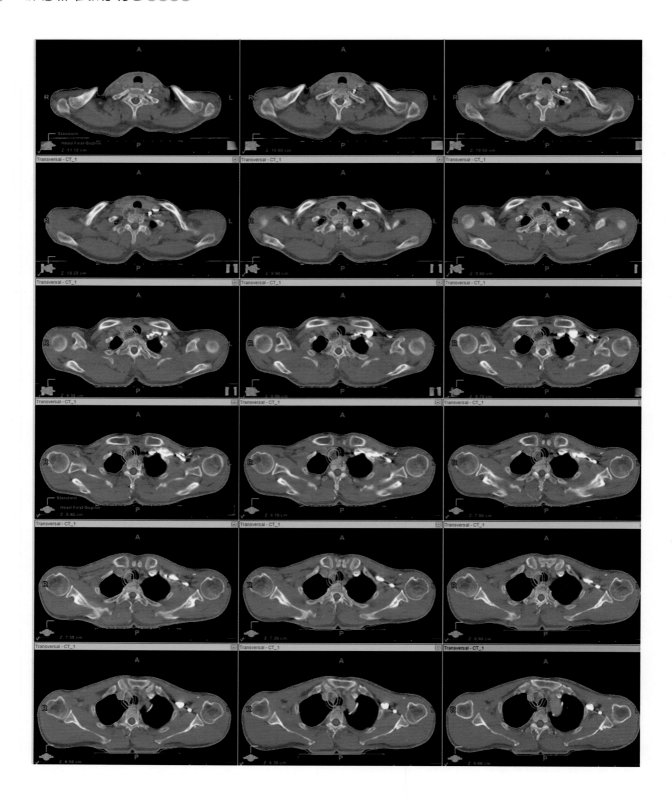

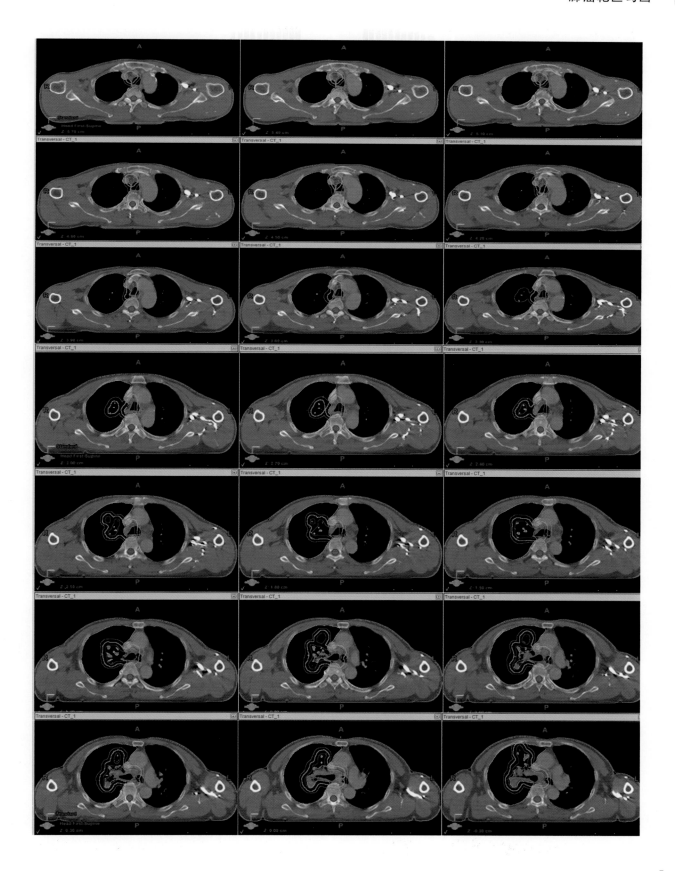

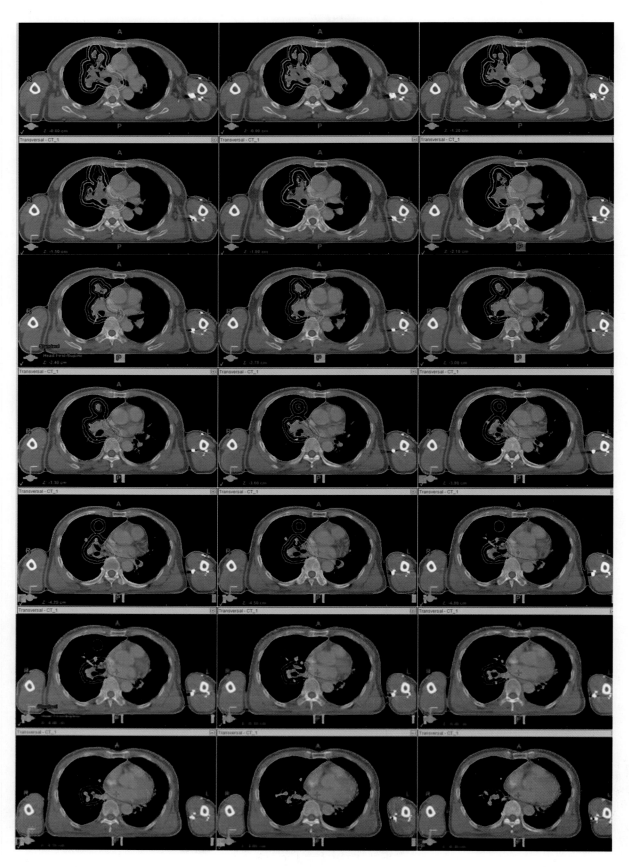

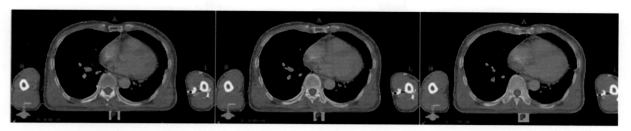

图 4-5-1　Ⅳ期非小细胞肺癌原发灶放疗靶区勾画过程（一）

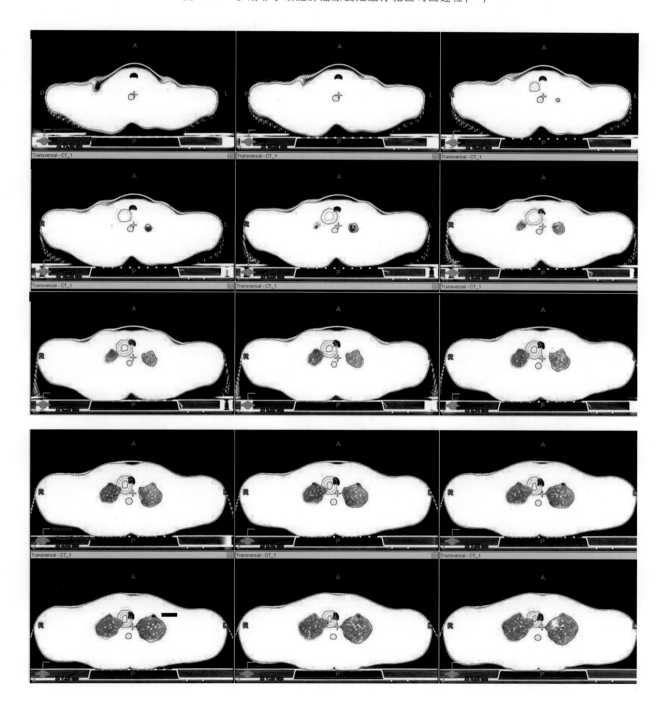

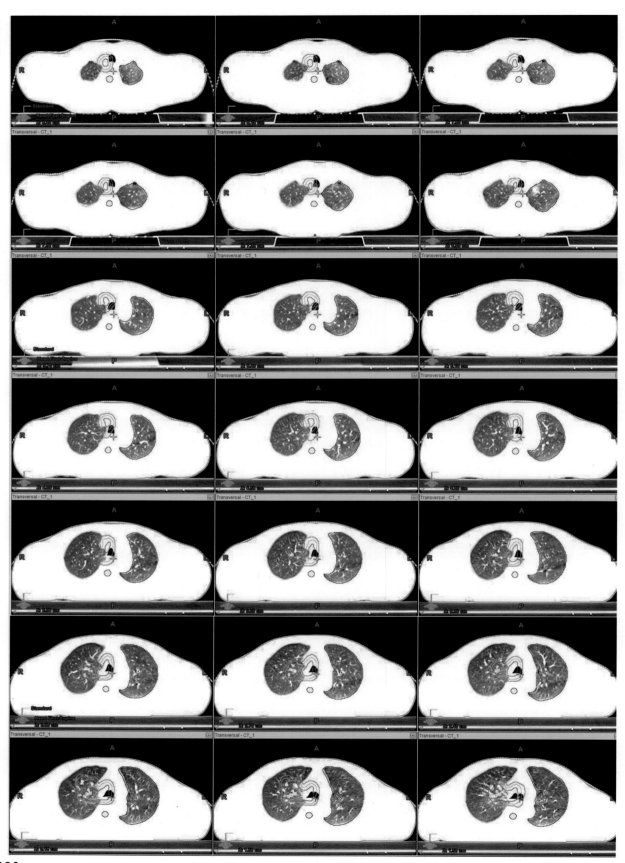

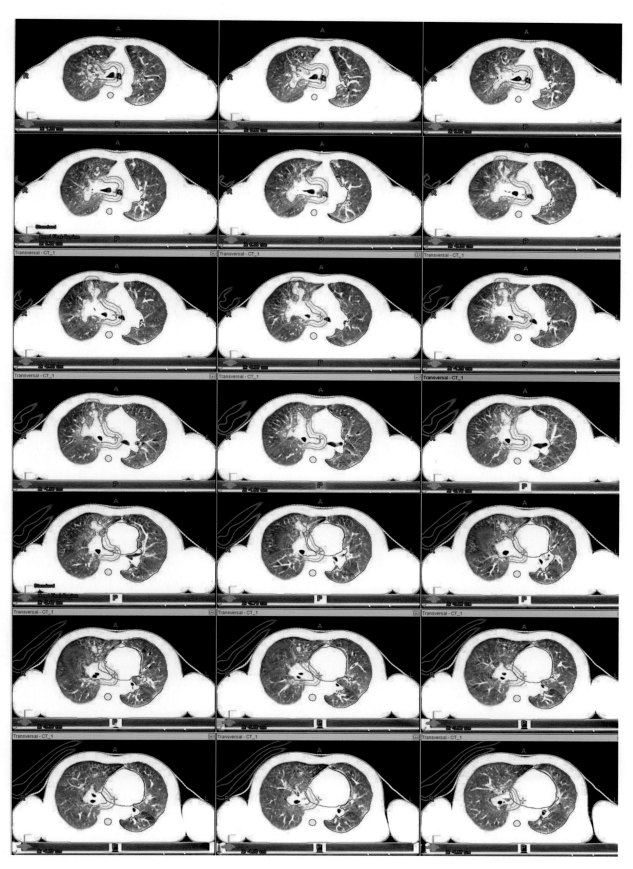

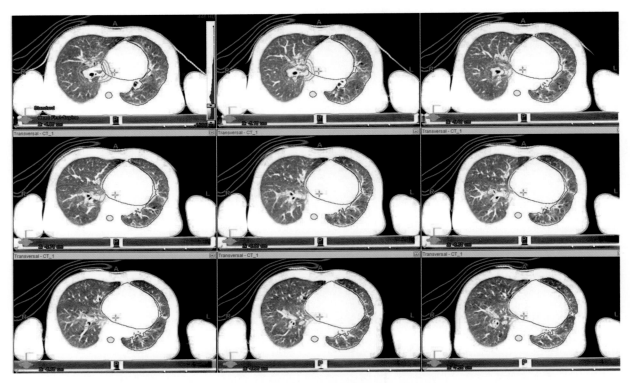

图 4-5-2　Ⅳ期非小细胞肺癌原发灶放疗靶区勾画过程（二）

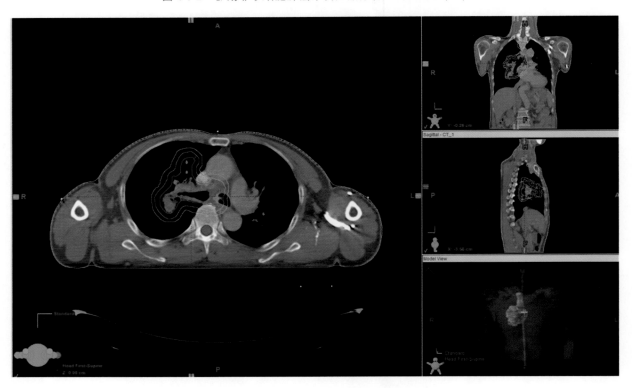

图 4-5-3　Ⅳ期非小细胞肺癌原发灶放疗靶区勾画技巧

病例2 骨转移姑息放疗靶区勾画

"肺癌术后半年,背痛1个月"就诊。ECT骨扫描、颈胸腰椎MRI检查提示肿瘤胸3椎体骨转移。骨科行"后入路胸3椎板切除减压内固定术"后行放疗。

图谱显示:CTV、PTV。靶区勾画见图4-5-4和图4-5-5。

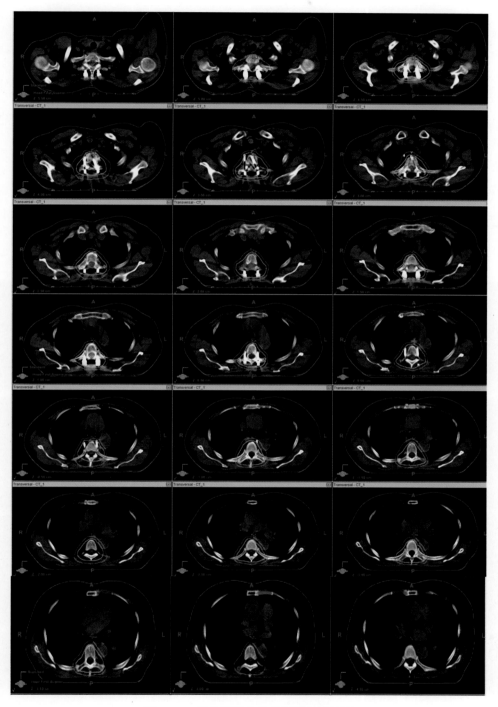

图 4-5-4　骨转移姑息放疗靶区勾画过程

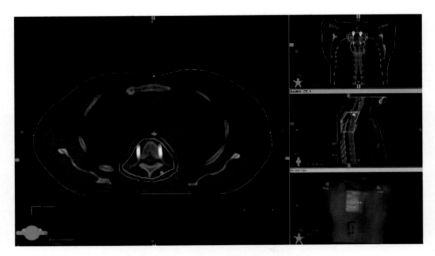

图 4-5-5　骨转移姑息放疗靶区勾画技巧

病例 3　脑转移姑息放疗靶区勾画

"右下肺腺癌术后半年,左上肢无力 1 个月"就诊。脑 MRI 检查提示脑多发占位,最大者位于右颞顶叶。肺部 CT 提示双肺多发转移。手术切除颞顶叶的转移灶后行全脑放疗。

图谱显示:CTV、PTV。靶区勾画见图 4-5-6 和图 4-5-7。

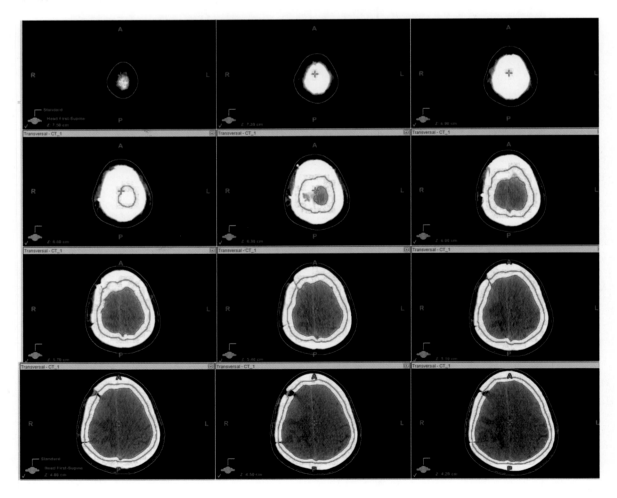

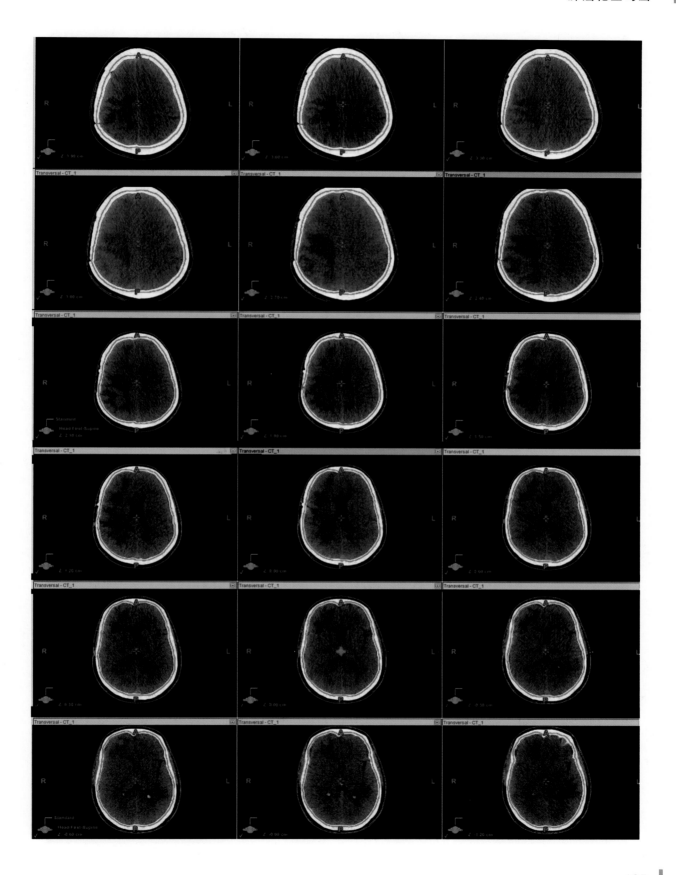

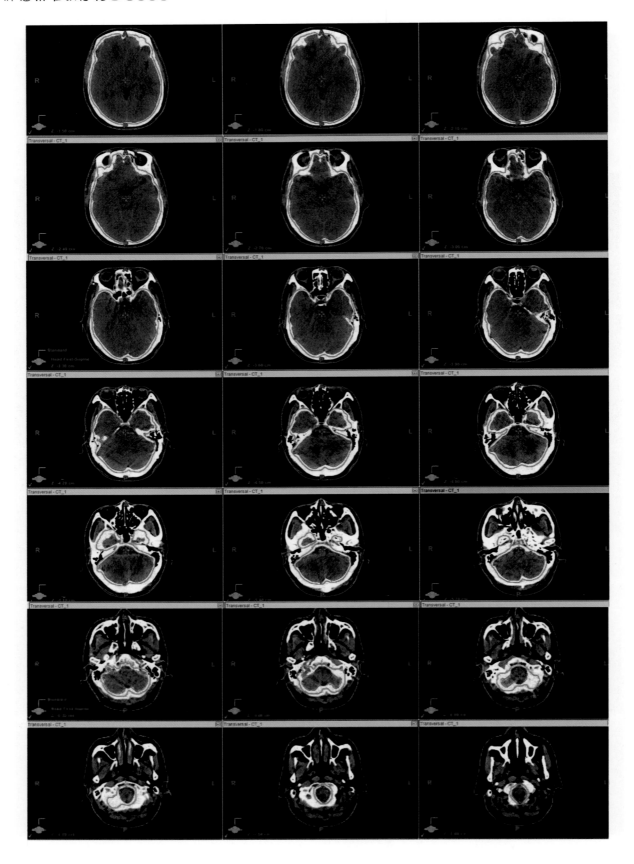

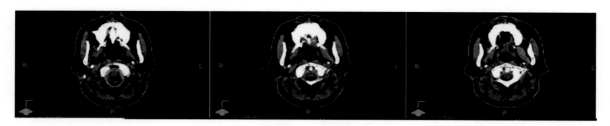

图 4-5-6　脑转移姑息放疗靶区勾画过程

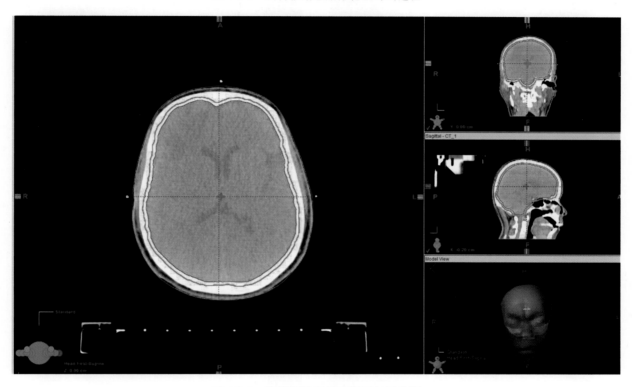

图 4-5-7　脑转移姑息放疗靶区勾画技巧

病例 **4**　**肺癌伴肾上腺转移靶区勾画**

"右下肺腺癌术后 4 年"就诊。腹部 CT 提示右肾上腺转移。

图谱显示：GTV、PTV。靶区勾画见图 4-5-8。

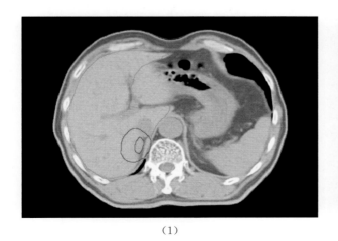

（1）

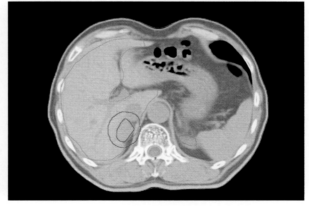

（2）

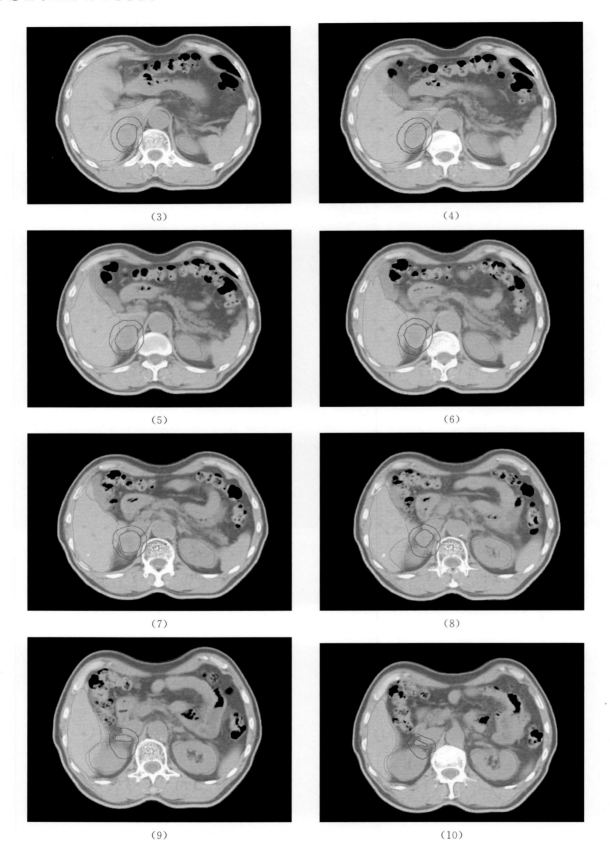

（3）

（4）

（5）

（6）

（7）

（8）

（9）

（10）

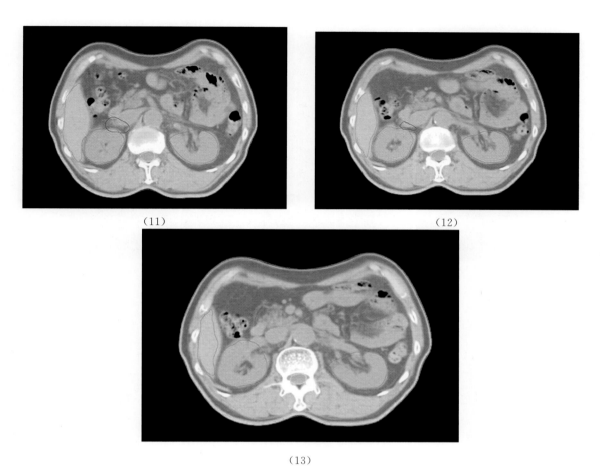

（11）　　　　　　　　　　（12）

（13）

图 4-5-8　肺癌伴肾上腺转移靶区勾画过程

（梁世雄　蔡勇　陆海杰　郦守国　叶劲军　解鹏）

第六节　局限期小细胞肺癌靶区勾画

一、CT 定位影像条件

1. 胸部体罩或负压成型垫固定。
2. 仰卧位，双上肢上举抱肘。
3. 连续从 C_1 椎体至双肾上腺范围扫描。
4. 至少采用 5 mm 的层厚。
5. 使用静脉造影剂。
6. 如有条件建议行 4D-CT 扫描。

二、CT 定位扫描时体位

定位示意图见图 4-6-1。

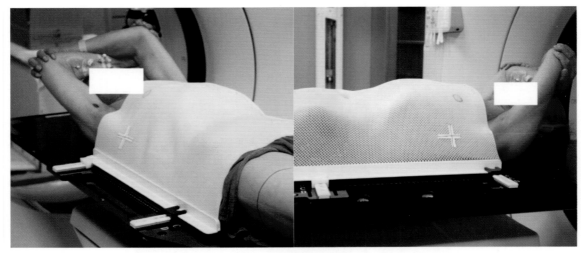

图 4-6-1　定位示意图

三、靶区定义及勾画原则

根治性放疗靶区

GTV：临床及影像学可见肿瘤病灶，包括原发灶及受累淋巴结（可定义为 GTVp 和 GTVn）。受累淋巴结定义：CT 影像上淋巴结最大径≥1.5 cm，同一站内出现的成簇淋巴结，FDG PET 高代谢或病理证实的阳性淋巴结。

CTV：亚临床病灶应区分原发灶和受累淋巴结，对于原发灶（GTVp），建议外扩 1 cm；对于纵隔淋巴结，应包括完整的受累淋巴结所在的淋巴分区（参考 2009 年 IASLC 发布的纵隔淋巴结分区图），不建议淋巴引流区预防性照射。

PTV：CTV 及其运动加摆位误差 0.5～1.5 cm（可根据各医院实测结果和 4D-CT、IGRT 使用情况变化）。

注：对于接受过诱导化疗的患者，靶区勾画应参考化疗前影像资料，原发病灶应按照诱导化疗后的肿瘤边界进行勾画（肺窗），淋巴引流区域应包括治疗前受累淋巴结所在的完整淋巴分区。

四、危及器官（OAR）的勾画

心脏的勾画：心脏上界自过中线的肺动脉主干下缘开始层面，下界至心尖下缘层面。

双肺的勾画：肺在肺窗勾画，所有的炎症、纤维化和不张的肺都应勾画在内，治疗前的 GTV、肺门和气管/主支气管不应包括在内。

脊髓的勾画：自 C_1 颈椎至 L_2 腰椎下缘，逐层勾画椎管的骨性边界作为脊髓的计划危及器官体积。

食管的勾画：勾画范围从环状软骨下方食管入口至食管胃结合部位。

五、病例示范——根治性放疗靶区勾画

一般情况：患者，男性，50 岁。

病理诊断：小细胞肺癌。

临床分期：局限期（美国退伍军人医院分期）$cT_3N_3M_0$ ⅢB 期（AJCC TNM 分期）。

靶区设计：GTV 包括了右肺门原发病灶及受累淋巴结，CTV 包括了原发灶外 1 cm 范围及受累淋巴

结所在的淋巴引流分区;推荐的处方剂量:①45 Gy/30 次,1.5 Gy/次,每天两次;②60～70 Gy,常规分割,每天一次;③55 Gy/22 次,2.5 Gy/次,每天一次。其靶区勾画见图 4-6-2。

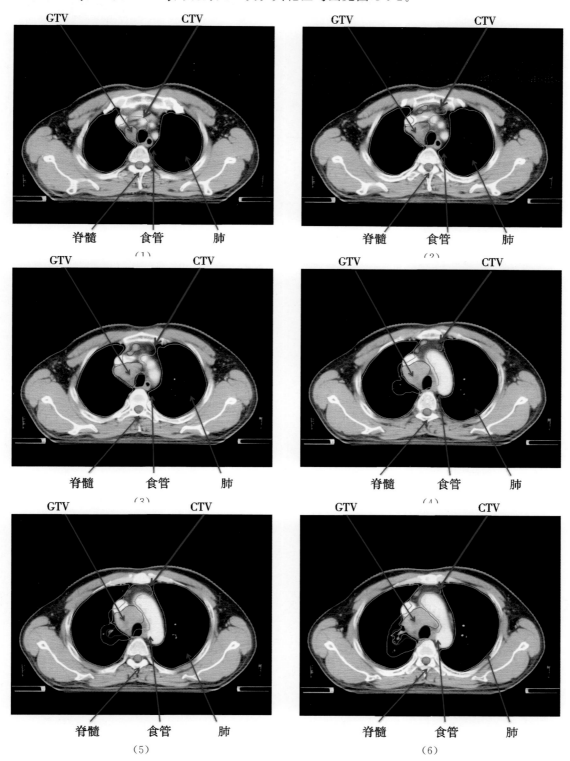

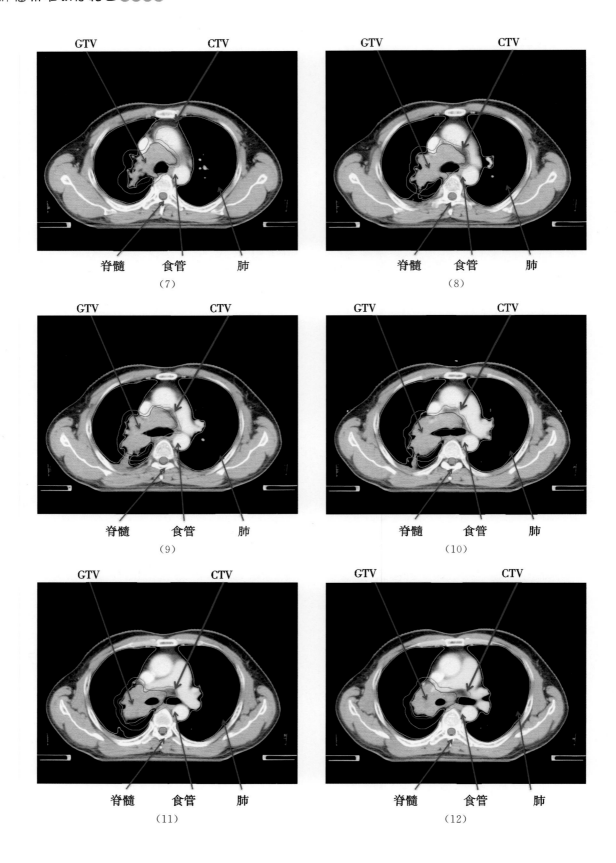

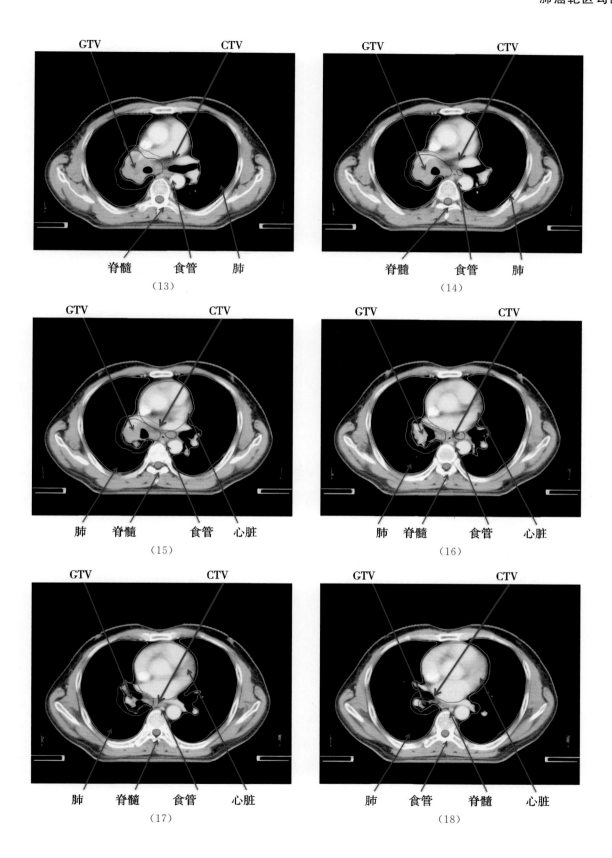

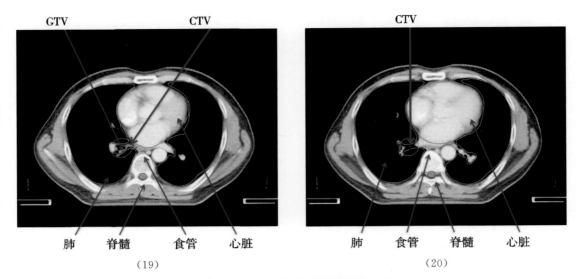

图 4-6-2　局限期小细胞肺癌靶区勾画过程

（夏冰　胡晓　蔡旭伟　马胜林　傅小龙　陈明）

第七节　广泛期小细胞肺癌靶区勾画

一、靶区定义

广泛期 SCLC 的靶区定义

GTV：原发肿瘤＋转移肿瘤＋可见淋巴结。

CTV：原发肿瘤外放 8 mm，淋巴结外放 5 mm。

ITV：根据患者的器官移动度外扩。

PTV：根据摆位误差外扩 5 mm。

二、病例

病例 1　左肺下叶癌，多发脑转移的靶区勾画

左肺下叶癌，多发脑转移治疗经过（放疗指征）：患者行肺 CT 引导下穿刺，取病理为小细胞癌。全面检查提示为左肺下叶癌，多发脑转移。患者头痛较重，给予患者同步放化疗。

放疗靶区：肺加头。其勾画见图 4-7-1 和图 4-7-2。

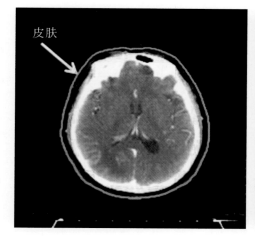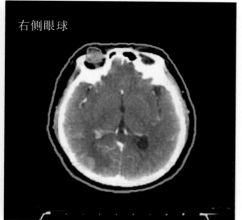

（1）

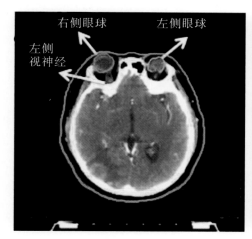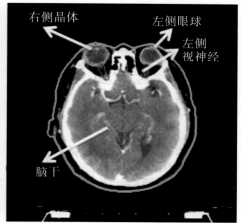

（2）

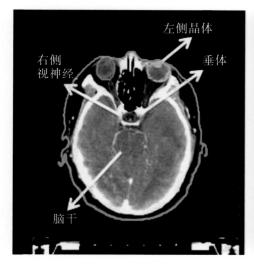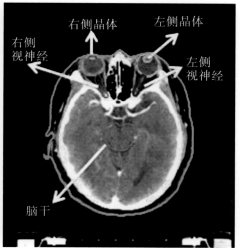

（3）

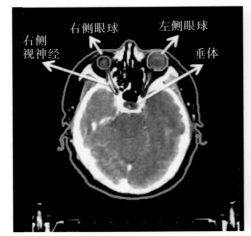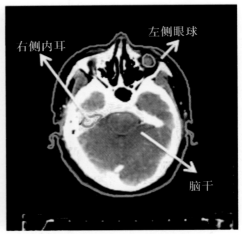

（4）

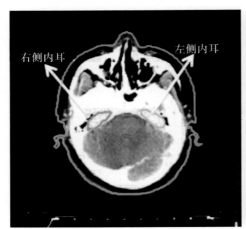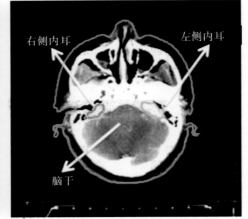

（5）

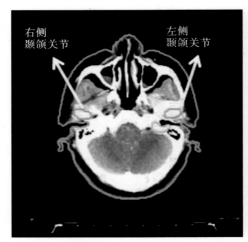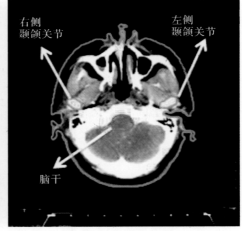

（6）

图 4-7-1 广泛期小细胞肺癌靶区勾画过程（一）

CT 默认头窗

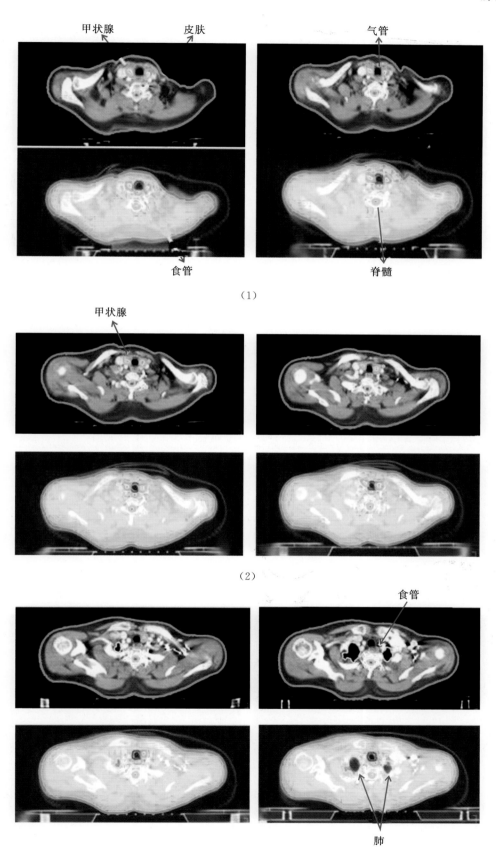

甲状腺　　皮肤

气管

食管

脊髓

（1）

甲状腺

（2）

食管

肺

（3）

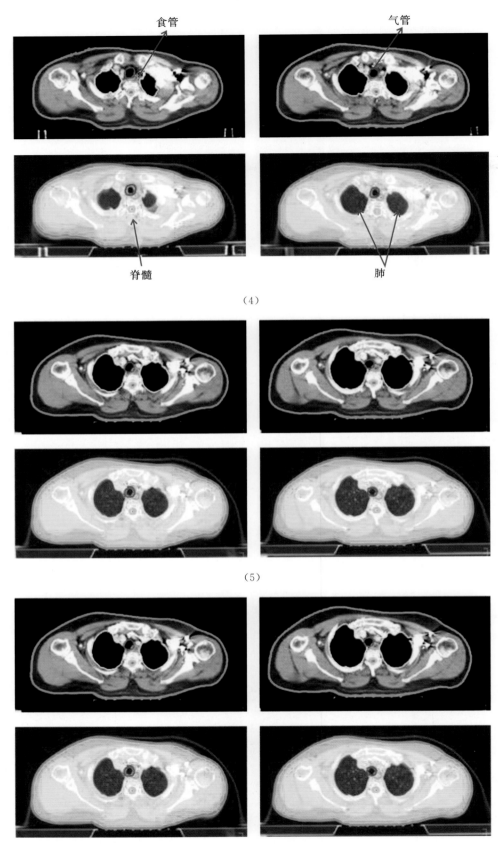

食管

气管

脊髓

肺

（4）

（5）

（6）

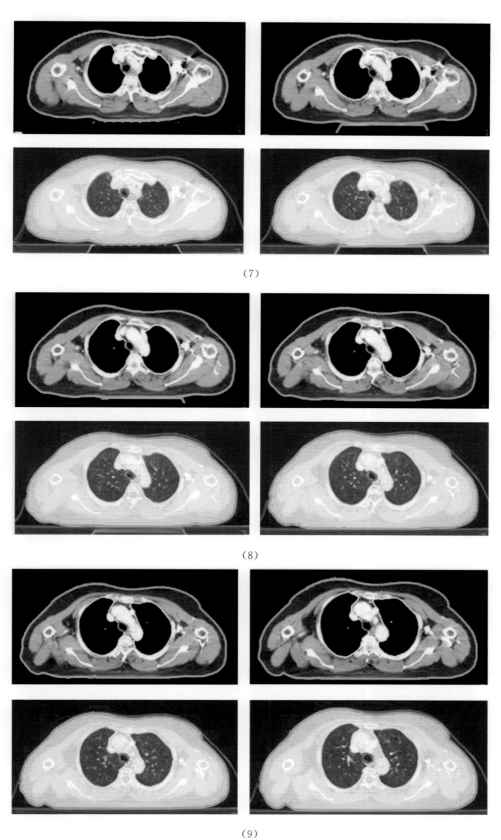

（7）

（8）

（9）

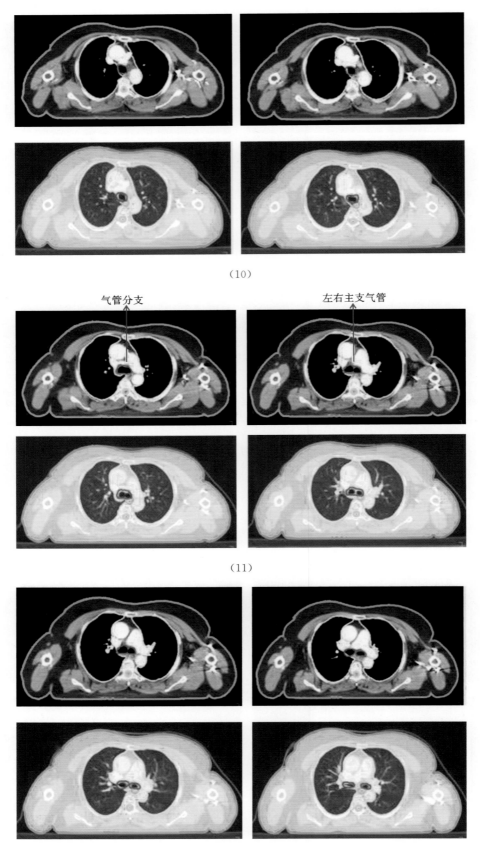

（10）

气管分支　　　　　　　　　左右主支气管

（11）

（12）

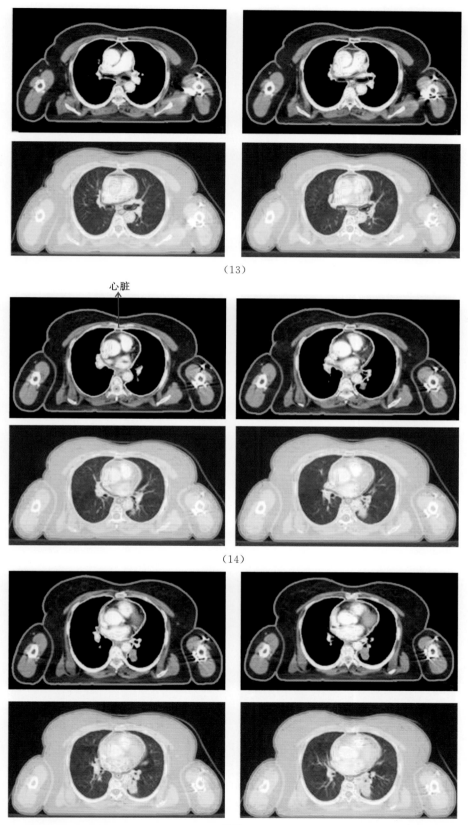

心脏

（13）

（14）

（15）

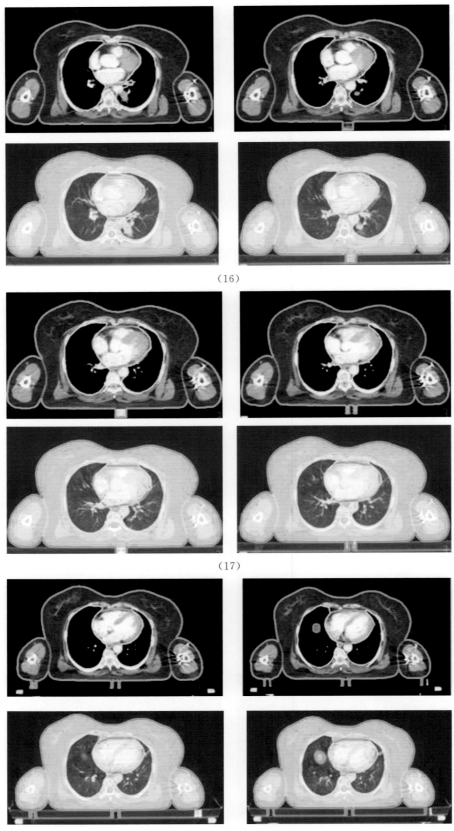

（16）

（17）

（18）

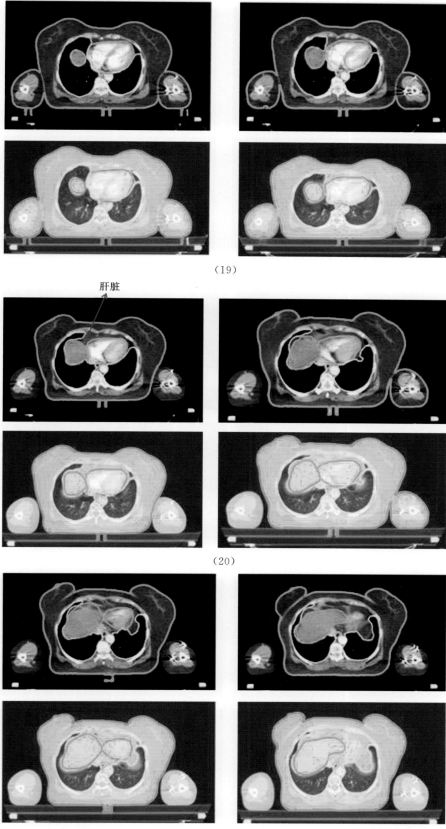

（19）

肝脏

（20）

（21）

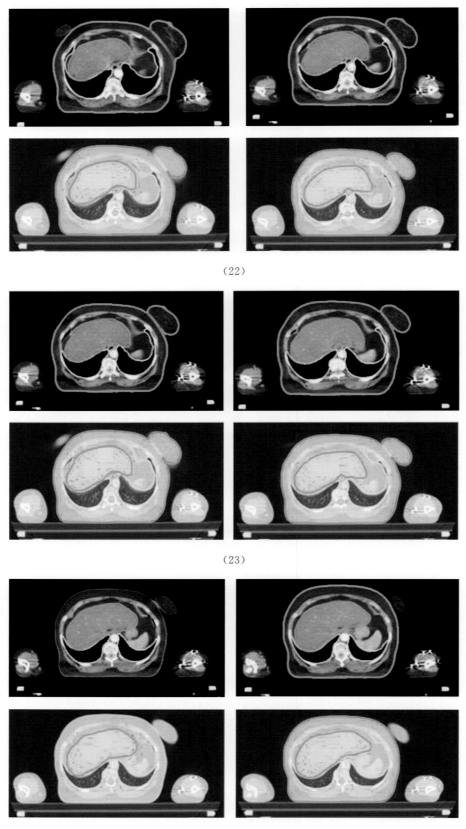

（22）

（23）

（24）

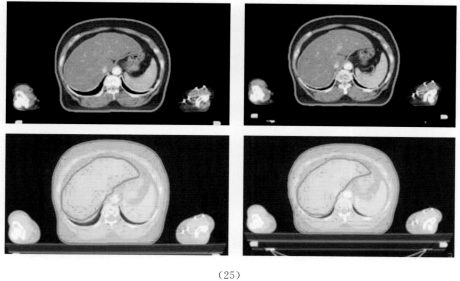

（25）

肝脏　　　　　　　　　皮肤

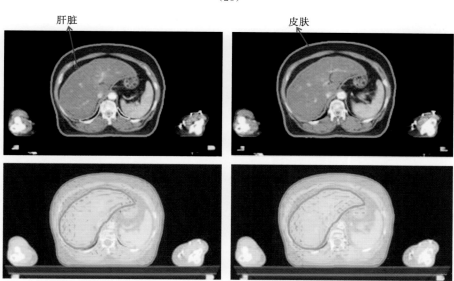

（26）

图 4-7-2　广泛期小细胞肺癌靶区勾画过程（二）
CT 默认纵隔窗与肺窗

（徐向英　徐建宇　胡松柳）

第五章
乳腺癌靶区勾画

第一节　靶区勾画总体原则及靶区定义

一、定位扫描要求

采用造影剂增强 CT 扫描。

靶区勾画采用 CT/MRI 融合技术。

考虑到很多单位没有 CT/MRI 融合技术，所以只显示 CT 图像。

扫描范围：上至颈部环状软骨，下至乳腺下界 5 cm，包括全部肺组织；层厚≤3 mm。

患者仰卧位，双手上举，曲肘超过头部，体膜或乳腺托架固定。

二、靶区勾画总体原则

1. 乳腺 CTV：参考 CT 上的临床乳房范围，包括 CT 上明显的乳腺腺体，包含对于解剖边界的共识（见表 5-1-1），及包括乳房肿瘤切除术后 CTV。

乳房肿瘤切除术后 CTV 包括积液及手术银夹。

2. 胸壁 CTV：在 CT 参考临床胸壁的范围，包含对于解剖边界的共识（表 5-1-1），及术后瘢痕（对于瘢痕超出典型的胸壁边界的少数病例可能不适用）。

3. 区域淋巴结 CTV：淋巴结靶区勾画将依据具体的临床病例而定，包含对于解剖边界的共识（表 5-1-1）、腋窝三站淋巴结分界首尾重叠。"腋窝顶点"被认为是腋窝淋巴结Ⅲ组。

表 5-1-1　解剖学边界

	上界	下界	前界	后界	外侧界	内侧界
锁骨上淋巴结群	环状软骨下缘	头臂动脉及腋窝神经交界处或锁骨下缘[①]	胸锁乳突肌	斜角肌的前方	上端：胸锁乳突肌的外侧；下端：第一前肋外缘和锁骨的交界处	除外甲状腺和气管

续表

	上界	下界	前界	后界	外侧界	内侧界
腋窝Ⅰ组	腋血管通过胸小肌的外侧界	胸大肌与肋骨的交叉处②	平面定义:胸大肌和背阔肌的前界	肩胛下肌前方	背阔肌的内侧界	胸小肌的外侧界
腋窝Ⅱ组	腋血管通过胸小肌的内侧界	腋血管通过胸小肌的外侧缘③	胸小肌表面的前方	肋骨和肋间肌	胸小肌的外侧界	胸小肌的内侧界
腋窝Ⅲ组	胸小肌与喙突交界处	腋血管通过胸小肌内侧缘④	胸大肌后缘	肌骨和肌间肌	胸小肌的内侧界	胸廓入口
内乳区	第1肋内侧缘上界	第4肋上缘	⑤	⑤	⑤	⑤

注:①锁骨上区的下界与乳腺/胸壁的上界大体一致;②腋窝第Ⅰ站淋巴结组下界在临床是以腋前线为准;③腋窝第Ⅱ站淋巴结组下界与Ⅰ级站的上界相同;④腋窝第Ⅲ站淋巴结组下界与Ⅱ站的上界相同;⑤内乳淋巴结:包括内乳/胸部血管。

三、靶区勾画说明

1. 乳腺(适用于乳腺肿瘤切除术后的乳腺单独放疗)

(1)上界的改变主要是根据患者的乳房体积和形状、患者的体位及变化,外侧界的上端可以稍比内侧界高。

(2)外侧界的改变主要是根据乳房的形状和下垂幅度。

(3)内侧界的改变主要是根据乳房的形状和下垂程度,同时需要考虑临床边界,不超过体中线。

2. 乳腺-胸壁(局部晚期乳腺癌切除术后的CTV)

(1)临床分期为ⅡB、Ⅲ期接受新辅助化疗,并行乳腺肿瘤切除术的患者。

(2)乳腺癌术后有高危因素需要补充放疗的患者。

3. 胸壁(术后CTV)

(1)外侧界是评估术前乳腺的外侧边界。通常延伸范围超出胸肌外侧缘但未达到背阔肌。

(2)临床边界需要充分考虑。胸壁通常不应该越过中线。内侧界通常需要包括术后瘢痕。

(袁双虎)

第二节　以实际病例展示靶区勾画具体范围

病例 1　保乳术后靶区勾画

临床Ⅰ期($ypT_1N_1M_0$),左乳浸润性导管癌Ⅲ级。

新辅助化疗方案:AC→T。

手术术式:左乳癌保乳术+左腋窝淋巴结清扫术。

放疗部位:左乳腺+区域淋巴结。

靶区勾画见图5-2-1。

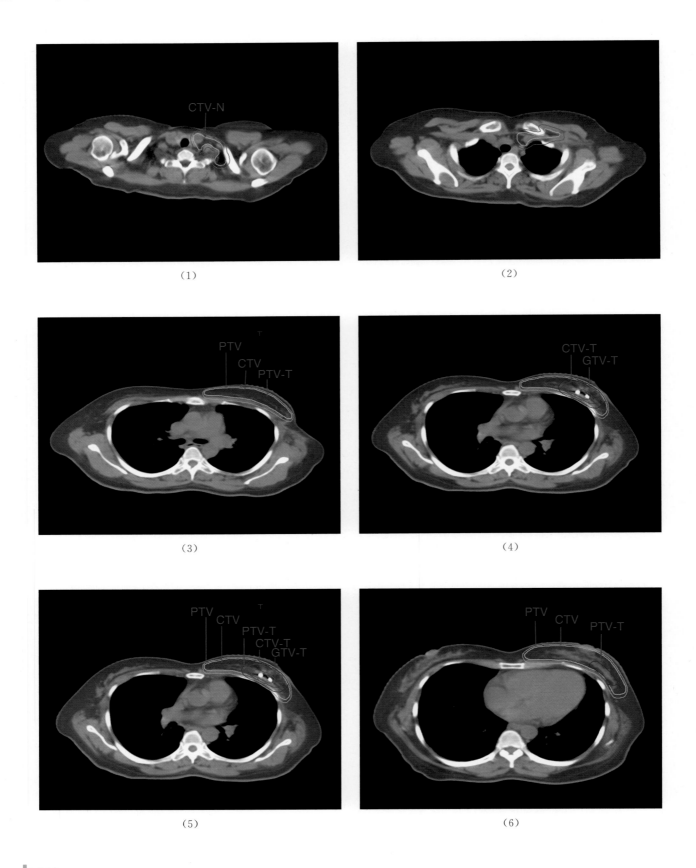

（1）　　　　　　　　　　　　　　　　　（2）

（3）　　　　　　　　　　　　　　　　　（4）

（5）　　　　　　　　　　　　　　　　　（6）

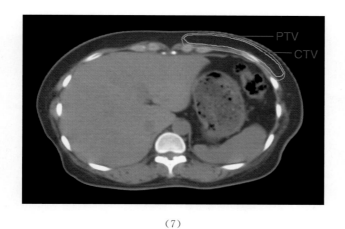

（7）

图 5-2-1　保乳术后靶区勾画过程

临例 2　乳房切除术后靶区勾画

临床ⅢC 期（$cT_2N_3M_0$）左乳浸润性癌。

新辅助化疗方案：AC → T。

手术术式：改良根治术。

放疗部位：左胸壁＋区域淋巴结。

靶区勾画见图 5-2-2。

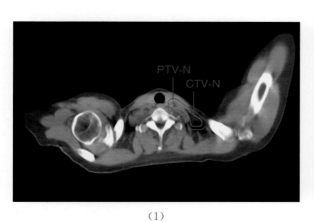

（1）

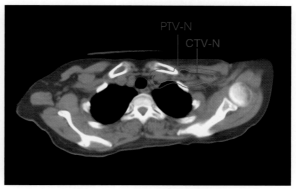

（2）

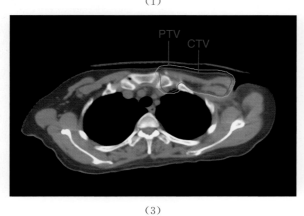

（3）

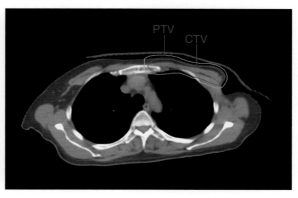

（4）

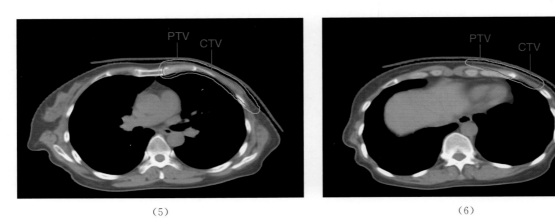

（5）　　　　　　　　　　　　　　　（6）

图 5-2-2　乳房切除术后靶区勾画过程

（袁双虎）

第三节　危及器官(OAR)勾画

OARs：健侧乳腺、肺、心脏、食管、气管、脊髓、冠状动脉、肱骨头。其勾画见图 5-3-1。

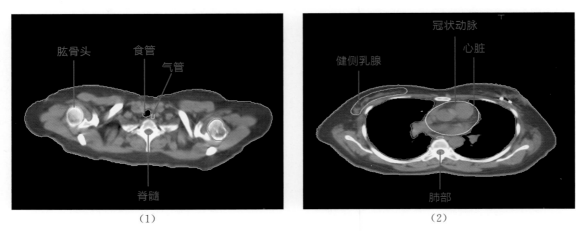

（1）　　　　　　　　　　　　　　　（2）

图 5-3-1　危及器官勾画过程

（吴君心　邵凌东　李金銮　Chi Lin　袁双虎）

第六章

食管癌靶区勾画

第一节　食管癌根治性靶区勾画定义

一、GTV 的确定

食管癌 GTV 包括食管原发肿瘤（GTV primary）、肿大淋巴结（GTV nodal）。

GTV 定义的影像学检查包括食管钡餐造影，内窥镜检查（食管镜、支气管镜），CT 扫描，PET 和 PET/CT，食管超声内镜（EUS）。

二、目前常用的以 CT 图像勾画食管癌 GTV-T 标准

食管壁厚度大于 5 mm 和/或管腔不规则偏心、狭窄。

外侵标准：肿瘤水平的食管与周围结构正常脂肪界消失（图 6-1-1）。

肿块效应：由于肿瘤的存在导致邻近器官受压移位、变形。

由脂肪组织填充的食管-降主动脉-脊椎三角消失。

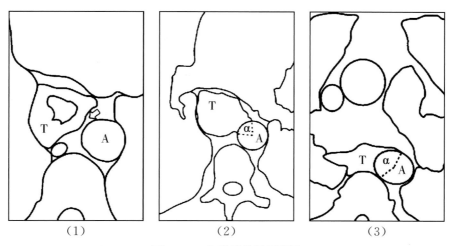

（1）　　　　　　（2）　　　　　　（3）

图 6-1-1　食管癌外侵示意图

（1）α≤45°或不接触；（2）45°<α<90°；（3）α≥90°

三、CT 扫描存在问题

判断食管原发病变长度存在误差。

早期食管癌 CT 扫描难于发现,其敏感性、特异性及准确性均较低。

区域淋巴结转移判断标准尚存在争议。

(一)食管癌 GTV-T 的靶区勾画

依据 CT 进行 GTV-T 的勾画精确度较低,应结合内窥镜与 CT 检查。

与 CT 相比,镜检长度和造影长度与实体肿瘤长度较为接近(表 6-1-1)。

表 6-1-1 CT、造影、内窥镜检查显示的食管癌长度与实际肿瘤长度的比较结果

组别	长度均数±标准差(cm)	与实体肿瘤差值(cm)	t	P
CT 长度	5.3±2.3	1.4±1.9	6.33	0.000
造影长度	4.5±1.9	0.6±1.4	3.73	0.000
镜检长度	3.4±1.5	−0.5±1.0	−4.70	0.000

内窥镜长度与实体肿瘤长度符合率最高。CT 测量肿瘤长度符合率最低(表 6-1-2)。

表 6-1-2 CT、造影、内窥镜检查测量的食管癌长度与实际肿瘤长度符合率的比较结果

组别	符合例数	不符合例数		合计
	差值绝对值≤1.0 cm	短于实体肿瘤<1.0 cm	长于实体肿瘤>1.0 cm	
CT 长度	31(41.9)	4(5.4)	39(52.7)	74
造影长度	41(55.4)	6(8.1)	27(36.5)	74
镜检长度	54(73.0)	17(23.0)	3(4.0①)	74

①符合百分率%

CT、DWI、内窥镜比较:CT 测量信度低于 DWI 与内窥镜,而内窥镜、DWI 相近(表 6-1-3)。

表 6-1-3 CT、DWI、内窥镜对肿瘤长度测量信度的比较

测量方法	长度(cm)	差值(cm,95%可信区间)		相关系数	P 值
内窥镜	4.56±1.99	0.07±1.27	−2.82~1.80	0.802	0.000
CT 扫描	5.58±2.15	1.05±1.37	−1.19~3.91	0.786	0.000
DWI 图像					
$b=600 \ s/mm^2$	4.41±1.93	−0.27±0.64	−1.41~1.29	0.946	0.000

测量方法	长度（cm）	差值（cm，95%可信区间）		相关系数	P 值
$b=800 \text{ s/mm}^2$	3.99±1.95	−0.69±0.92	−3.21~0.45	0.890	0.000
$b=1000 \text{ s/mm}^2$	3.83±1.94	−0.85±0.95	−3.39~0.45	0.883	0.000
基于病理标本的实体长度	4.58±2.01				

注：CT 测量肿瘤长度与病理的组内相关系数检验，ICC=0.764，测量信度低于 DWI。

Bland-Altman 图显示：95%一致性，界限−1.6~3.7 cm，有 2 例超出，有 1 例高估肿瘤长度 4.3 cm（图 6-1-2）。

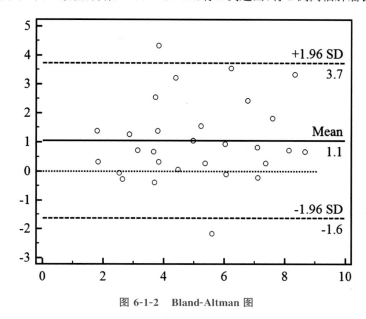

图 6-1-2　Bland-Altman 图

内镜、造影、CT、PET-CT 测量肿瘤长度与大体标本的相关系数分别为 0.741、0.746、0.870、0.876。考虑标本离体后的回缩，PET-CT 测量肿瘤长度与实际长度最接近（表 6-1-4）。

表 6-1-4　管镜、X 线钡餐、PET-CT 检查显示的食管癌长度与大体标本长度的比较结果

内容	食管镜	X 线钡餐	CT	PET-CT	大体标本
平均长度（cm）	3.8	4.1	4.4	5.3	4.7
标准差（cm）	1.4	1.5	1.6	1.9	1.7
r 值	0.741	0.746	0.870	0.876	
P 值	0.000	0.000	0.000	0.000	
差值均数（cm）	0.9	0.6	0.4	0.6	
差值标准差（cm）	1.2	1.2	0.9	0.9	
差值 95%可信区间（cm）	0.5~1.4	0.2~1.0	0.0~0.7	0.3~0.9	
t 值	4.48	2.86	2.35	3.72	
P 值	0.000	0.007	0.025	0.001	

CT 扫描之不足——病期偏早者勾画难度大

T_1 及部分 T_2 期食管癌在 CT 上管壁多无明显增厚,单纯依据 CT 很难准确确定病变位置及长度。

DWI:早期食管癌在 DWI 序列上可无高信号表现,T_1 期假阴性率达 44%,可能对早期食管癌的靶区勾画不能给予太多帮助。

造影:是诊断早期食管癌的重要手段,是靶区勾画的重要参考。

内镜:是确诊早期食管癌的最主要手段,在确定病变长度方面优于其他临床常用检查方法,是靶区勾画的重要参考。

超声内镜:食管距门齿 23～26 cm 的右后壁增厚,表面糜烂略凹,超声探头探查病变处第 1～3 层,层次消失,厚度约 4.2 mm,低回声区域局部与肌层分界不清。病理:鳞状上皮不典型增生癌变伴浸润。

局部晚期食管癌如图 6-1-3 和图 6-1-4 所示。

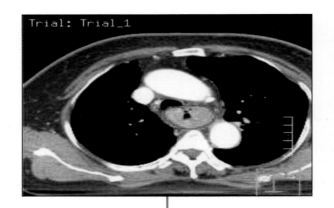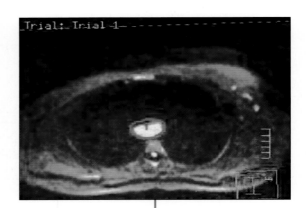

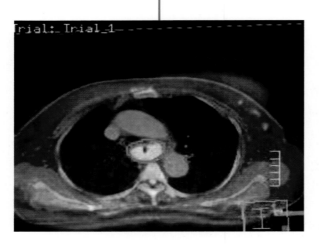

图 6-1-3　局部晚期食管癌(气管受侵)

气管、食管间脂肪层消失,气管变扁向前移位,肿物突向气管腔内

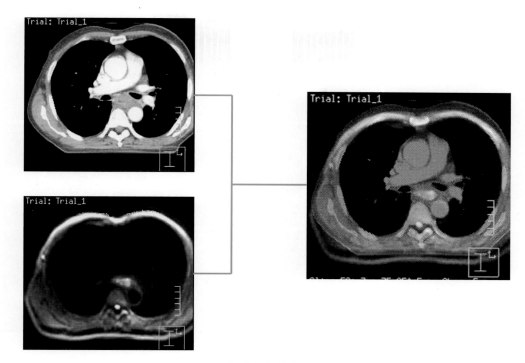

图 6-1-4　局部晚期食管癌(主动脉受侵)

椎前间隙消失,主动脉夹角>90°

依据内镜所见(可根据病变近端门齿数、远端门齿数、齿线距离进行推算)见图 6-1-5。

依据造影所示确定病变的大概位置(病变近端、远端与主动脉缘、气管分叉等的相对位置)见图 6-1-6。

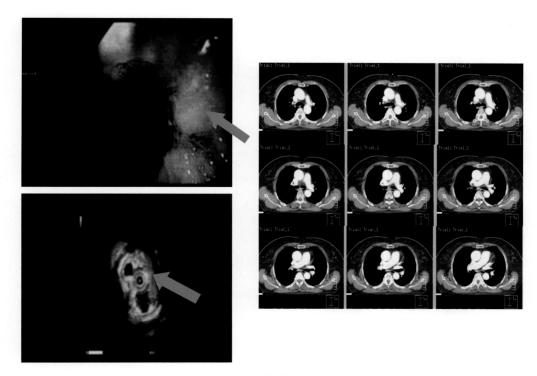

图 6-1-5　早期食管癌内镜与 CT 表现

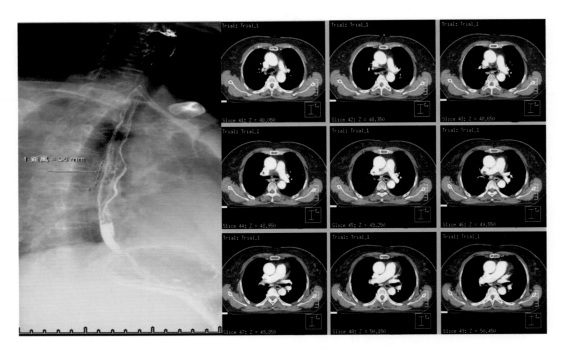

图 6-1-6　早期食管癌造影与 CT 表现

小结

CT 是食管癌靶区勾画的基础,局部晚期食管癌 CT 勾画难度小。依据 CT 勾画 GTV,其长度与基于病理的实际长度符合率低。造影、内镜、DWI、PET-CT 与病理符合率高,是靶区勾画重要参考。早期食管癌 CT 勾画效能不佳,造影和内镜是靶区勾画的重要参考。

(二)食管癌 GTV-N 的靶区勾画

依据 CT 图像勾画食管癌 GTV 标准

GTV nodal:结合纵隔淋巴结密度和形态。单个淋巴结肿大,短径≥10 mm。同一部位多个淋巴结肿大,短径≥5 mm。特殊部位如食管旁、气管食管沟、心膈角淋巴结长径≥5 mm。气管食管沟淋巴结一旦显影就进行勾画。

CT 扫描

CT 判断纵隔淋巴结有无转移,主要根据所发现的淋巴结大小进行推断,各家标准不一,尚存在争议,多将短轴直径大小作为判定标准,常用标准为短径≥10 mm,但也有报道认为应以短径≥5 mm 作为诊断标准。Pokieser 等提出淋巴结形态与转移也有一定关系;形态扁平、边缘模糊者转移的可能性小;呈卵圆形或球形、边缘清晰锐利者,尤其出现淋巴结中心坏死者,转移的可能性大。

典型表现

CT:可见明显增大的淋巴结,短径≥1 cm,类圆形,增强扫描后可有轻度强化或环形强化。

DWI:于弥散序列呈高信号。

CT 联合 DWI 可诊断区域淋巴结。

右侧气管旁淋巴结转移见图 6-1-7。

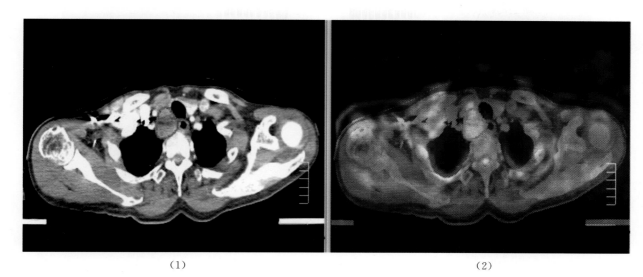

（1）　　　　　　　　　　　　　　　（2）

图 6-1-7　右侧气管旁沟淋巴结转移

（1）CT；（2）DWI

CT：主肺动脉窗层面可见肿大淋巴结，1.0 cm×1.0 cm 大小，可疑转移。DWI：相应层面淋巴结未见高信号。术后病理：5 组 0/1 转移。DWI 诊断结果与病理一致，可排除假阳性淋巴结。

主动脉窗假阳性淋巴结见图 6-1-8。

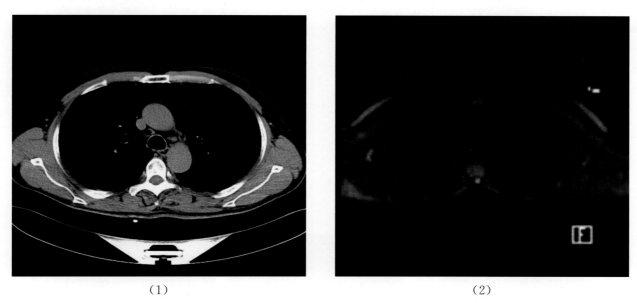

（1）　　　　　　　　　　　　　　　（2）

图 6-1-8　主肺动脉窗假阳性淋巴结

（1）CT；（2）DWI

CT：左侧气管旁沟可见肿大淋巴结，较小，0.8 cm×0.7 cm，可疑转移。DWI：相应层面可见淋巴结呈高信号表现。术后病理：左侧气管食管沟 1/2 转移。CT、DWI 诊断结果与病理一致，可协同诊断小的转移淋巴结。

左侧气管旁沟转移小淋巴结见图 6-1-9。

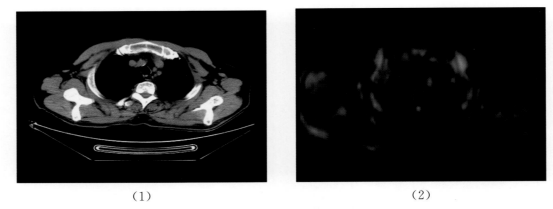

（1）　　　　　　　　　　　　　　　（2）

图 6-1-9　左侧气管旁沟转移小淋巴结
（1）CT；（2）DWI

DWI 序列未见高信号，经复查和随访，为老年炎性淋巴结（图 6-1-10）。

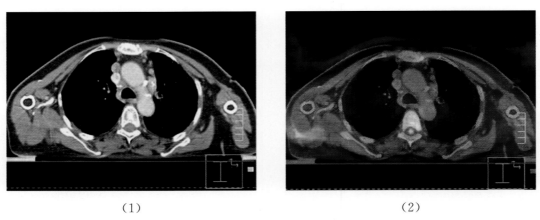

（1）　　　　　　　　　　　　　　　（2）

图 6-1-10　老年炎性淋巴结
（1）CT；（2）DWI

CT 诊为食管的偏心性增厚，DWI 显示为食管旁淋巴结肿大，并非所有的转移淋巴结常规影像诊断可见（图 6-1-11）。

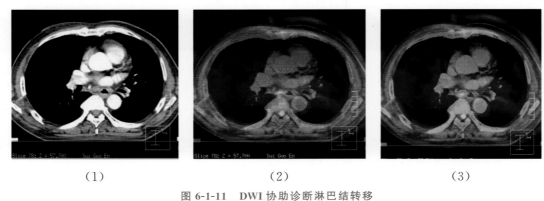

（1）　　　　　　　　　（2）　　　　　　　　　（3）

图 6-1-11　DWI 协助诊断淋巴结转移
（1）CT；（2）、（3）DWI

CT(图 6-1-12):隆突下未见淋巴结肿大。DWI(图 6-1-13):相应层面未见异常高信号。术后病理:隆突 1/6 转移。并非所有癌性淋巴结均可经影像诊断出(约 14% 影像不可见)。

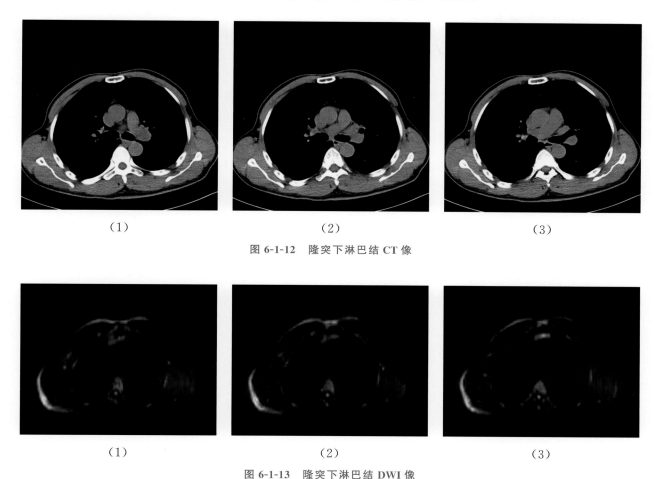

（1）　　　　　　　　　（2）　　　　　　　　　（3）

图 6-1-12　隆突下淋巴结 CT 像

（1）　　　　　　　　　（2）　　　　　　　　　（3）

图 6-1-13　隆突下淋巴结 DWI 像

小结

CT 诊断仍为最常用的淋巴结转移诊断标准,但仍存在一定局限性。单以短径≥1.0 cm 作为勾画标准,可能会漏照较多的癌性淋巴结。应与 MRI、PET-CT、EUS 等检查手段相结合。

四、CTV 范围确定

病理学研究

多中心起源:癌灶与主瘤互不相连,癌灶中有从不典型增生到原位癌甚至浸润癌的变化。

壁内浸润:食管的黏膜被覆上皮正常,但黏膜下或肌层内可见有癌细胞或癌巢存在。

跳跃性转移:癌灶与主瘤互不相连,但是癌灶中没有从不典型增生到原位癌甚至浸润癌的变化。

马国伟等认为,近端多中心起源病灶长度+与主瘤距离均数为(3.2±1.5)cm,最大值 4.7 cm;远端为(3.6±2.4)cm,最大值 9.1 cm。

近端壁内浸润平均长度为(0.9±0.8)cm,最大值 4.0 cm;远端为(0.5±0.3)cm,最大值 2.0 cm。

近端跳跃式转移长度＋与主瘤距离均数为(1.9±0.6)cm,最大值2.9 cm;远端为(1.4±1.0)cm,最大值为2.7 cm。

史鸿云等认为,近端多中心起源病灶长度＋与主瘤距离为(3.02±1.45)cm;远端(2.60±2.44)cm。

壁内浸润近端长度均数为(2.80±1.52)cm,远端为(2.02±1.51)cm。

Nishimaki 等认为,跳跃转移灶与原发灶距离为0.1～13.0 cm;中位值为1.5 cm。

Lam 等认为近端壁内转移平均长度3.4 cm(0.5～7.7 cm);远端壁内转移平均长度4.0 cm(0.5～9.5 cm);与主瘤最远距离,近端多灶癌为14.5 cm,远端多灶癌为13.1 cm。

方法:分析1 162例颈、胸段食管癌手术标本的癌上、癌下切除长度与残端阳性的关系。52例食管癌手术标本制成病理大切片,测量标本固定后食管癌及其癌上、下正常组织收缩比例,回推食管癌CTV范围在人体内的实际情况。相关患者病理资料见表6-1-5。

表 6-1-5　1 162例颈、胸段食管癌患者临床病理资料

项目	例数	百分数(%)
性别		
男	789	67.9
女	373	32.1
年龄(岁)		
≤40	36	3.1
>40～≤70	1 107	95.3
>70	19	1.6
病变部位		
颈段	6	0.5
胸上段	99	8.5
胸中段	852	73.3
胸下段	205	17.4
病理标本固定后肿瘤长度(cm)		
≤1	54	4.6
>1～≤3	501	43.1
>1～≤7	583	50.2
>10	2	0.2
病理学形态		
糜烂型	109	9.4
髓质型	529	45.5

项目	例数	百分数(%)
溃疡型	440	37.9
菌伞型(腔内)	57	4.9
缩窄型	27	2.3
病理组织学类型		
鳞癌	1 084	93.3
腺癌	27	2.3
腺棘细胞癌	12	1.0
小细胞癌	30	2.6
其他	9	0.8
病理 TNM 分期		
0	11	0.9
Ⅰ	98	8.4
ⅡA	612	52.7
ⅡB	89	7.7
Ⅲ	339	29.2
Ⅳ	13	1.1

　　结论:食管癌放疗时 CTV 在 GTV 范围纵向上外扩 2.0 cm、纵向下外扩 3.5 cm 可能是较为合适的范围。食管癌上行型侵犯概率高于下行型侵犯。(图 6-1-14、图 6-1-15、表 6-1-6、表 6-1-7)

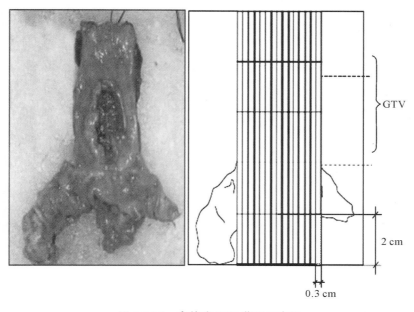

图 6-1-14　食管癌 CTV 范围示意图

CTV 沿食管长度

- SCC
下部（10.5±13.5）mm
上部（10.6±8.1）mm
$N+35\%$

$\Longrightarrow$ 94%不超过30mm

- 腺癌CEJ：
下部（10.3±7.2）mm
上部（18.3±16.3）mm
$N+47\%$

$\Longrightarrow$ 94%不超过50mm

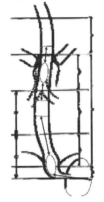

图 6-1-15　食管鳞癌和腺癌外放范围示意图

表 6-1-6　食管癌精确放疗 CTV 界定

作者	GTV 至 CTV(cm)		CTV 至 PTV(cm)
	轴向外扩	纵向外扩	三维外扩
陈志坚	1.0	2.0	0.5
牛道立	1.0	2.0	0.5
肖泽芬	0.5	3.0	0.3～0.5
吴德华	1.0	2.0～3.0	1.0
傅卫华	1.5	3.0～4.0	0.5
张宜勤	1.0	2.0～3.0	0.5～1.0
包德强	1.0	3.0	0.5～1.0
Vrieze	1.0	5.0	—
Wang	2.0	上 2.0～5.0	0.5
		下 4.0～5.0	
杨哲	0.5	3.0～5.0	0.5
胡旭东	0.5	2.0～3.5	0.5～1.0

表 6-1-7　CTV 不同外扩范围与局控率

作者	CTV 纵向外扩(cm)	1 年	2 年	3 年
张慎贵	0.5～1.0	69.1%	—	43.3%
陈创珍	2.0	70.3%	62.8%	56.1%
王澜	2.0	73.5%	55.2%	42.8%
吴德华	2.0～3.0	87.9%	75.8%	45.5%
王军	2.0～3.0	84.6%	63.6%	—
陈文娟	3.0	71.6%	49.3%	38.7%
杨哲	3.0～5.0	78.6%	65.2%	—

小结

病理学研究显示除非是进行全食管照射,否则无论外放边界如何,漏照肿瘤的概率是始终存在的。综合考虑靶区照射的安全性和患者的耐受性,建议食管癌精确放疗 CTV 纵轴外放 2～3 cm 为宜。

淋巴结引流区

食管癌淋巴结转移极为复杂,缺乏明显的节段性,涉及部位多,范围广泛,转移规律尚未完全被人们掌握。

选择性淋巴引流区照射(elective nodal irradiation,ENI)和累及野照射(involved-field irradiation,IFI)目前尚无定论。

临床研究发现食管癌患者生存的主要影响因素为肿瘤复发及远地转移,而不是淋巴结转移,因此多数研究倾向于累及野照射。

五、PTV 的确定

PTV 确定流程图见图 6-1-16。

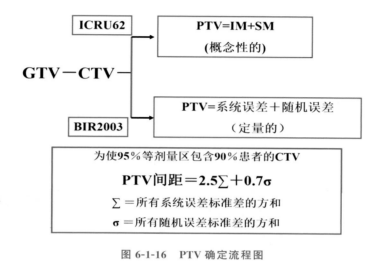

图 6-1-16 PTV 确定流程图

(王军 袁双虎)

第二节 食管癌根治性靶区实例

一、缩写定义和影像条件

肿瘤区(GTV):采用以影像为主的一般诊断方法,经肉眼可以观察到的在一定部位可确定形状、大小的可见肿瘤,包括肿瘤原发灶、转移淋巴结和远处血行转移灶。

临床靶区(CTV):按照放射生物要求及肿瘤发生、转移因素考虑的应给予一定照射剂量的肿瘤原发灶周围浸润形成的亚临床灶、区域淋巴转移路径等。

计划靶区(PTV):实施放射治疗时实际照射的范围。除临床靶区外,还要包括照射区域由呼吸、心跳、空腔脏器的充盈与排空等造成的生理变化范围,患者分次照射造成的摆位误差,仪器设备的机械误差等。

影像学条件:采用 CT 定位,CT 层厚 3 mm,靶区勾画举例时为逐层列举,未跳跃。

二、靶区定义

食管原发灶诊断标准:食管壁厚度>0.5 cm 或不含气管腔直径>1 cm。

淋巴结转移的判定标准:淋巴结短径≥1.0 cm,食管旁、气管食管旁沟、心膈角、腹腔淋巴结≥0.5 cm。

三、AJCC-UICC 淋巴结分组

纵隔淋巴结分区示意图如图 6-2-1 所示。

第1线以上为1区。

第1、2线之间气管旁为2区。

血管前、气管后为3区。

第2、3线间之中线右侧为4R区。

第2、4线间之中线左侧为4L区。

第2线下方升主动脉、主动脉弓或无名动脉前、外侧者为6区。

在主肺动脉窗内靠外侧者属5区、靠内侧者属L4区。

第5线以下至中叶开口处之隆突下为7区。

第6线以下为8区。

四、危及器官(OAR)的勾画

(一)肺组织勾画(图 6-2-2)

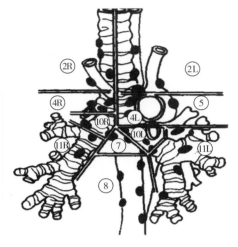

图 6-2-1　纵隔淋巴结分区示意图

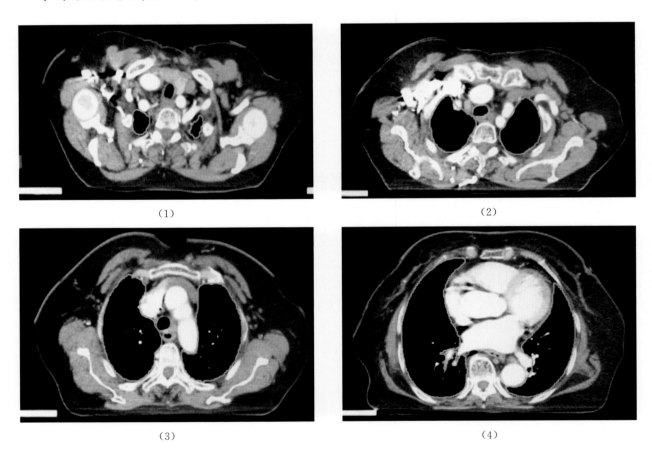

（1）

（2）

（3）

（4）

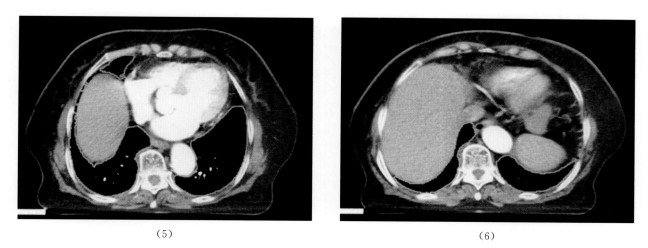

（5）　　　　　　　　　　　　　　　　　　　（6）

图 6-2-2　危及器官勾画过程——肺组织

（二）心脏组织勾画（图 6-2-3）

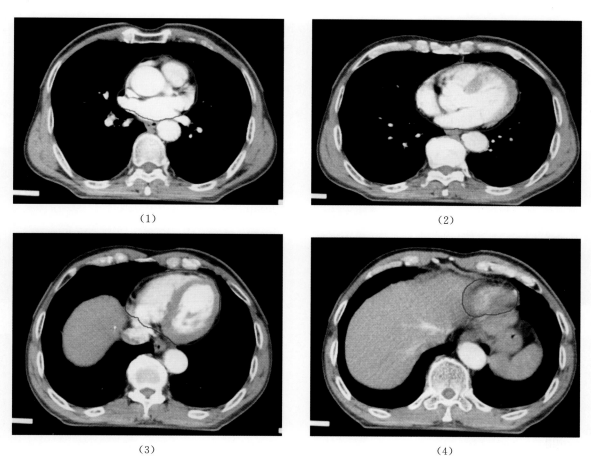

（1）　　　　　　　　　　　　　　　　　　　（2）

（3）　　　　　　　　　　　　　　　　　　　（4）

图 6-2-3　危及器官勾画过程——心脏组织

五、食管癌累及野照射靶区勾画

放疗靶区

GTV:食管瘤床。

GTVnd:右锁上、双侧气管旁沟肿大淋巴结。

CTV:CTV 为 GTV 上下外扩 2.0 cm,前后左右外扩 0.6 cm。

CTVnd:GTVnd 均匀外扩 0.6 cm。

CTV 与 CTVnd 融合为 CTVall。

PTV:CTVall 均匀外扩 0.6 cm 至 PTVall。

六、案例

病例 1 **颈段食管癌靶区勾画**(图 6-2-4)

男性 66 岁,进食不顺 1 个月。

胃镜:距门齿 16～19 cm 食管左后壁膨胀。

咬检病理:低分化癌。

免疫组化:鳞状细胞癌。

胸部 CT:食管颈段壁增厚,双侧气管旁沟淋巴结肿大。

食管造影:食管上段黏膜中断破坏,病变长度 3.8 cm。

上腹 CT:未见异常。

处方剂量:100%GTV、GTVnd≥66 Gy/30 次,95%CTVall≥63 Gy/30 次,95%PTVall≥60 Gy/30 次,

危及器官限量:双肺 $V10≤35\%～38\%$,$V20≤20\%～22\%$,$V30≤12\%～15\%$;脊髓 $D_{max}<45$ Gy。

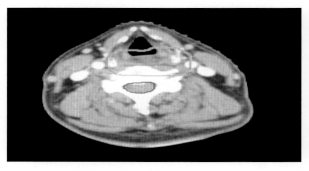

(1)

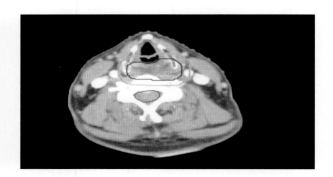

(2)

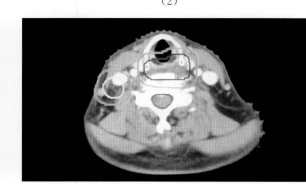

(3)

(4)

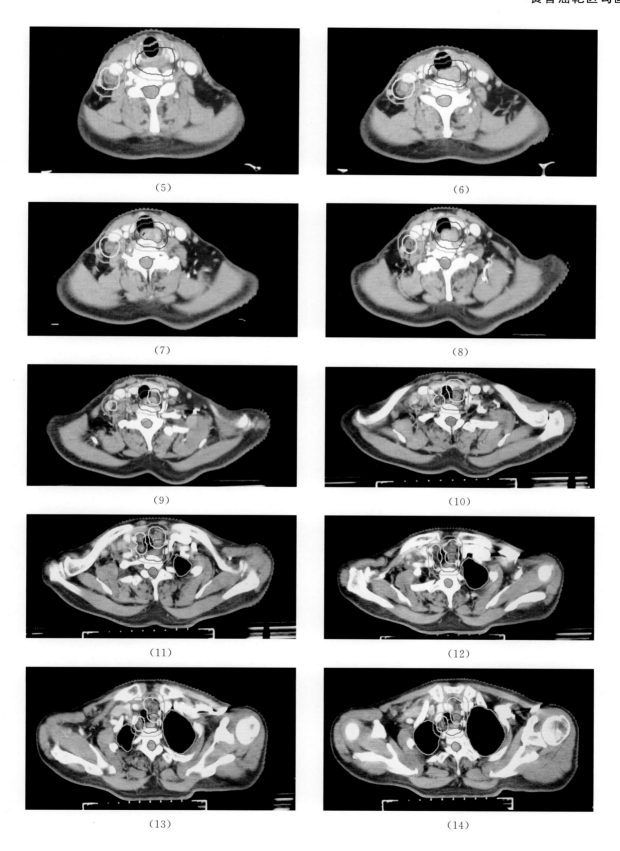

（5）

（6）

（7）

（8）

（9）

（10）

（11）

（12）

（13）

（14）

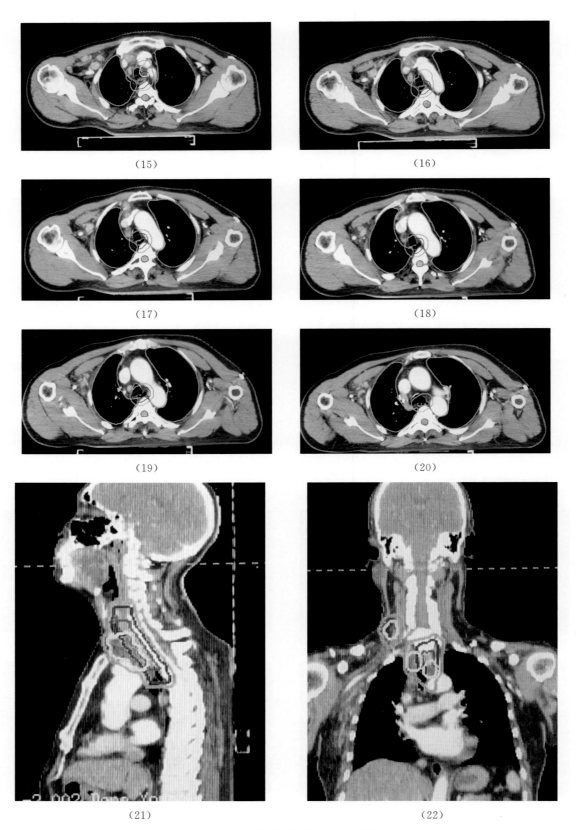

（15）　　　　　　　　　　　（16）

（17）　　　　　　　　　　　（18）

（19）　　　　　　　　　　　（20）

（21）　　　　　　　　　　　（22）

图 6-2-4　颈段食管癌靶区勾画过程

病例2 胸上段食管癌靶区勾画(图 6-2-5)

男性 67 岁,下咽不顺 1 个月。

胃镜:距门齿 21～25 cm 食管肿物不规则隆起。

咬检病理:食管低分化癌。

免疫组化:低分化鳞状细胞癌。

食管造影:食管上段黏膜中断破坏,病变长度 3.7 cm。

上腹 CT:未见明显异常。

临床诊断:胸上段食管鳞癌($T_3N_2M_0$)。

放疗靶区

GTV:GTV 为食管瘤床。

GTVnd:3A、4R 区肿大淋巴结。

CTV:GTV 上下外扩 2.0 cm,前后左右外扩 0.6 cm。

CTVnd:GTVnd 均匀外扩 0.6 cm。

CTVall:CTV 与 CTVnd 融合为 CTVall。

PTV:CTVall 均匀外扩 0.6 cm 至 PTVall。

处方剂量:100%GTV、GTVnd≥66 Gy/30 次,95%CTVall≥63 Gy/30 次,95%PTVall≥60 Gy/30 次。

危及器官限量:双肺 $V10≤45\%$,$V20≤25\%$,$V30≤15\%$;脊髓 $D_{max}≤45$ Gy。

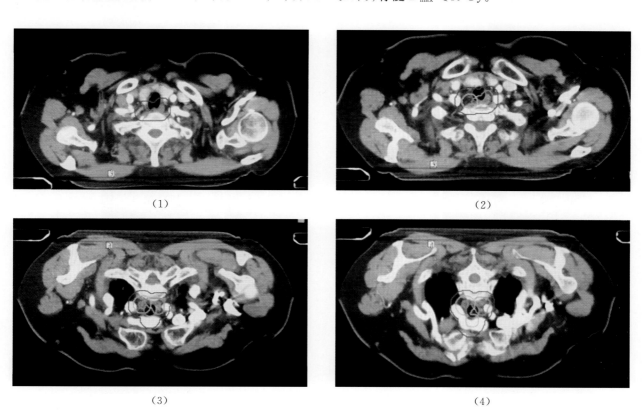

(1)　　　　　　　　　　　　　(2)

(3)　　　　　　　　　　　　　(4)

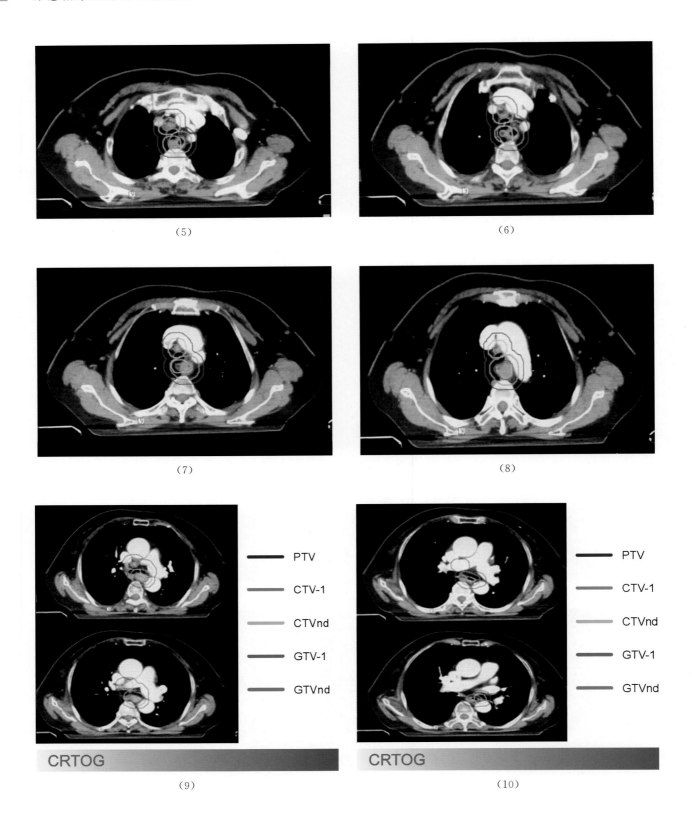

（5）

（6）

（7）

（8）

（9）

（10）

PTV
CTV-1
CTVnd
GTV-1
GTVnd

CRTOG

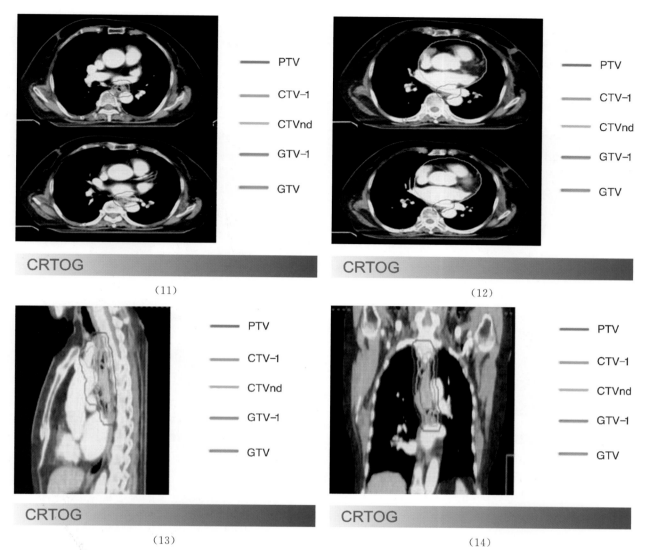

图 6-2-5　胸上段食管癌靶区勾画过程

病例3　胸中段食管癌靶区勾画(图 6-2-6)

女性,66 岁,进食梗阻加重 3 个月。

胃镜:距门齿 26～30 cm 可见一肿物。

咬检病理:食管鳞状细胞癌。

食管造影:食管中段黏膜破坏中段,病变长度约 5.3 cm。

胸部 CT:食管中段管壁增厚,符合食管癌表现。

上腹 CT:未见明显异常。

临床诊断:胸中段食管鳞癌($T_3N_0M_0$)。

放疗靶区

GTV:食管瘤床。

GTVnd:纵隔 5 区肿大淋巴结。

CTV:GTV 上下外扩 2.0 cm,前后左右外扩 0.6 cm。

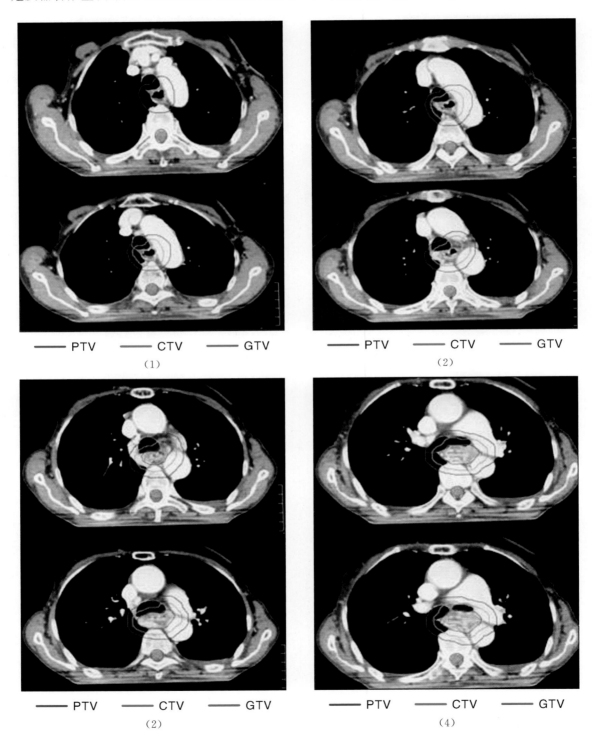

CTVnd：GTVnd 均匀外扩 0.6 cm。

CTVall：CTV 与 CTVnd 融合为 CTVall。

PTV：CTVall 均匀外扩 0.6 cm 至 PTVall。

处方剂量：100%GTV、GTVnd≥66 Gy/30 次，95%CTVall≥63 Gy/30 次。95%PTVall≥60 Gy/30 次。

危及器官限量：双肺 $V10≤45\%$，$V20≤25\%$，$V30≤15\%$；脊髓 $D_{max}≤45$ Gy。

—— PTV　　—— CTV　　—— GTV

（1）

—— PTV　　—— CTV　　—— GTV

（2）

—— PTV　　—— CTV　　—— GTV

（2）

—— PTV　　—— CTV　　—— GTV

（4）

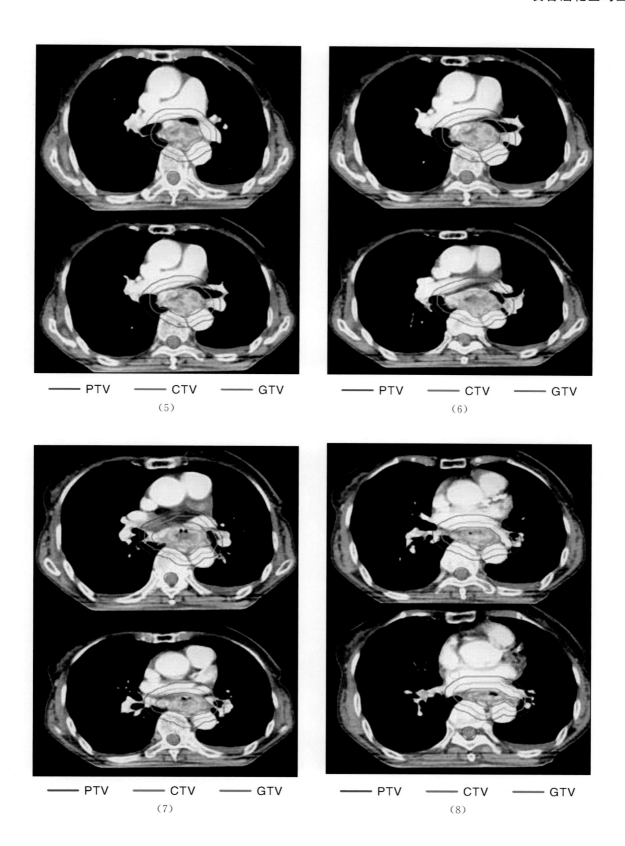

—— PTV —— CTV —— GTV

（5）

—— PTV —— CTV —— GTV

（6）

—— PTV —— CTV —— GTV

（7）

—— PTV —— CTV —— GTV

（8）

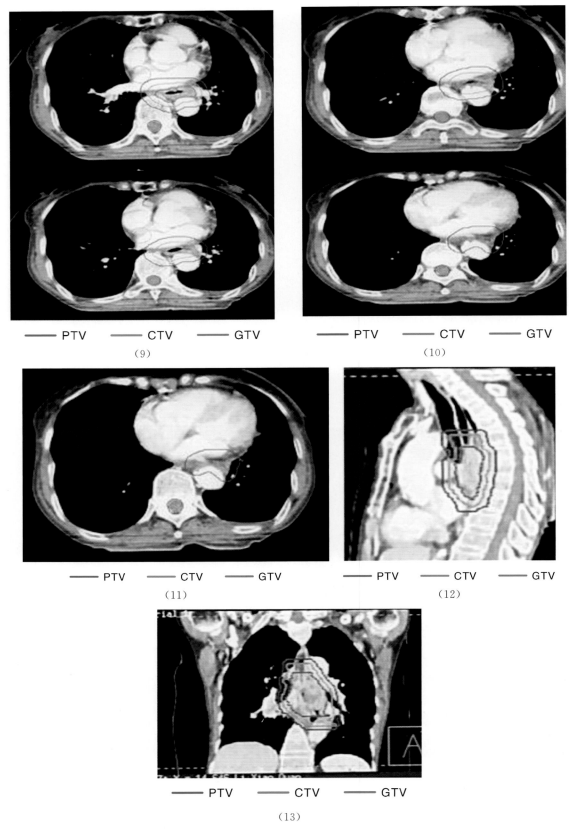

—— PTV　　—— CTV　　—— GTV

（9）

—— PTV　　—— CTV　　—— GTV

（10）

—— PTV　　—— CTV　　—— GTV

（11）

—— PTV　　—— CTV　　—— GTV

（12）

—— PTV　　—— CTV　　—— GTV

（13）

图 6-2-6　胸中段食管癌靶区勾画过程

病例4 胸下段食管癌靶区勾画(图 6-2-7)

男性,60 岁,下咽不顺 1 个月。

胃镜:距门齿 35～40 cm 食管肿物。

咬检病理:鳞状细胞癌。

胸部 CT:食管下段管壁增厚。

腹部 CT:未查及异常。

上消化道造影:食管中下段病变长约 12.9 cm。

临床诊断:胸中段食管鳞癌($T_4N_2M_0$)。

放疗靶区

GTV:食管瘤床。

GTVnd:2R、4R、腹主动脉旁转移肿大淋巴结。

CTV:GTV 上下外扩 1.5 cm,前后左右外扩 0.6 cm。

CTVnd:GTVnd 均匀外扩 0.5 cm。

CTVall:CTV 与 CTVnd 融合为 CTVall。

PTVall:CTVall 均匀外扩 0.6 cm 至 PTVall。

处方剂量:95%PTVall$\geqslant$56 Gy/28 次。

危及器官限量:双肺 $V10\leqslant50\%$,$V20\leqslant25\%$,$V30\leqslant15\%$,$D_{max}\leqslant13$ Gy;脊髓 $D_{max}\leqslant45$ Gy;心脏$D_{mean}\leqslant30$ Gy。

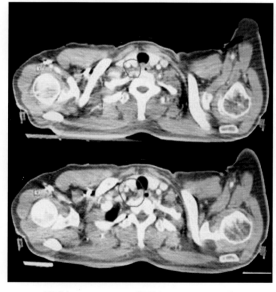

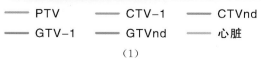

(1)

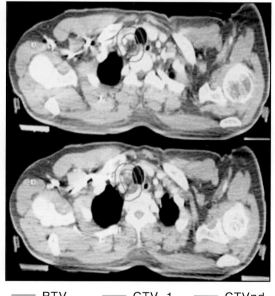

(2)

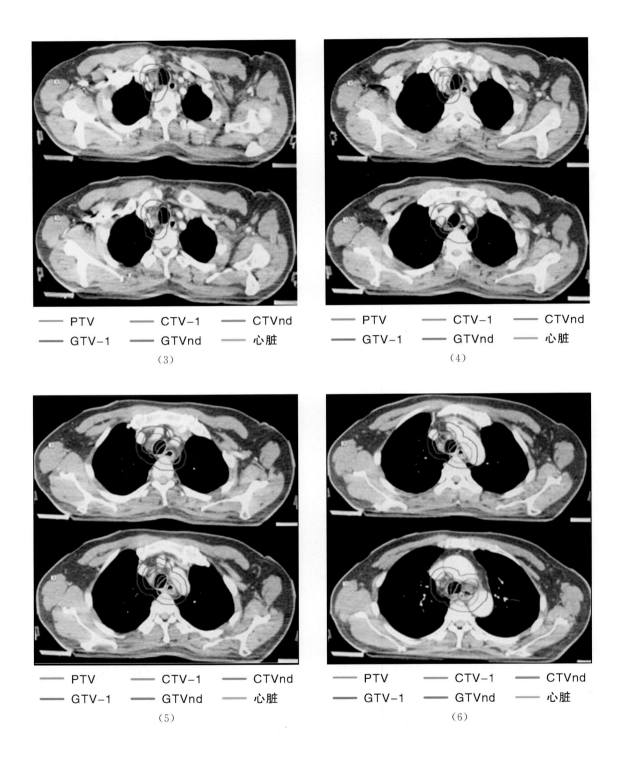

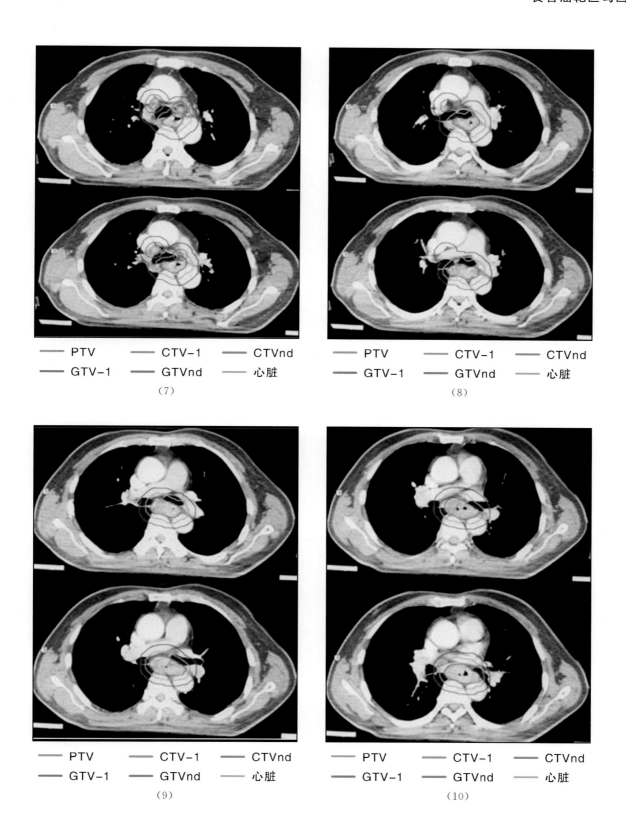

—— PTV   —— CTV-1   —— CTVnd
—— GTV-1   —— GTVnd   —— 心脏

（7）

—— PTV   —— CTV-1   —— CTVnd
—— GTV-1   —— GTVnd   —— 心脏

（8）

—— PTV   —— CTV-1   —— CTVnd
—— GTV-1   —— GTVnd   —— 心脏

（9）

—— PTV   —— CTV-1   —— CTVnd
—— GTV-1   —— GTVnd   —— 心脏

（10）

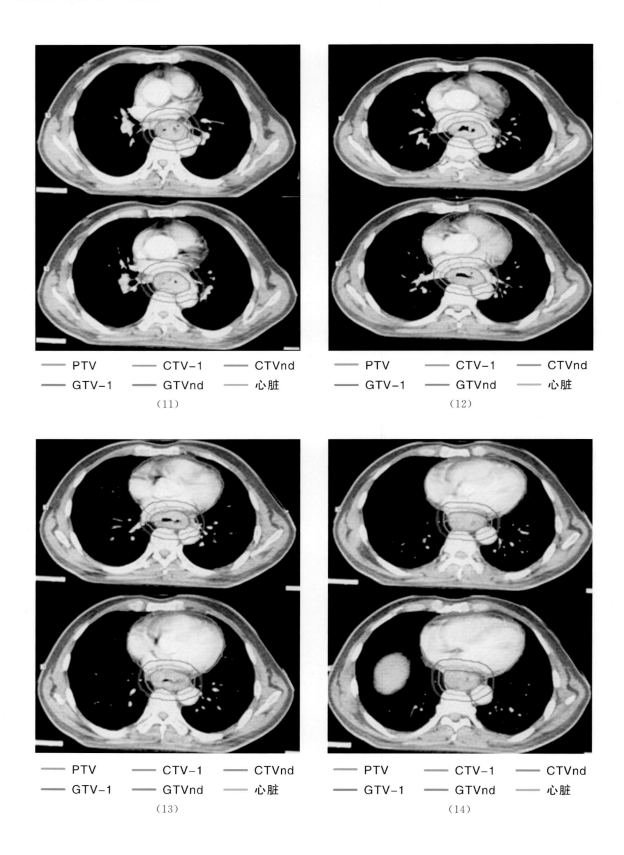

—— PTV   —— CTV-1   —— CTVnd
—— GTV-1   —— GTVnd   —— 心脏
（11）

—— PTV   —— CTV-1   —— CTVnd
—— GTV-1   —— GTVnd   —— 心脏
（12）

—— PTV   —— CTV-1   —— CTVnd
—— GTV-1   —— GTVnd   —— 心脏
（13）

—— PTV   —— CTV-1   —— CTVnd
—— GTV-1   —— GTVnd   —— 心脏
（14）

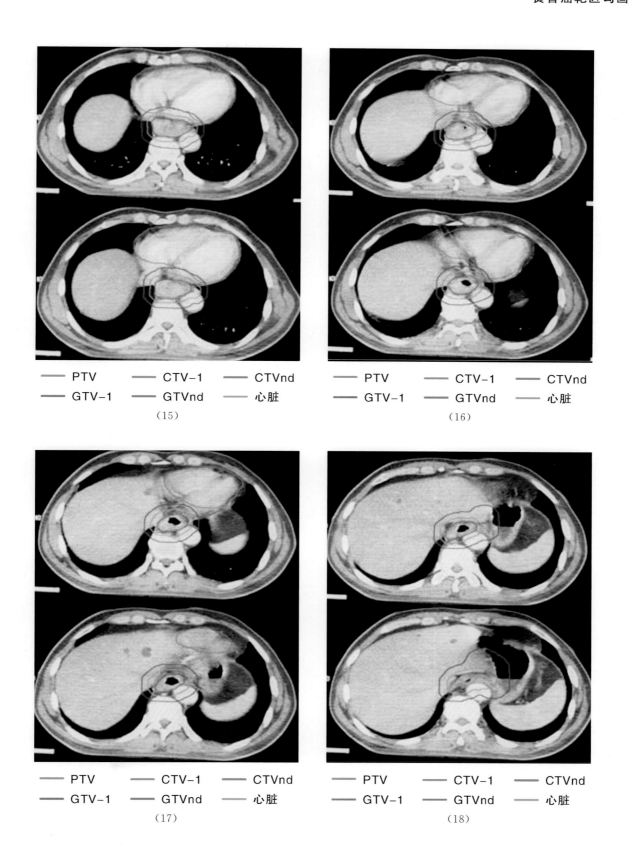

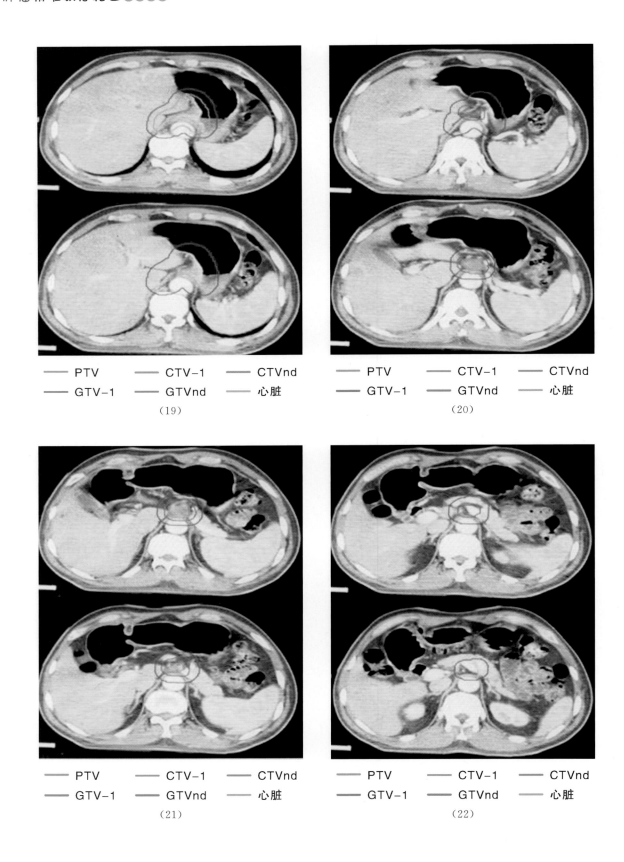

| PTV | CTV-1 | CTVnd |
| GTV-1 | GTVnd | 心脏 |

（19）

| PTV | CTV-1 | CTVnd |
| GTV-1 | GTVnd | 心脏 |

（20）

| PTV | CTV-1 | CTVnd |
| GTV-1 | GTVnd | 心脏 |

（21）

| PTV | CTV-1 | CTVnd |
| GTV-1 | GTVnd | 心脏 |

（22）

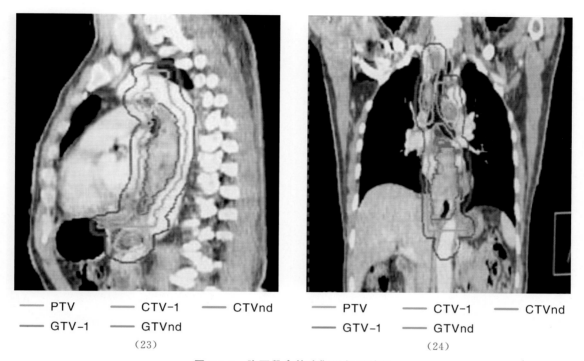

—— PTV   —— CTV-1   —— CTVnd
—— GTV-1   —— GTVnd
（23）

—— PTV   —— CTV-1   —— CTVnd
—— GTV-1   —— GTVnd
（24）

图 6-2-7　胸下段食管癌靶区勾画过程

病例 5　**颈段食管癌靶区勾画**（图 6-2-8）

患者女性，63 岁，咽痛 4 个月余，吞咽困难 20 d。

胃镜：距门齿 15～20 cm 可见隆起新生物。

咬检病理：鳞状细胞癌。

食管造影：食管上段黏膜中断破坏，病变长度 6.3 cm。

上腹 CT：未见异常。

临床诊断：颈段食管鳞癌（$T_3N_2M_0$）。

放疗靶区

GTV：食管瘤床。

GTVnd：2R、3A、4L 区肿大淋巴结。

CTV：GTV 上下外扩 3.0 cm，前后左右外扩 0.5 cm。

CTVnd：GTVnd 均匀外扩 0.5 cm。

CTVall：CTV 与 CTVnd 融合。

CTV-2：双锁上淋巴引流区。

PTVall：CTVall 均匀外扩 0.6 cm。

PTV-2：CTV-2 均匀外扩 0.6 cm。

处方剂量：95%PTVall≥59.4 Gy/33 次，95%PTV-2≥50.4 Gy/28 次。

危及器官限量：双肺 $V10≤45\%$，$V20≤25\%$，$V30≤15\%$；脊髓 $D_{max}<45$ Gy。

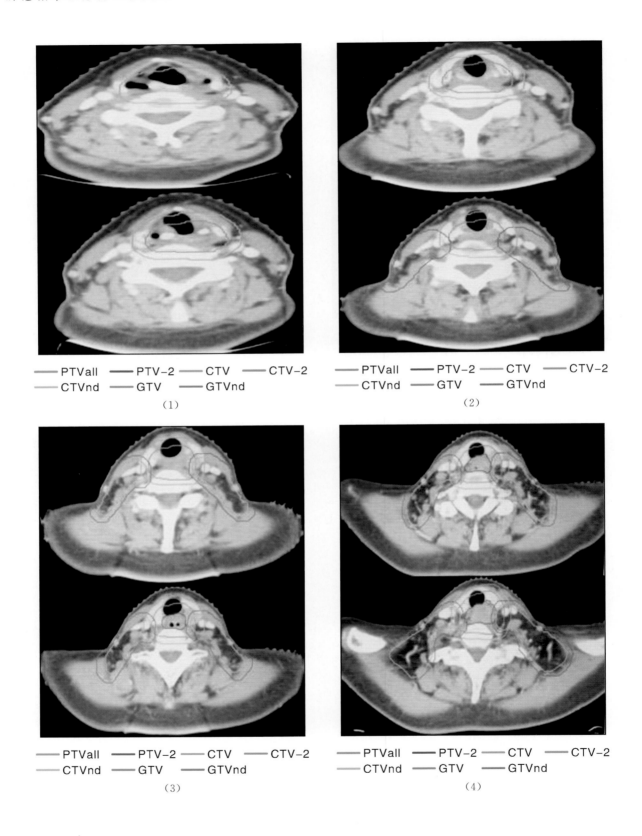

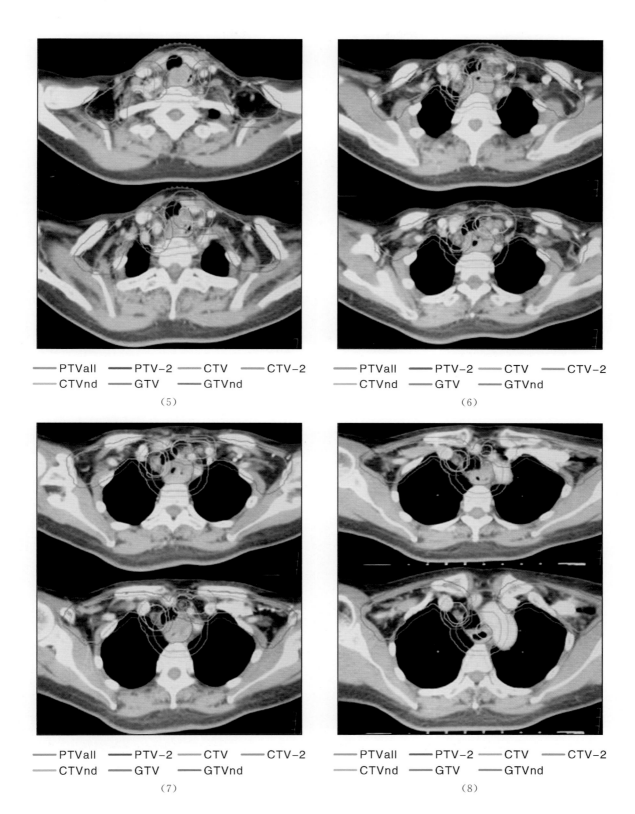

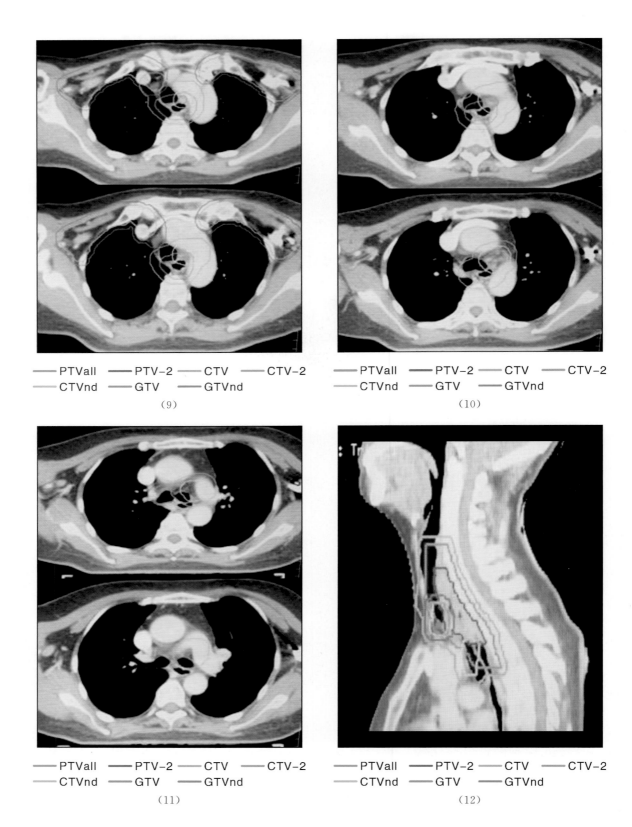

PTVall —— PTV-2 —— CTV —— CTV-2
CTVnd —— GTV —— GTVnd
（9）

PTVall —— PTV-2 —— CTV —— CTV-2
CTVnd —— GTV —— GTVnd
（10）

PTVall —— PTV-2 —— CTV —— CTV-2
CTVnd —— GTV —— GTVnd
（11）

PTVall —— PTV-2 —— CTV —— CTV-2
CTVnd —— GTV —— GTVnd
（12）

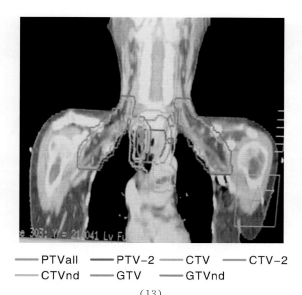

—— PTVall —— PTV-2 —— CTV —— CTV-2
—— CTVnd —— GTV —— GTVnd

（13）

图 6-2-8 颈段食管癌靶区勾画过程

病例 6 **胸上段食管癌靶区勾画**（图 6-2-9）

女性,64 岁,进食不适 2 个月。

胃镜:距门齿 20～25 cm,食管后壁黏膜可见隆起新生物。

咬检病理:鳞状上皮重度不典型增生癌变。

胸部 CT:食管上段壁增厚,符合食管癌表现。

上腹 CT:未见异常。

食管造影:食管上段黏膜中断破坏,病变长度 3.6 cm。

临床诊断:胸上段食管鳞癌($T_3N_1M_0$)。

放疗靶区

GTV:食管瘤床。

GTVnd:右侧气管旁沟肿大淋巴结。

CTV:GTV 上下外扩 3.0 cm,前后左右外扩 0.6 cm。

CTVnd:GTVnd 均匀外扩 0.5 cm。

CTVall:CTV 与 CTVnd 融合为 CTVall。

CTV-2:纵隔 2、4、5、7 区。

PTVall:CTVall 均匀外扩 0.6 cm。

PTV-2:CTV-2 均匀外扩 0.5 cm。

处方剂量:95％PTVall≥59.4 Gy/33 次,95％PTV-2≥50.4 Gy/28 次。

危及器官限量:双肺 $V10≤45％～48％$,$V20≤25％～28％$,$V30≤15％～18％$;脊髓 $D_{max}<45$ Gy。

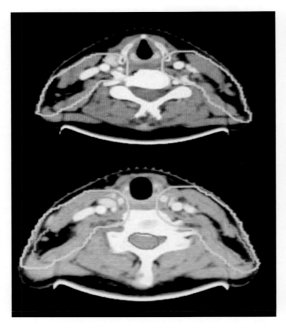

（1）

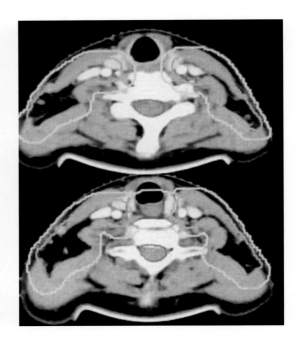

（2）

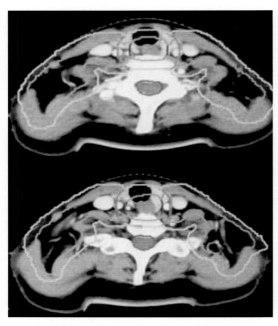

（3）

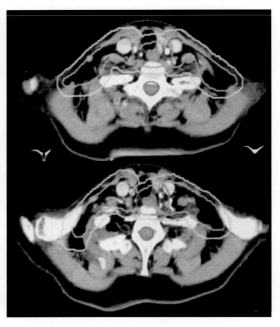

（4）

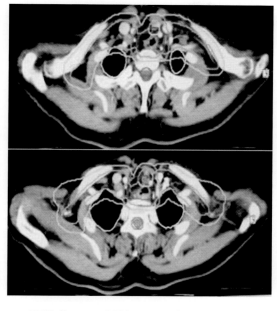

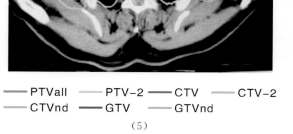

（5）

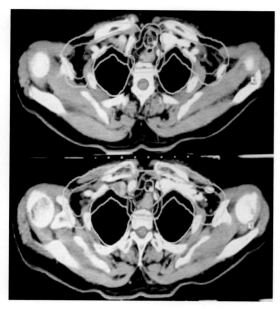

（6）

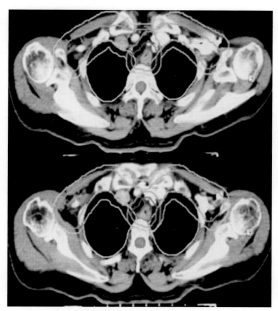

（7）

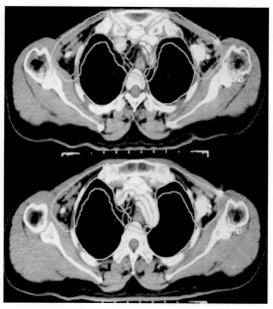

（8）

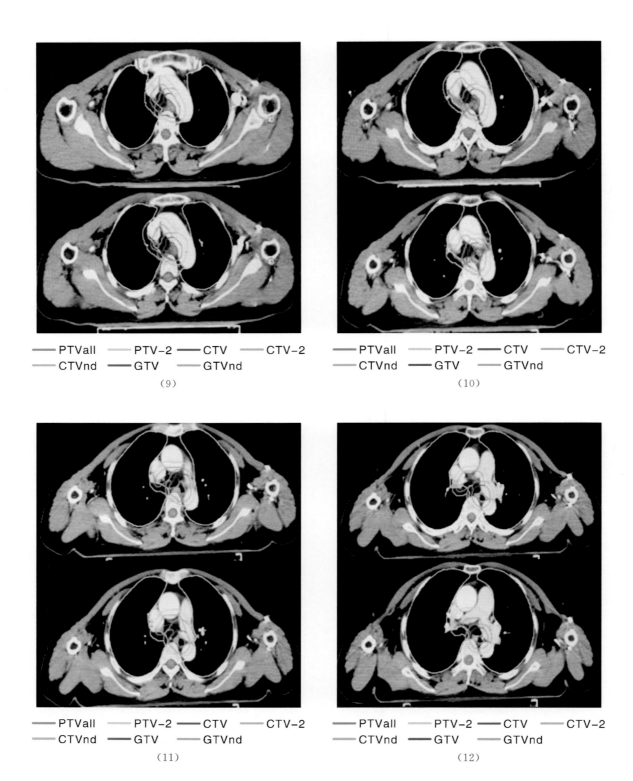

—— PTVall —— PTV-2 —— CTV —— CTV-2
—— CTVnd —— GTV —— GTVnd

（9）

—— PTVall —— PTV-2 —— CTV —— CTV-2
—— CTVnd —— GTV —— GTVnd

（10）

—— PTVall —— PTV-2 —— CTV —— CTV-2
—— CTVnd —— GTV —— GTVnd

（11）

—— PTVall —— PTV-2 —— CTV —— CTV-2
—— CTVnd —— GTV —— GTVnd

（12）

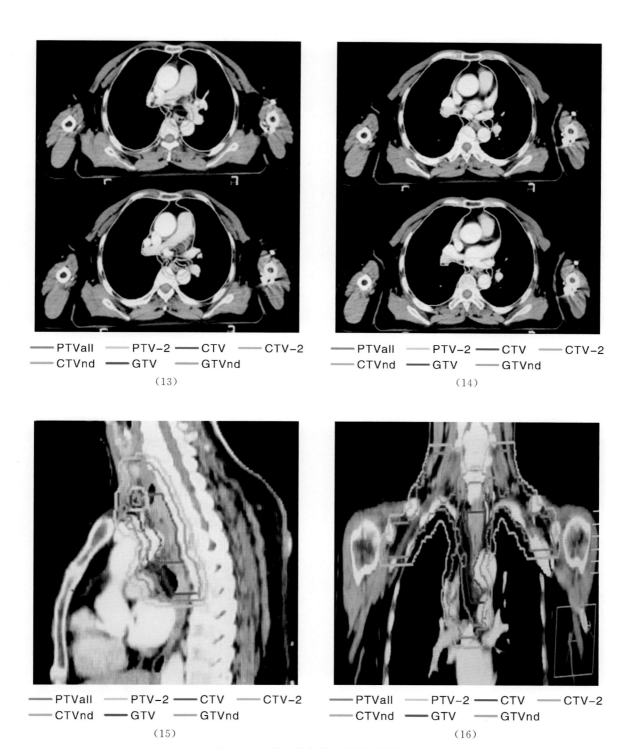

—— PTVall —— PTV-2 —— CTV —— CTV-2
—— CTVnd —— GTV —— GTVnd
（13）

—— PTVall —— PTV-2 —— CTV —— CTV-2
—— CTVnd —— GTV —— GTVnd
（14）

—— PTVall —— PTV-2 —— CTV —— CTV-2
—— CTVnd —— GTV —— GTVnd
（15）

—— PTVall —— PTV-2 —— CTV —— CTV-2
—— CTVnd —— GTV —— GTVnd
（16）

图 6-2-9　胸上段食管癌靶区勾画过程

病例7　胸中段食管癌靶区勾画(图 6-2-10)

女性,64 岁,上腹不适 1 个月。

胃镜:距门齿 25～30 cm 食管后壁黏膜隆起。

咬检病理:鳞状细胞癌。

胸部 CT:食管中段壁增厚,符合食管癌表现。

食管造影:食管中段黏膜中断破坏,病变长度 6.0 cm。

上腹 CT:未见异常。

临床诊断:胸中段食管鳞癌($T_3N_1M_0$)。

放疗靶区

GTV:食管瘤床。

GTVnd:2R、4R 区肿大淋巴结。

CTV:GTV 上下外扩 2.0 cm,前后左右外扩 0.6 cm。

CTVnd:GTVnd 均匀外扩 0.5 cm。

CTVall:CTV 与 CTVnd 融合为 CTVall。

CTV-2:纵隔 2、4、5、7 区淋巴引流区。

PTVall:CTVall 均匀外扩 0.6 cm。

PTV-2:CTV-2 均匀外扩 0.6 cm。

处方剂量:95%PTVall≥59.4 Gy/33 次,95%PTV-2≥50.4 Gy/28 次。

危及器官限量:双肺 V10≤45%～48%,V20≤25%～28%,V30≤15%～18%;脊髓 D_{max}<45 Gy。

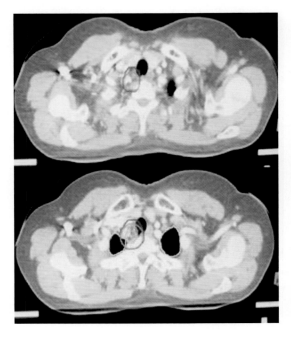

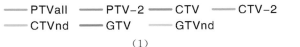

(1)

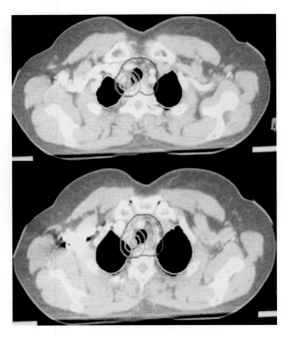

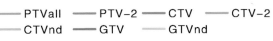

(2)

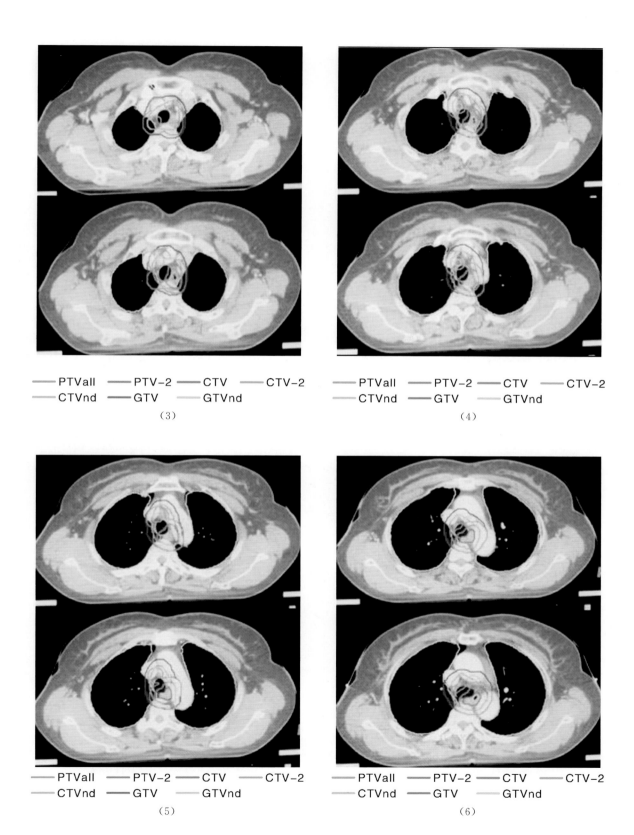

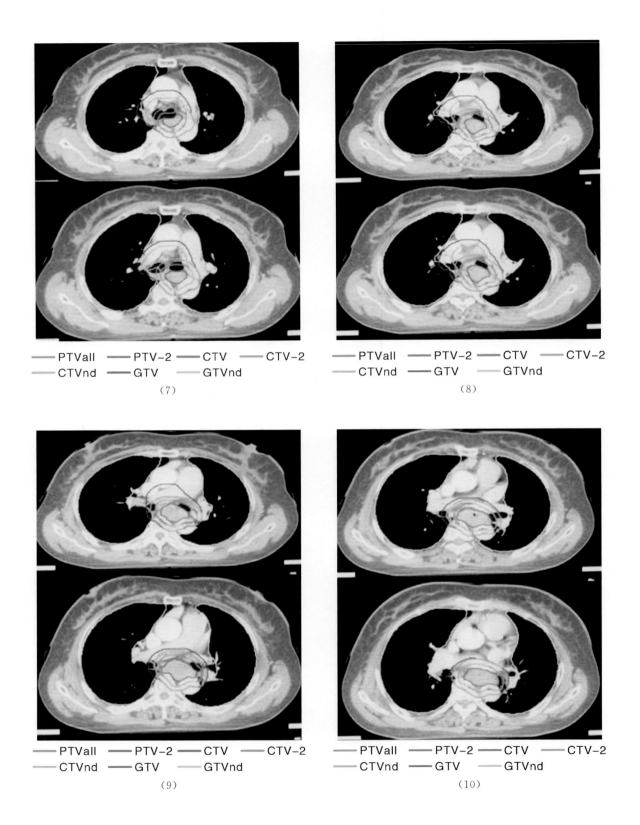

————— PTVall ————— PTV-2 ————— CTV ————— CTV-2
————— CTVnd ————— GTV ————— GTVnd

（7）

————— PTVall ————— PTV-2 ————— CTV ————— CTV-2
————— CTVnd ————— GTV ————— GTVnd

（8）

————— PTVall ————— PTV-2 ————— CTV ————— CTV-2
————— CTVnd ————— GTV ————— GTVnd

（9）

————— PTVall ————— PTV-2 ————— CTV ————— CTV-2
————— CTVnd ————— GTV ————— GTVnd

（10）

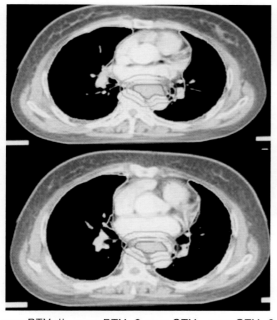

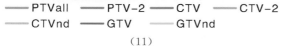

（11）

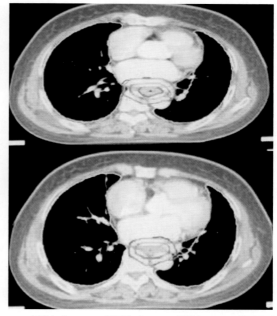

—— PTVall —— PTV-2 —— CTV —— CTV-2
—— CTVnd —— GTV —— GTVnd

（12）

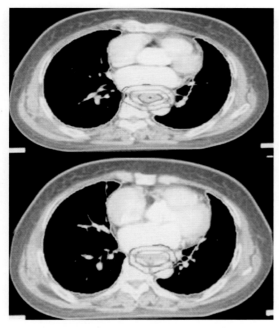

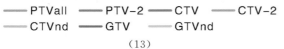

（13）

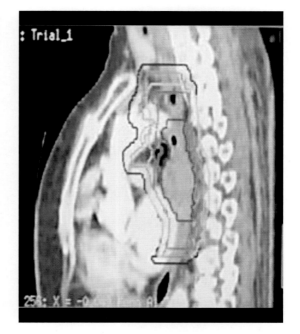

—— PTVall —— PTV-2 —— CTV —— CTV-2
—— CTVnd —— GTV —— GTVnd

（14）

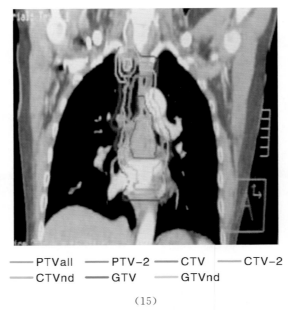

——PTVall ——PTV-2 ——CTV ——CTV-2
——CTVnd ——GTV ——GTVnd

(15)

图 6-2-10 胸中段食管靶区勾画过程

（王军　袁双虎）

第三节　食管癌术后靶区勾画

一、缩写定义和影像条件

(一)缩写定义

GTV:大体肿瘤靶区(gross tumor volume)。

CTV:临床靶区(clinical target volume)。

PTV:计划靶区(planning target volume),包括 PTVG 和 PTVC。

(二)影像条件

①头颈肩胸用体罩固定;②仰卧位,颈部稍伸展,双上肢置于体侧;③连续从下颌至双肾上腺范围扫描;④扫描建议采用 5 mm 或更小的层厚和层距;⑤建议使用静脉造影剂;⑥靶区定义。

二、危及器官(OAR)的勾画

以如下实际病例展示靶区勾画具体范围

1. $T_{1\sim2}N_{1\sim3}M_0$ 食管鳞癌术后放疗靶区。

2. $T_{3\sim4}N_{0\sim3}M_0$ 食管鳞癌术后放疗靶区。

术后辅助放疗靶区定义

GTV:包括术前食管原发灶瘤床和残留病灶(阳性切缘或未完全切除淋巴结)。

CTV:淋巴引流区(双侧锁骨上＋上中纵隔)。

PTV:GTV 及 CTV 所在部位体内运动度＋摆位误差(可以根据各自医院实测结果和 IGRT 使

用情况）。

心脏的勾画：心脏上界肺动脉主干过中线开始层面，下界至心尖位置。

双肺的勾画：肺在肺窗勾画，所有的炎症、纤维化和不张的肺都应勾画在内，肺门和气管/主支气管不应包括在内。

脊髓的勾画：第1颈椎始至第2腰椎，逐层勾画椎管的边界作为脊髓的计划危及器官体积（planning risk volumes，PRV）。

食管的勾画：勾画范围从食管入口至食管、胃结合部位。

三、$T_{1\sim2}N_{1\sim3}M_0$ 食管鳞癌术后放疗靶区

只勾画CTV，包括双侧锁骨上及上中纵隔淋巴引流区。

放疗剂量：PTV 50.4 Gy/28次。

靶区勾画范围及过程见图6-3-1和图6-3-2。

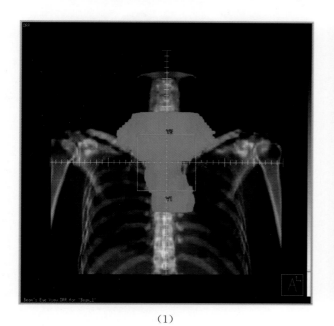
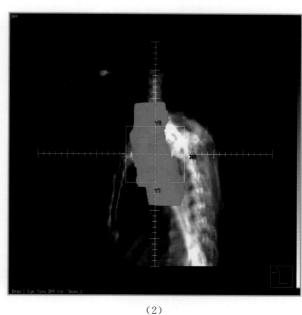

（1）　　　　　　　　　　　　　　　　（2）

图 6-3-1　食管鳞癌术后靶区范围冠状及矢状图

(1)冠状图；(2)矢状图

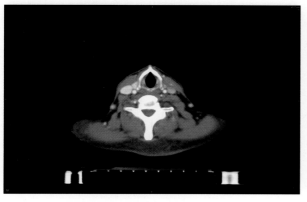
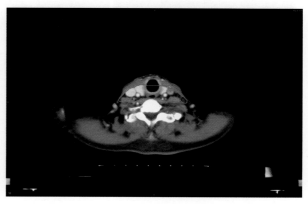

（1）　　　　　　　　　　　　　　　　（2）

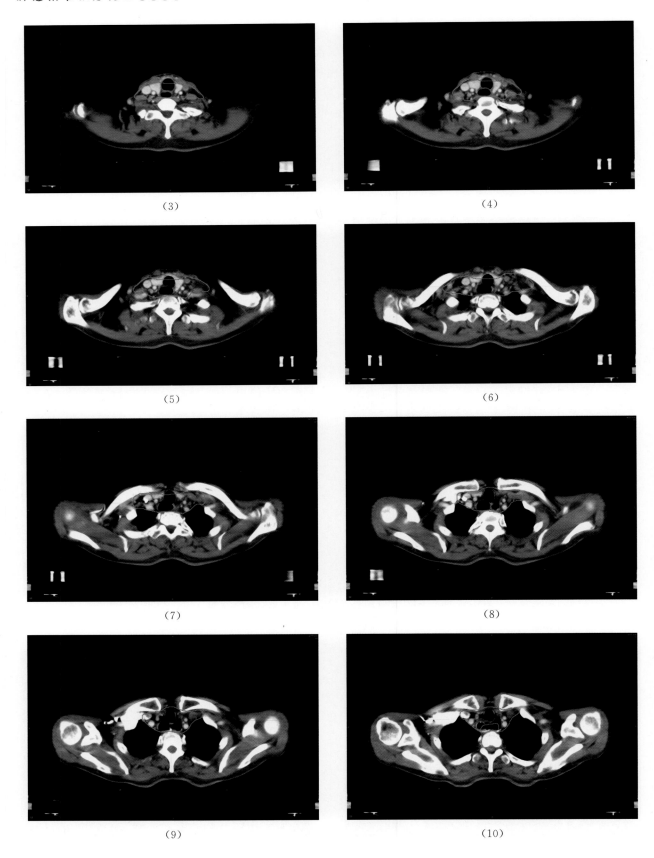

（3）

（4）

（5）

（6）

（7）

（8）

（9）

（10）

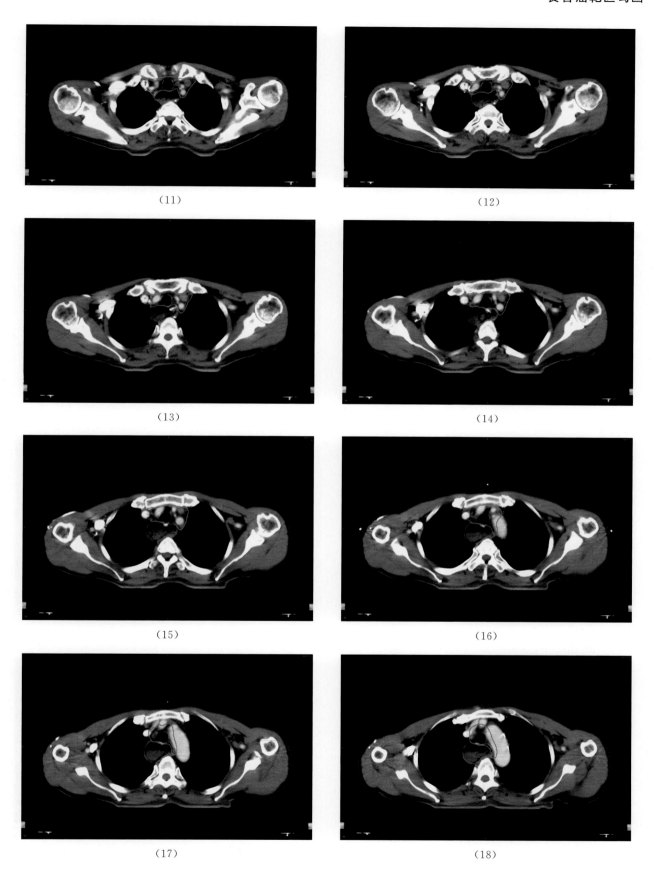

(11)　　　　　　　　　　　　　　（12)

(13)　　　　　　　　　　　　　　（14)

(15)　　　　　　　　　　　　　　（16)

(17)　　　　　　　　　　　　　　（18)

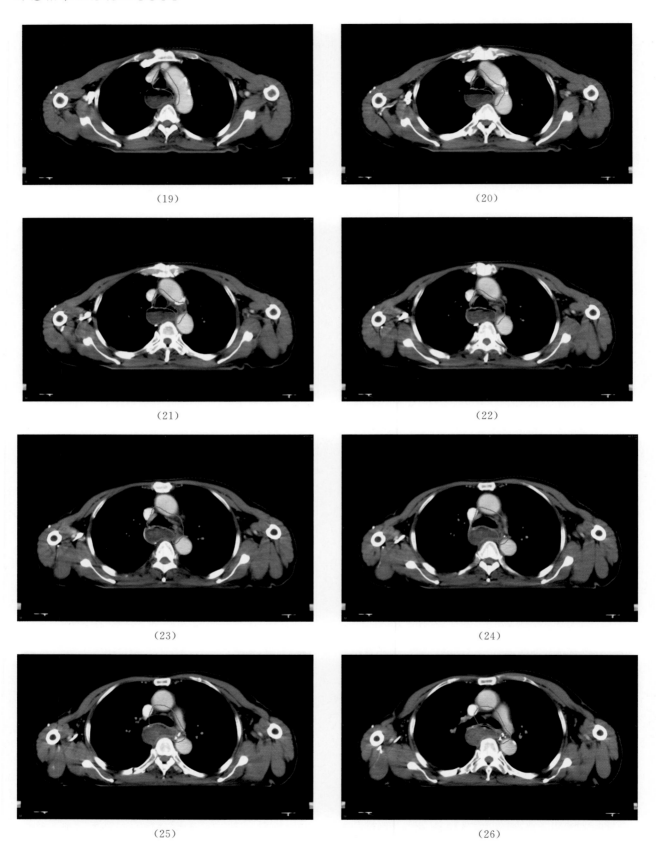

（19）　　　　　　　　　　　　（20）

（21）　　　　　　　　　　　　（22）

（23）　　　　　　　　　　　　（24）

（25）　　　　　　　　　　　　（26）

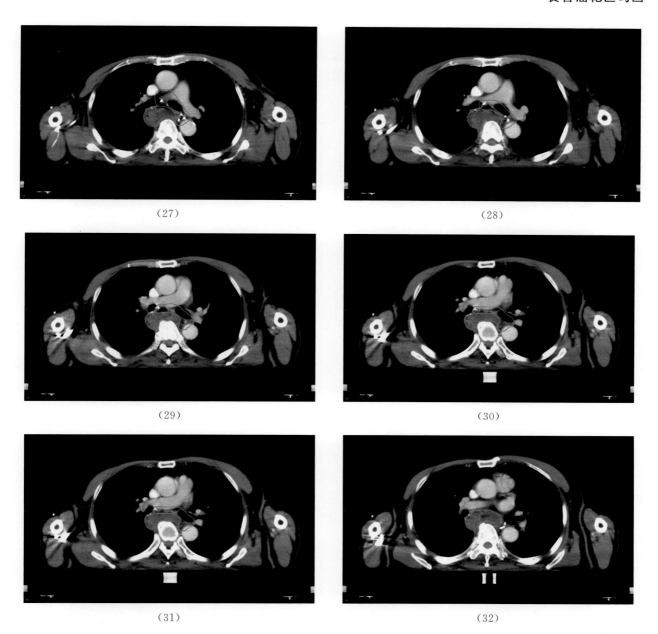

（27）　　　　　　　　　　　　　（28）

（29）　　　　　　　　　　　　　（30）

（31）　　　　　　　　　　　　　（32）

图 6-3-2　食管鳞癌术后靶区勾画过程

（1）～（5）前界：胸锁乳突肌后缘、气管后缘（实际勾画中两侧胸锁乳突肌后缘拉直相连即可）。外侧界：胸锁乳突肌、中斜角肌外侧缘。后界：中斜角肌、前斜角肌、颈长肌、椎体前缘。（6）～（10）前界：锁骨后缘、气管前。外侧界：第 1 肋骨内侧缘。后界：若胃在食管床，后界前推至前胃壁；若胃不在食管床，则后界仍在椎体前缘。（18）～（20）从主动脉弓层面开始，前界后缩至血管后缘前 2 mm，勾画 4 组。（21）、（22）主动脉弓下区域左侧界至少包括弓下一半。（23）～（32）包括下段食管区域，勾事原瘤床区域

四、$T_{3\sim4}N_{0\sim3}M_0$ 食管鳞癌术后放疗靶区

GTV：包括术前食管原发灶瘤床和残留病灶（阳性切缘或未完全切除淋巴结）。

CTV：包括双侧锁骨上及上中纵隔淋巴引流区。

放疗剂量：PTVC 50.4 Gy/28 次，PTVG 60.2～63 Gy/28 次（T_3～T_4）。

术后靶区范围示意图见图 6-3-3 和图 6-3-4。

$T_{3\sim4}N_{0\sim3}M_0$（上胸段和部分中胸段的患者——食管原发灶下界在气管分叉下 3 cm 以上）。

GTV：包括术前食管原发灶瘤床和残留病灶（阳性切缘或未完全切除淋巴结），参照术前、术后 CT 勾画，示例见图 6-3-3 的红色区域。

CTV：双侧小锁骨上及上中纵隔淋巴引流区，示例参见上例（$T_{1\sim2}N_{1\sim3}M_0$）的 CTV 勾画。

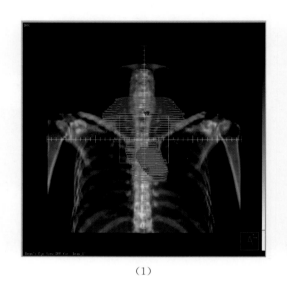 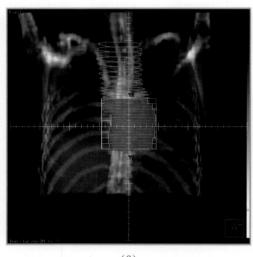

（1）   （2）

图 6-3-3　食管鳞癌术后靶区范围示意图（一）

$T_{3\sim4}N_{0\sim3}M_0$（部分中胸段和下胸段的患者——食管原发灶下界在气管分叉下 3 cm 以下）。

GTV：包括术前食管原发灶瘤床和残留病灶（阳性切缘或未完全切除淋巴结），参照术前、术后 CT 勾画，示例见图 6-3-4 的红色区域。

CTV：上中纵隔淋巴引流区，上界胸廓入口，下界气管分叉下 3 cm（7 组淋巴引流区下界），示例见图 6-3-4 的绿色区域。

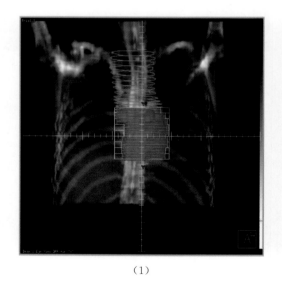 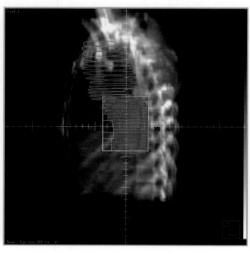

（1）   （2）

图 6-3-4　食管鳞癌术后靶区范围示意图（二）

五、示例患者病史简介

周××,男性,58岁,进行性吞咽困难伴胸痛一月余,在当地医院行食管造影,临床诊断为食管癌。胃镜检查显示门齿下 34～38 cm 食管见 1/2 周不规则隆起,中央见长条状溃疡,活检病理为中分化鳞癌。2010-11-01 在我院行左胸一切口食管癌根治术。术后病理:中分化鳞癌,肿瘤大小为 2.5 cm×1.5 cm×1 cm,未见明显神经脉管侵犯,侵犯食管全层,上下切缘阴性,淋巴结见 2/17(＋),即食管旁淋巴结 1/3(＋),贲门胃左淋巴结 1/3(＋),13 组淋巴结 0/4,另 3B 组淋巴结 0/7。

食管癌术后靶区勾画见图 6-3-5。

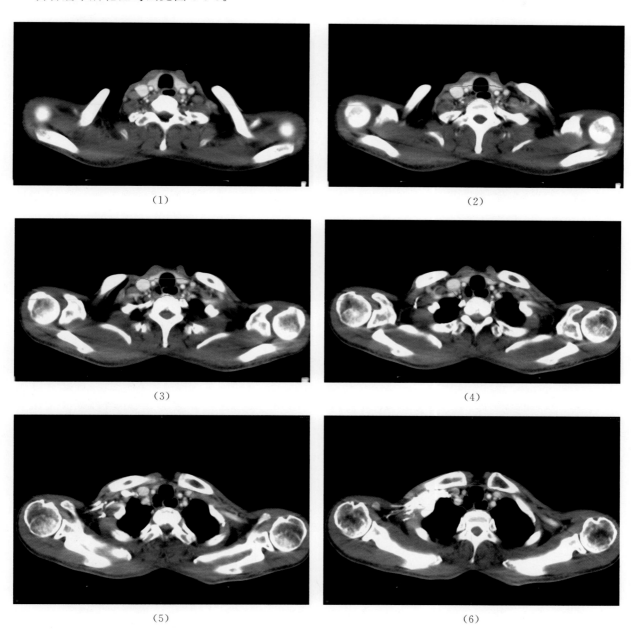

(1)

(2)

(3)

(4)

(5)

(6)

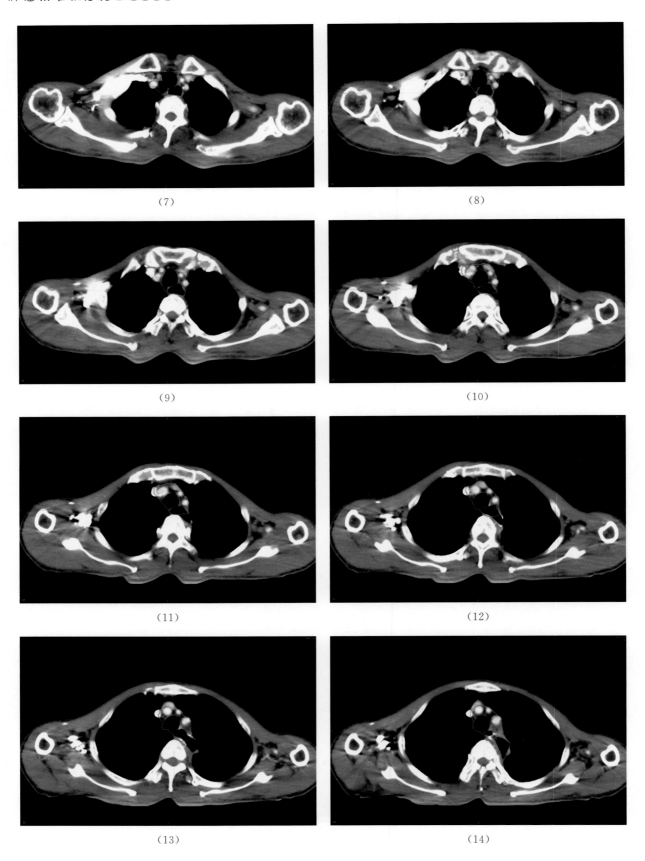

（7）

（8）

（9）

（10）

（11）

（12）

（13）

（14）

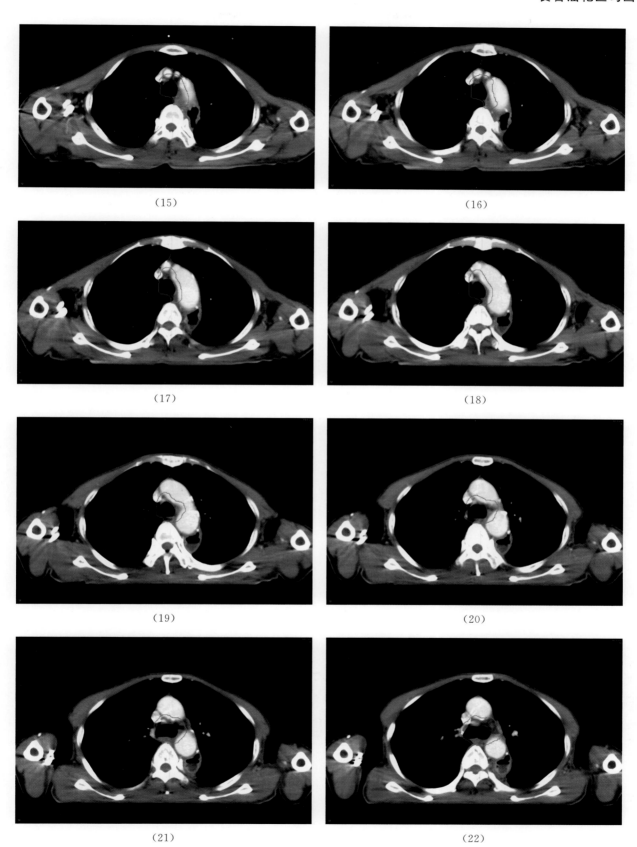

（15）　　　　　　　　　　　（16）

（17）　　　　　　　　　　　（18）

（19）　　　　　　　　　　　（20）

（21）　　　　　　　　　　　（22）

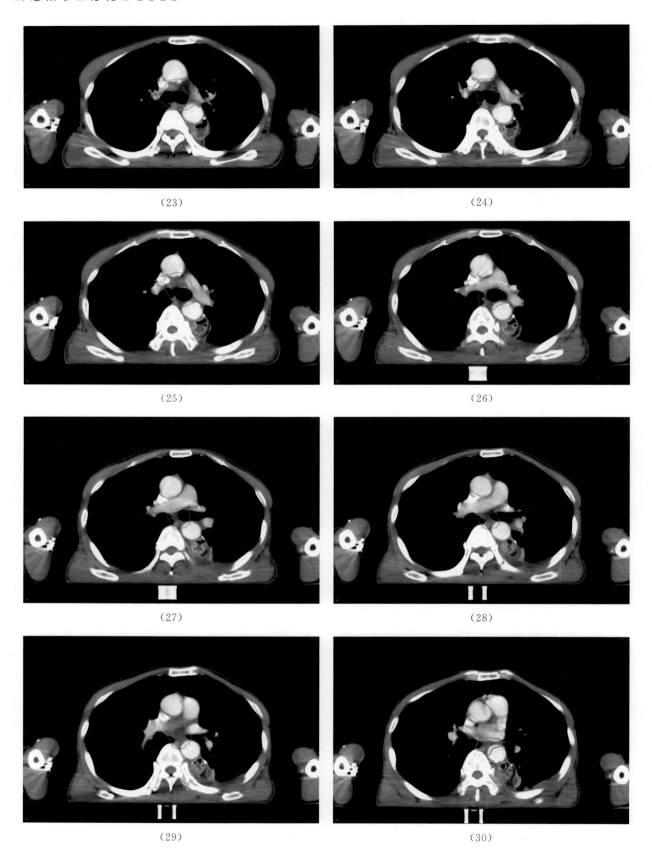

（23）　　　　　　　　　　　　　　（24）

（25）　　　　　　　　　　　　　　（26）

（27）　　　　　　　　　　　　　　（28）

（29）　　　　　　　　　　　　　　（30）

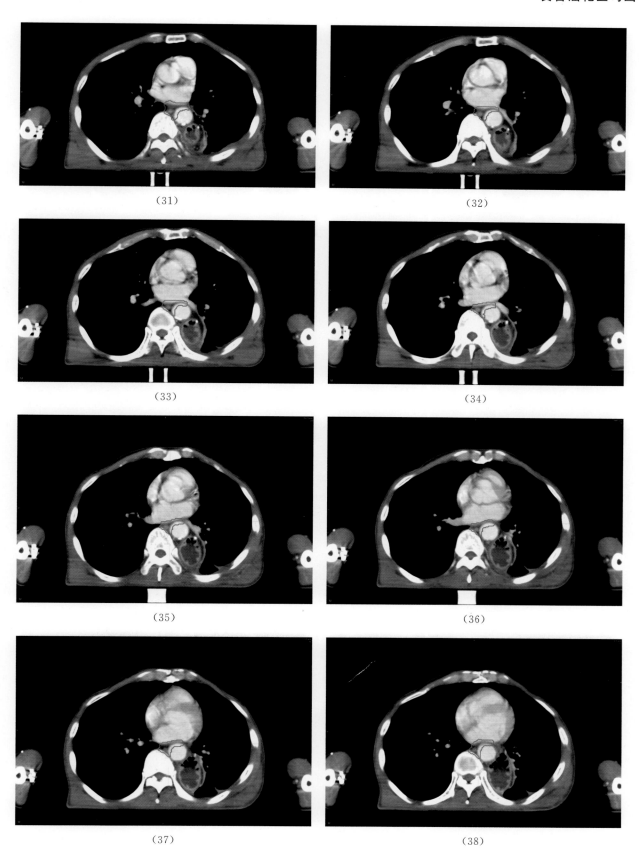

（31）

（32）

（33）

（34）

（35）

（36）

（37）

（38）

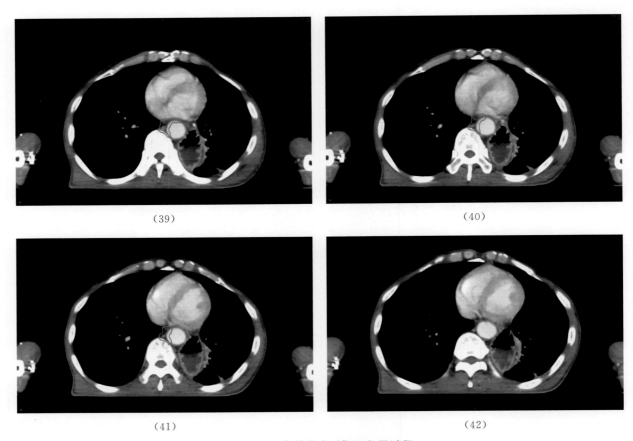

（39） （40）

（41） （42）

图 6-3-5 食管癌术后靶区勾画过程

（1）～（15）前界：胸锁乳害肌后缘、颈内静脉前缘连线。外侧界：颈内静脉外侧缘。后界：椎体前缘。（16）～（23）从主动脉弓顶开始，前界后缩至血管后缘。前界：血管后侧缘。外侧界：右侧壁层胸膜，左侧血管内侧缘。后界：椎体前缘。（24）～（42）前界：血管后侧缘。外侧界：右侧胸壁、奇静脉内侧缘，左侧左肺动脉内侧缘。后界：椎体前缘

（蔡旭伟）

第七章 胃癌靶区勾画

一、胃癌 CT 定位前准备

①空腹或距上一餐时间为 3～4 h；②定位前 2 h 口服 100 mL 水＋20％泛影葡胺（留 200 mL 定位前喝）；③定位前饮入剩余水及造影剂。

每次治疗前均重复上述准备（饮食、进食与治疗的间隔时间），但仅清水即可。

二、胃癌 CT 定位扫描时的体位

仰卧位，双手抱头置于头顶，激光灯摆位，体膜固定，仅穿内衣（图 7-1-1）。

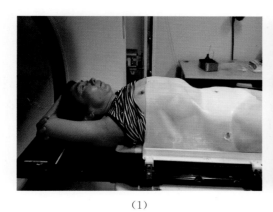 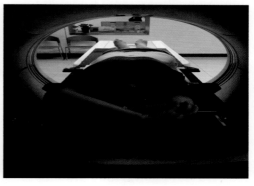

（1）   （2）

图 7-1-1　定位示意图

（1）摆位；（2）体膜固定

三、图像扫描要求

建议用增强剂增强扫描；有条件可用 PET-CT 定位。

扫描层厚：5 mm，间距 5 mm。

扫描范围：膈上 5 cm 左右至脐水平，贲门癌上界在胸骨角水平。

四、胃癌术后 IMRT 危及器官（OAR）

全胃或残胃；脊髓、肾脏、肝脏；照射范围内的十二指肠、小肠、大肠。（需勾画到 PTV 最上下层的上下两层）

五、胃癌 IMRT 靶区定义

(一)术后放疗靶区定义

GTV:根据术后影像学资料确定(如果有的话,包括术后残留病灶、术后局部复发病灶和转移淋巴结)。

CTV:根据术前、术后影像学资料或术中放置的银夹确定(包括残留病灶、复发病灶或瘤床、吻合口在内并包括区域淋巴结区)。

PTV(PGTV):在 CTV(GTV)基础上,上下腹背扩大 $1.0 \sim 2.0$ cm、左右扩大 $0.5 \sim 1.5$ cm。

(二)术前放疗靶区定义

GTV:根据术前影像学资料确定(包括原发病灶和转移淋巴结)。

CTV:根据术前影像学资料确定(包括胃/肿瘤和区域淋巴结区)。

PTV(PGTV):在 CTV(GTV)基础上,上下腹背扩大 $1.0 \sim 2.0$ cm、左右扩大 $0.5 \sim 1.5$ cm。

(三)贲门癌或上 1/3 胃癌淋巴结照射区域

食管旁淋巴结、贲门左右淋巴结(No.2 组、No.1 组);胃小弯和胃大弯侧淋巴结(No.3 组、No.4 组);胃左动脉淋巴结(No.7 组);脾动脉/脾门区淋巴结(No.11 组、No.10 组)。可不必包括幽门上下组淋巴结,除非胃周伴广泛淋巴结转移时。

(四)中段胃癌(胃体癌)淋巴结照射区域

贲门右淋巴结、贲门左淋巴结(No.1 组、No.2 组);胃小弯和胃大弯侧淋巴结(No.3 组、No.4 组);胃左动脉淋巴结(No.7 组);脾动脉/脾门区淋巴结(No.11 组、No.10 组);胰十二指肠后淋巴结(No.13 组);肝十二指肠韧带淋巴结(No.12 组)。

(五)胃窦部或下 1/3 胃癌淋巴结照射区域

胃小弯和胃大弯侧淋巴结(No.3 组、No.4 组);胃左动脉淋巴结(No.7 组);肝总动脉淋巴结(No.8 组);腹腔动脉淋巴结(No.9 组);胰十二指肠后淋巴结(No.13 组);肝十二指肠韧带淋巴结(No.12 组)。不必包括脾动脉/脾门区(No.11 组、No.10 组)和贲门左右淋巴结(No.2 组、No.1 组)。

六、病例

病例 胃底-贲门癌术后靶区勾画

诊断:胃底-贲门癌术后 ⅢB 期($pT_3N_{3b}M_0$)

治疗经过:男,62 岁,于 2015 年 8 月 31 日行腹腔镜辅助近端胃癌根治术。术后病理:胃小弯侧溃疡型低分化腺癌,肿瘤大小 3.5 cm×3.0 cm×1.0 cm,侵及胃壁浆膜下层及脉管,上下切缘未见癌累及,胃小弯侧淋巴结(No.3 组)转移为 11/14、大弯侧淋巴结(No.4 组)未见转移为 0/2、另送淋巴结(No.1 组、No.2 组、No.7 组、No.11 组)可见癌转移,分别为 1/1、1/5、6/8、4/4。免疫组化:Her-2(一)、Her-1(一)、Ki-67(+>75%)、CK(+),术后行奥沙利铂+氟尿嘧啶方案化疗 5 周期,于 2016 年 1 月 20 日复查 PET-CT 未见复发和转移,开始行术后放疗。

放疗指征:病理提示 T_3 及 N+、累及脉管患者。

放疗靶区

CTV:包括吻合口上缘上 3 cm 区、残胃区、食管旁淋巴结区、贲门左右淋巴结区(No.2 组、No.1 组)、胃小弯和胃大弯侧淋巴结区(No.3 组、No.4 组)、胃左动脉淋巴结区(No.7 组)、脾动脉/脾门淋巴结区

（No. 11 组、No. 10 组）、幽门上下淋巴结区（No. 5 组、No. 6 组）。

PTV：在 CTV 基础上，上下腹背扩大 1.0 cm、左右扩大 0.5 cm 区。

胃癌术后 IMRT 危及器官（OAR）及靶区勾画本例演示（图 7-1-2）

采用造影剂增强 CT 扫描，层厚层距 5 mm。考虑到很多单位无 PET-CT，故只显示 CT 图像。横断面为每间隔 1 层演示。

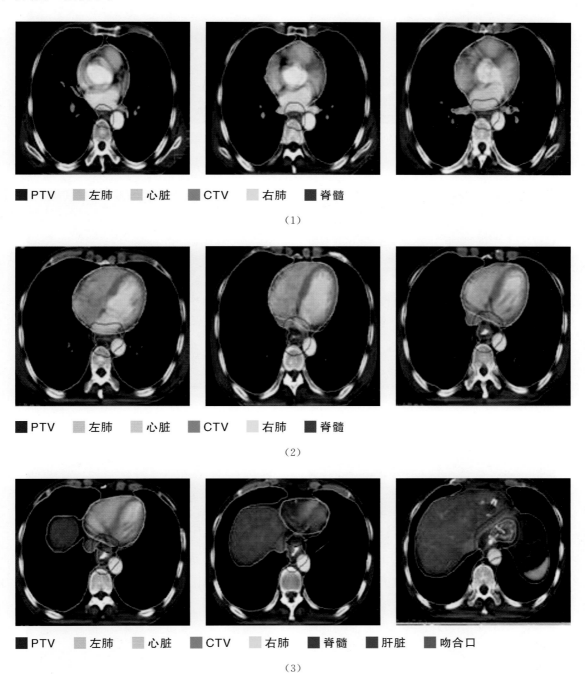

■PTV　　■左肺　　■心脏　　■CTV　　■右肺　　■脊髓

（1）

■PTV　　■左肺　　■心脏　　■CTV　　■右肺　　■脊髓

（2）

■PTV　　■左肺　　■心脏　　■CTV　　■右肺　　■脊髓　　■肝脏　　■吻合口

（3）

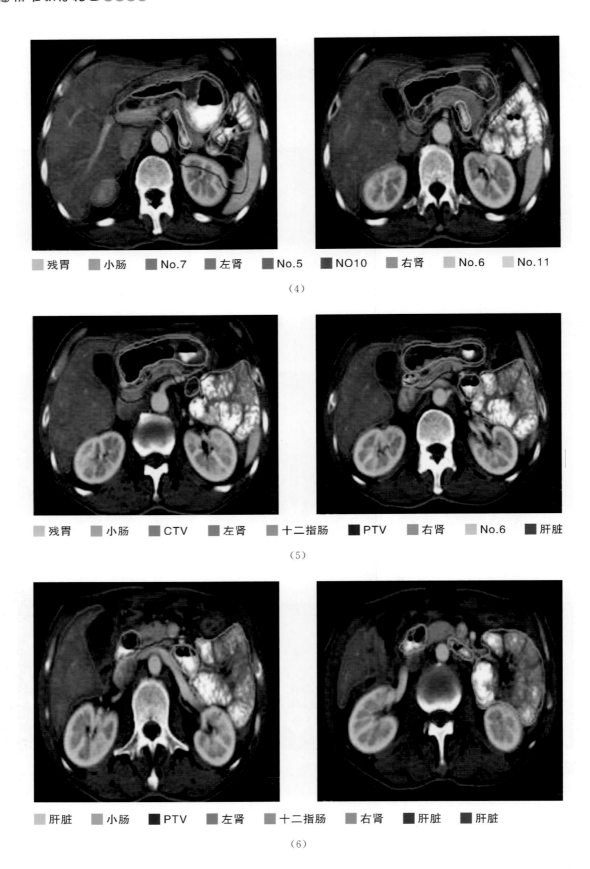

■ 残胃　■ 小肠　■ No.7　■ 左肾　■ No.5　■ NO10　■ 右肾　■ No.6　■ No.11

（4）

■ 残胃　■ 小肠　■ CTV　■ 左肾　■ 十二指肠　■ PTV　■ 右肾　■ No.6　■ 肝脏

（5）

■ 肝脏　■ 小肠　■ PTV　■ 左肾　■ 十二指肠　■ 右肾　■ 肝脏　■ 肝脏

（6）

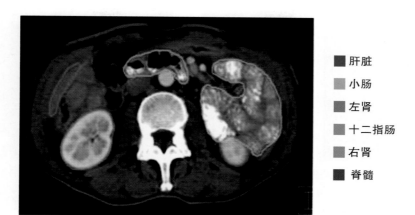

■ 肝脏
■ 小肠
■ 左肾
■ 十二指肠
■ 右肾
■ 脊髓

（7）

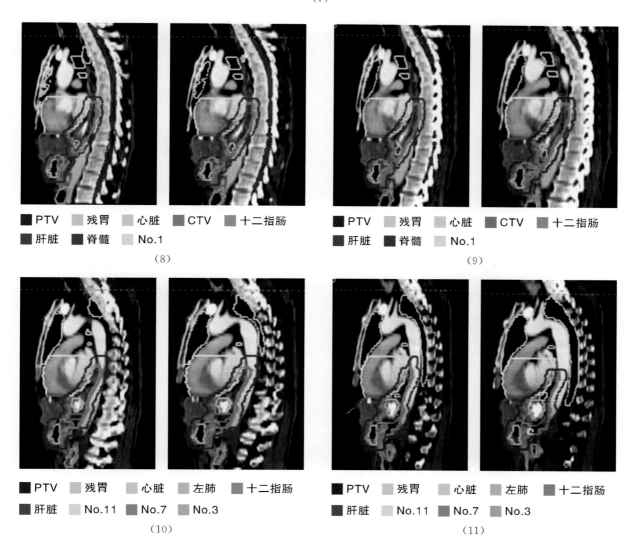

■ PTV　　■ 残胃　　■ 心脏　　■ CTV　　■ 十二指肠
■ 肝脏　　■ 脊髓　　■ No.1

（8）

■ PTV　　■ 残胃　　■ 心脏　　■ CTV　　■ 十二指肠
■ 肝脏　　■ 脊髓　　■ No.1

（9）

■ PTV　　■ 残胃　　■ 心脏　　■ 左肺　　■ 十二指肠
■ 肝脏　　■ No.11　　■ No.7　　■ No.3

（10）

■ PTV　　■ 残胃　　■ 心脏　　■ 左肺　　■ 十二指肠
■ 肝脏　　■ No.11　　■ No.7　　■ No.3

（11）

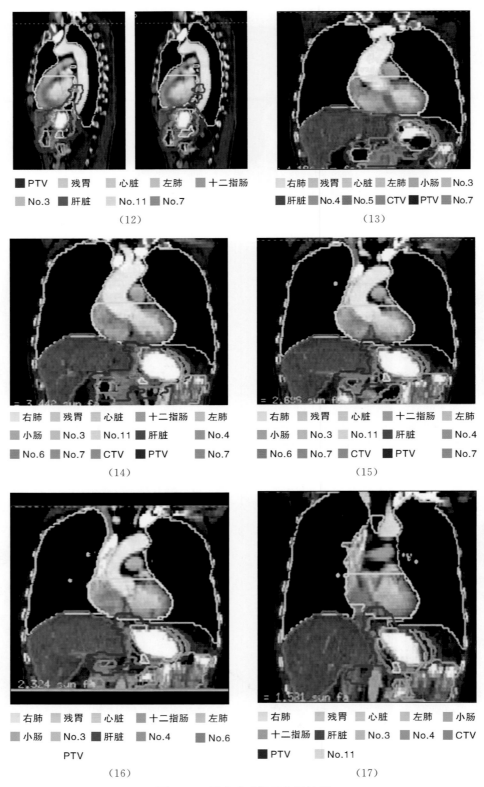

（12）

图例：■ PTV ■ 残胃 ■ 心脏 ■ 左肺 ■ 十二指肠 ■ No.3 ■ 肝脏 ■ No.11 ■ No.7

（13）

图例：■ 右肺 ■ 残胃 ■ 心脏 ■ 左肺 ■ 小肠 ■ No.3 ■ 肝脏 ■ No.4 ■ No.5 ■ CTV ■ PTV ■ No.7

（14）

图例：■ 右肺 ■ 残胃 ■ 心脏 ■ 十二指肠 ■ 左肺 ■ 小肠 ■ No.3 ■ No.11 ■ 肝脏 ■ No.4 ■ No.6 ■ No.7 ■ CTV ■ PTV ■ No.7

（15）

图例：■ 右肺 ■ 残胃 ■ 心脏 ■ 十二指肠 ■ 左肺 ■ 小肠 ■ No.3 ■ No.11 ■ 肝脏 ■ No.4 ■ No.6 ■ No.7 ■ CTV ■ PTV ■ No.7

（16）

图例：■ 右肺 ■ 残胃 ■ 心脏 ■ 十二指肠 ■ 左肺 ■ 小肠 ■ No.3 ■ 肝脏 ■ No.4 ■ No.6 ■ PTV

（17）

图例：■ 右肺 ■ 残胃 ■ 心脏 ■ 左肺 ■ 小肠 ■ 十二指肠 ■ 肝脏 ■ No.3 ■ No.4 ■ CTV ■ PTV ■ No.11

图 7-1-2　胃癌术后靶区勾画过程

（郁志龙　张保祯）

第八章

肝癌靶区勾画

以原发性肝细胞性肝癌靶区勾画为例介绍如下。

一、靶区定义

GTV：动脉期 CT 或 MRI 中可见大体肿瘤。

CTV：GTV＋0.5 cm。

PTV：在平静呼吸，热塑膜体位固定下，一般 CTV＋0.5 cm（前、后、左、右）和 CTV＋1.0 cm（头、脚）。

二、病例

病例 1

患者女性，63 岁，"发现上腹部包块 2 个月"入院。乙肝病史 15 年。

MRI：肝左叶肿物，范围约 8.5 cm×11.0 cm，边界不清，周围可见强化假包膜，考虑肝癌。

穿刺病理：分化差的肝细胞肝癌。

CT 图像见图 8-1-1～图 8-1-5。

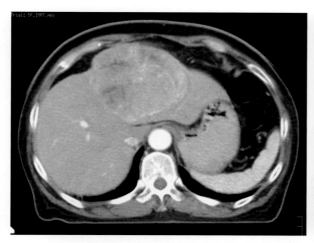

图 8-1-1　动脉增强期模拟 CT 图像可见肝左叶肝癌
（肿物中间层面）

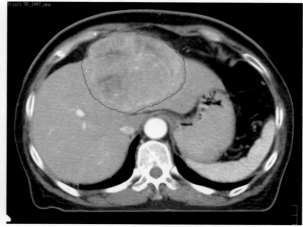

图 8-1-2　CT 图像勾画的 GTV
■ GTV

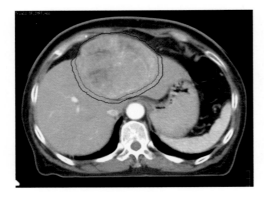

图 8-1-3　CT 图像勾画的 GTV 和 CTV

■ **GTV**　　■ **GTV**

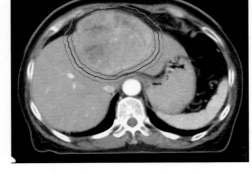

图 8-1-4　CT 图像勾画的 GTV、CTV 和 PTV

■ **GTV**　　■ **GTV**　　■ **PTV**

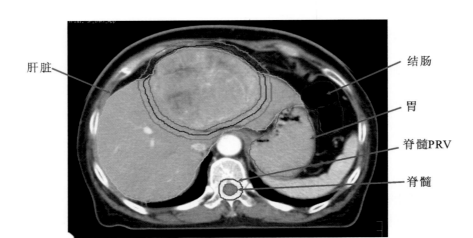

肝脏　　　　　　　　　　　　　　　　　　结肠

胃

脊髓PRV

脊髓

图 8-1-5　CT 图像中靶区和危及器官勾画

病例 2

患者男性,48 岁,"发现肝脏占位 20 余天"入院。乙肝病史 18 年。

MRI:肝右叶肿物,最大截面约 7.0 cm×6.5 cm,肿物边缘不清,与门静脉右支关系密切。

穿刺病理:中分化肝细胞肝癌。

增强 CT 仍不能清晰显示 GTV,需要 MRI 融合定义 GTV(图 8-1-6)。

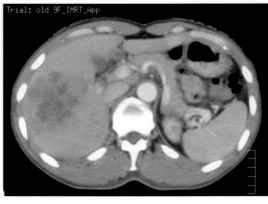

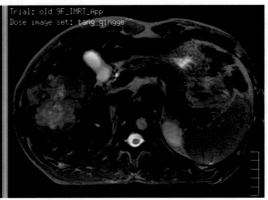

（1）　　　　　　　　　　　　　　　　　　（2）

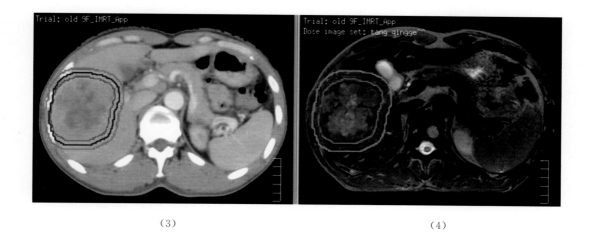

（3）　　　　　　　　　　　　　　　　（4）

图 8-1-6　CT 融合 MRI 靶区勾画过程

（王维虎　陈波）

第九章

胰腺癌靶区勾画

一、概述

随着精准放疗时代的到来,3D-CRT、SBRT、IMRT、IGRT 等一系列精准放疗技术在临床广泛应用,在不增加正常组织剂量的同时不断提高靶区剂量,从而提高肿瘤的局控率,改善患者生活质量。

由于胰腺位置特殊、危及器官分布复杂,胰腺癌精准放疗计划设计一直是当前讨论热点。近年来随着"精准医学"概念的推广,国内外学者针对胰腺癌靶区勾画、剂量分割模式、控制胃肠毒副反应、放疗后复发等进行了广泛的研究,而放疗靶区精准是精准放疗的关键环节之一。

二、胰腺癌靶区定义

胰腺癌 GTV 确定

GTV primary:建议多模态影像下勾画 GTV,建议以 PET-CT 融合影像为基础的生物靶区勾画。

GTV nodal:单个淋巴结肿大,短径≥10 mm。同一淋巴结区内多个淋巴结肿大,短径≥5 mm。

胰腺癌 CTV 的确定

(1)胰腺癌外放 CTV 范围确定:胰腺癌侵袭性强,预后较差,精准放疗时,应在充分保证周围器官耐受情况下,个体化考虑 CTV 外放范围。

(2)胰腺癌预防性照射淋巴结引流区的确定:随着胰腺癌放疗联合化疗、靶向药物等应用均对改善患者预后有积极影响。建议多学科综合治疗为主,若要进行淋巴结引流区预防性照射,应充分考虑患者的耐受性。

胰腺癌 ITV、PTV 的确定

由于胰腺癌受肿瘤部位、患者年龄、性别、体型等多种因素的影响,其 ITV 存在较大个体差异,因此有条件的放疗中心,在对胰腺癌患者制订放射治疗计划时均应行 ITV 测量,再结合本单位的摆位误差,以制订相对合理且个体化的 PTV 外放边界标准。

分次治疗间的靶区移位和变形:人体每个局部的相对独立运动;消化系统和泌尿系统器官的充盈程度可能造成靶区移位;患者可能消瘦、体重减轻;随着放疗进行,肿瘤可能逐渐缩小、变形,病灶和周围危及器官的相对位置发生变化。

同一次治疗中的靶区移位：呼吸运动、心脏跳动、胃肠蠕动都会导致肿瘤位置的变化。

分次治疗间的摆位误差，包括治疗床、体表标记线的宽度和清晰程度，摆位的固有定位误差，操作员的误差等。

三、危及器官（OAR）

①肝脏；②十二指肠；③空肠—回肠；④肾脏；⑤脊髓。

四、病例

病例 1 **胰头癌靶区勾画**（图 9-1-1）

男性患者，56 岁，因"腹痛、腹胀 3 个月"入院。行腹部 CT 及 MRI，考虑胰头占位。超声内镜下胰头占位处穿刺，细胞学查见癌细胞。全身 PET-CT 检查未见肿瘤远处转移。入院诊断为胰腺癌，完善相关检查后决定行同步放化疗治疗。

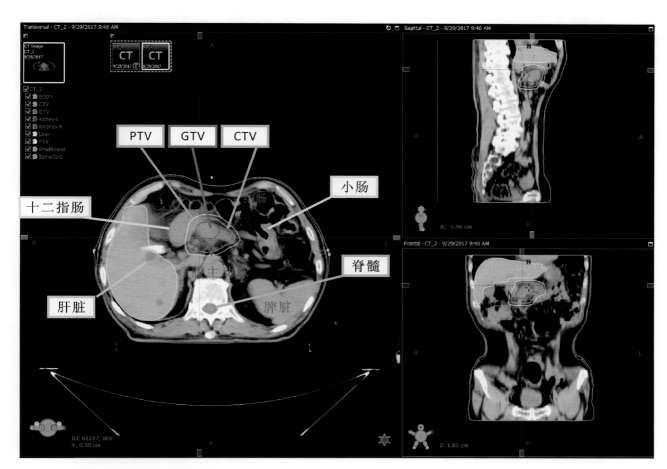

（1）

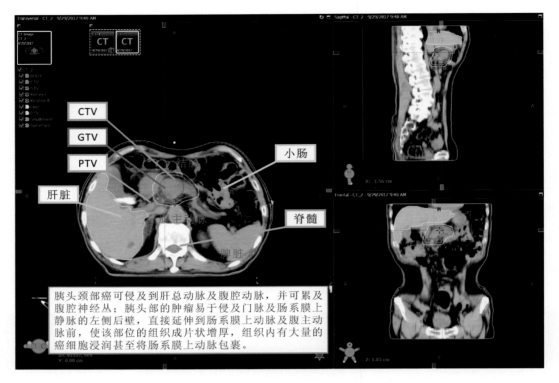

胰头颈部癌可侵及到肝总动脉及腹腔动脉，并可累及腹腔神经丛；胰头部的肿瘤易于侵及门脉及肠系膜上静脉的左侧后壁，直接延伸到肠系膜上动脉及腹主动脉前，使该部位的组织成片状增厚，组织内有大量的癌细胞浸润甚至将肠系膜上动脉包裹。

（2）

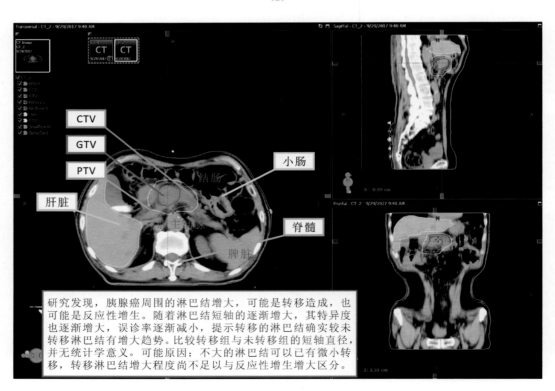

研究发现，胰腺癌周围的淋巴结增大，可能是转移造成，也可能是反应性增生。随着淋巴结短轴的逐渐增大，其特异度也逐渐增大，误诊率逐渐减小，提示转移的淋巴结确实较未转移淋巴结有增大趋势。比较转移组与未转移组的短轴直径，并无统计学意义。可能原因：不大的淋巴结可以已有微小转移，转移淋巴结增大程度尚不足以与反应性增生增大区分。

（3）

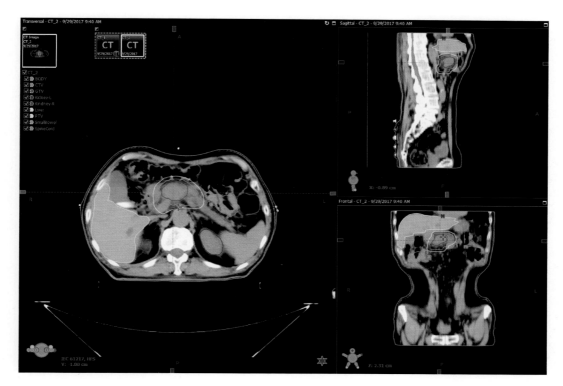

（4）

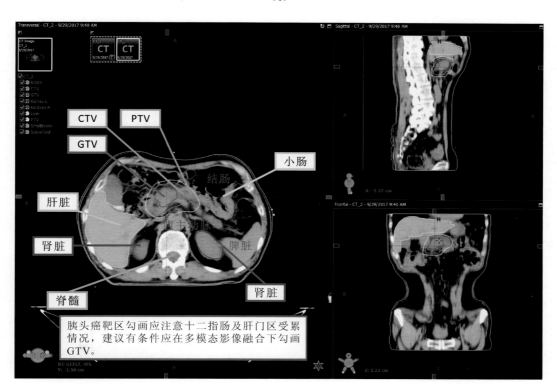

（5）

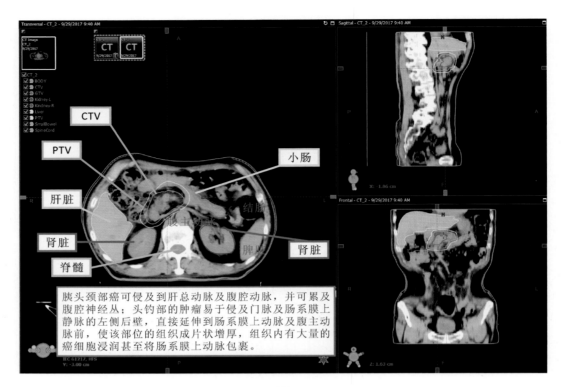

（6）

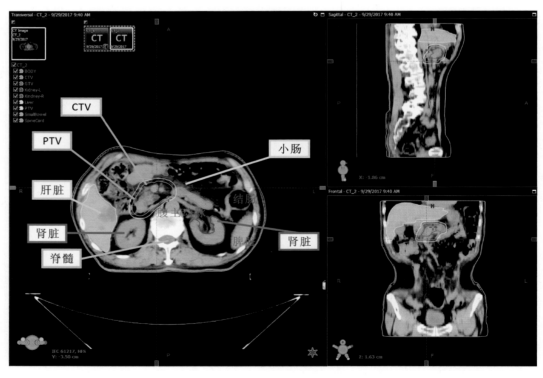

（7）

图 9-1-1　胰头癌靶区勾画过程

胰腺癌 PTV 勾画

计划靶区(PTV):CTV 外放一定边界以包括由于摆位误差和内靶体积(ITV)等因素引起的 CTV 位置相对射野的变化。PTV 外扩范围的确定能减少正常胰腺组织、胃、十二指肠重叠照射的体积,为进一步提高靶区照射剂量提供条件,同时能有效降低胃、十二指肠放疗后不良反应事件发生的概率。

由于胰腺癌受肿瘤部位,患者年龄、性别、体型等多种因素的影响,其 ITV 存在较大个体差异,因此有条件的放疗中心,在对胰腺癌患者制订放射治疗计划时均应行 ITV 测量,再结合本单位的摆位误差,以制定相对合理且个体化的 PTV 外放边界标准(图 9-1-2)。

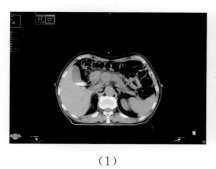
（1）

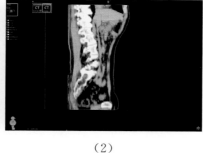
（2）

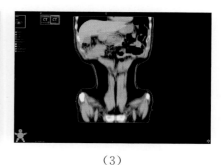
（3）

图 9-1-2　胰腺癌 PTV 外扩范围

病例 2　胰腺癌周围侵犯

患者男性,75 岁,因"上腹痛、皮肤黄染半月余"入院。入院行 MRI 及 PET-CT,考虑胰腺占位,经会诊无手术指征,经与患者及家属协商后转入放疗科行同步放化疗。

胰腺癌靶区勾画见图 9-1-3。

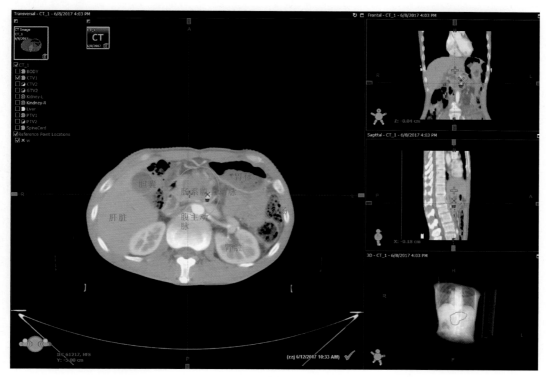
（1）

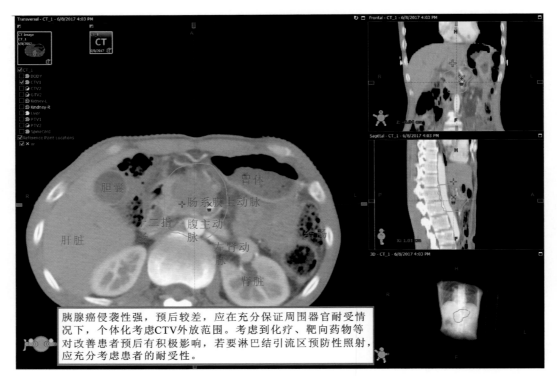

胰腺癌侵袭性强，预后较差，应在充分保证周围器官耐受情况下，个体化考虑CTV外放范围。考虑到化疗、靶向药物等对改善患者预后有积极影响，若要淋巴结引流区预防性照射，应充分考虑患者的耐受性。

（2）

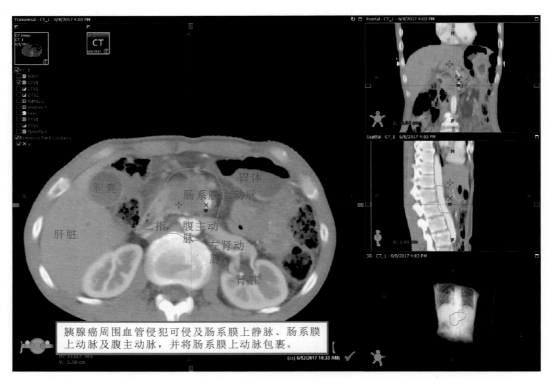

胰腺癌周围血管侵犯可侵及肠系膜上静脉、肠系膜上动脉及腹主动脉，并将肠系膜上动脉包裹。

（3）

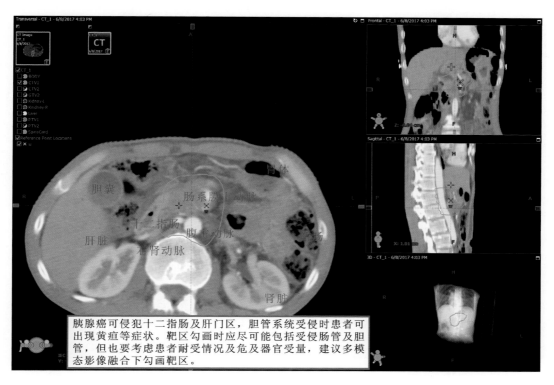

胰腺癌可侵犯十二指肠及肝门区，胆管系统受侵时患者可出现黄疸等症状。靶区勾画时应尽可能包括受侵肠管及胆管，但也要考虑患者耐受情况及危及器官受量，建议多模态影像融合下勾画靶区。

（4）

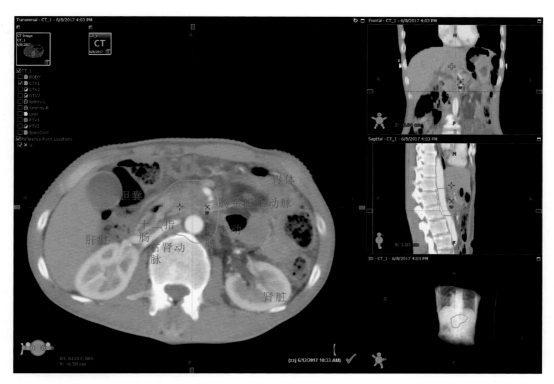

（5）

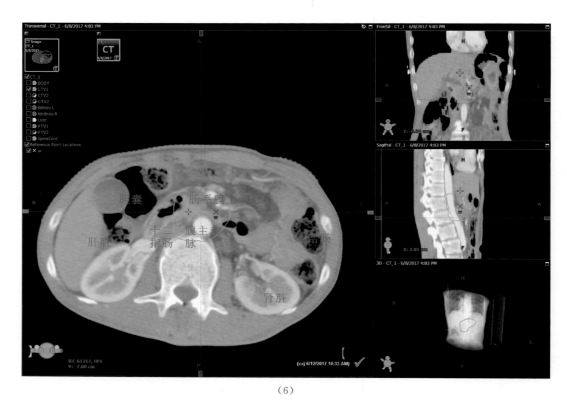

（6）

图 9-1-3　胰腺癌靶区勾画过程

病例 3　胰腺癌术后复发靶区勾画（图 9-1-4）

男性患者,48 岁,胰腺癌胰尾切除术后半年余,术后化疗 6 周期,未行放疗。复查 MRI 及 PET-CT,考虑局部复发。

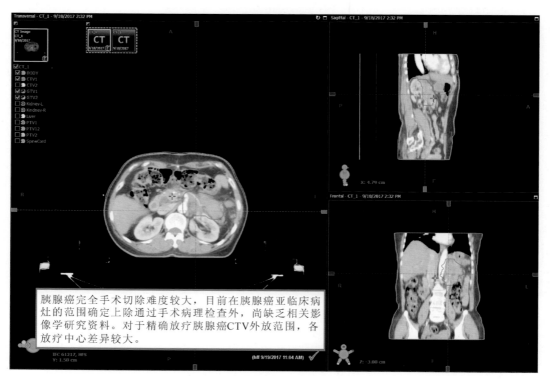

胰腺癌完全手术切除难度较大,目前在胰腺癌亚临床病灶的范围确定上除通过手术病理检查外,尚缺乏相关影像学研究资料。对于精确放疗胰腺癌CTV外放范围,各放疗中心差异较大。

（1）

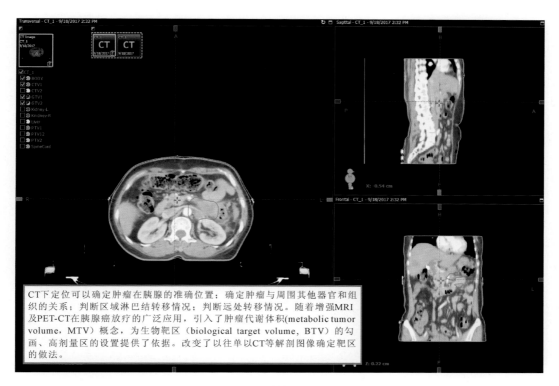

CT下定位可以确定肿瘤在胰腺的准确位置；确定肿瘤与周围其他器官和组织的关系；判断区域淋巴结转移情况；判断远处转移情况。随着增强MRI及PET-CT在胰腺癌放疗的广泛应用，引入了肿瘤代谢体积(metabolic tumor volume, MTV)概念，为生物靶区（biological target volume, BTV）的勾画、高剂量区的设置提供了依据。改变了以往单以CT等解剖图像确定靶区的做法。

（2）

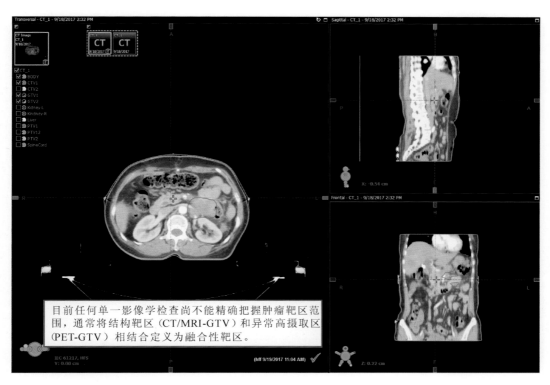

目前任何单一影像学检查尚不能精确把握肿瘤靶区范围，通常将结构靶区（CT/MRI-GTV）和异常高摄取区（PET-GTV）相结合定义为融合性靶区。

（3）

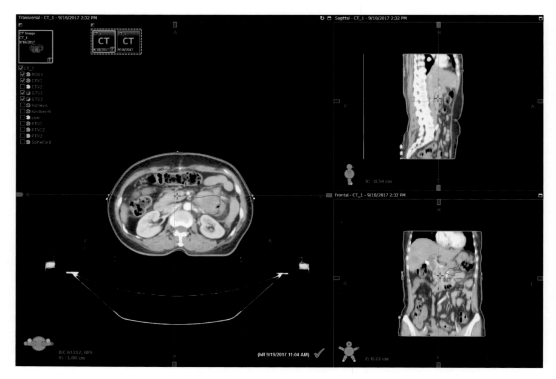

（4）

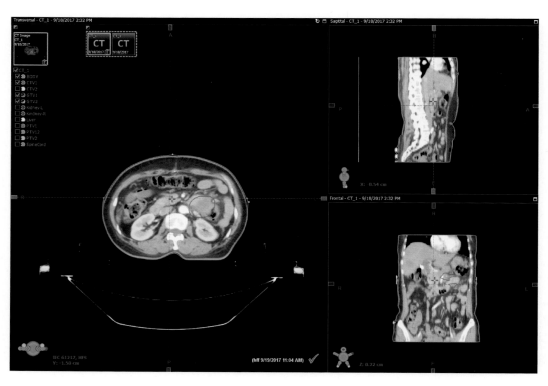

（5）

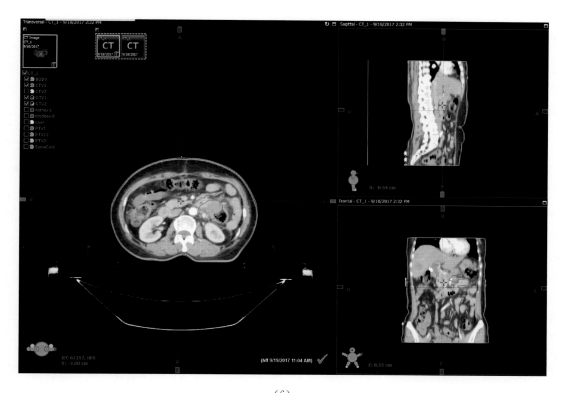

（6）

图 9-1-4 胰腺癌术后靶区勾画过程

五、胰腺癌 GTV 勾画影响因素

1. 靶区勾画者主观差异对 GTV 的影响：Yamazaki 等将 2 例拟行放疗的胰头体癌患者的 CT 图像传输到 8 个治疗计划系统，分别由不同勾画者在不同设备上独立勾画 GTV。结果胰头病灶与胰体病灶的平均体积分别为 34.8 cm^3（13.5～122 cm^3）和 73.4 cm^3（46.3～152 cm^3）。

2. CT 成像下淋巴结是否等同于阳性淋巴结：薛华丹等针对 17 例胰腺肿瘤患者术前 CT 图像，按照外形特征及淋巴结位置，检查发现共有 41 枚淋巴结可与病理结果对应，其中 16 枚（39.0%）转移阳性，短轴直径与非转移组淋巴结比较无统计意义（$P=0.27$）。

分别以淋巴结短轴直径大于 3 mm、10 mm 及淋巴结长短轴直径比小于 2 为淋巴结转移阳性诊断标准，阳性预测值分别为 38.5%、50% 及 53.3%，阴性预测值分别为 50%、62.9% 及 69.2%，准确度分别为 39%、61% 及 63.4%。

3. MRI 对 GTV 确定的影响：韩若冰等对 40 例胰腺癌患者，均行增强 CT 及 DWMRI 定位扫描，后依据不同图像勾画靶区体积、测量肿瘤最大截面长径、肝转移瘤，以及 5～8 mm、>8 mm 转移淋巴结。

4. PET-CT 对 GTV 确定的影响：Topkan 等探讨胰腺癌靶区体积时发现参考 PET/CT 勾画的 GTV 较强化 CT 的图像增加 29.7%。

5. CT 成像原发灶大小是否等同原发灶实际大小：Arvold 等回顾性研究了 97 例手术切除的胰腺癌患者，其中 87 例可进行术前 CT 与新鲜病理标本肿瘤大小的比较。结果 73 例（84%）患者病理学测量的肿瘤直径大于 CT。

术前 CT 测量：肿瘤大小中位值为 25 mm。病理学测量：肿瘤大小中位值为 34 mm。病理与 CT 差值：7 mm。CT 显著低估了胰腺癌病灶大小。

六、胰腺癌 GTV-CTV 外放范围研究

Arvold 等认为，CTV 的外扩边界＝19－1/8 CT 大小(mm)或＝19－1/20EUS 大小(mm)。胰腺癌亚临床病灶大小与肿瘤大小有关。但该研究并未提及胰腺癌不同病理类型、分化程度等对亚临床病灶范围的影响。该 CTV 外扩范围的公式为数据推算，其临床实际可信度还需进一步临床研究论证。

七、胰腺癌 CTV-PTV 外放范围研究

1. 计划靶区(PTV)：CTV 外放一定边界以包括由于摆位误差和内靶体积(ITV)等因素引起的 CTV 位置相对射野的变化。

2. PTV 外扩范围的确定能减少正常胰腺组织、胃、十二指肠重叠照射的体积，为进一步提高靶区照射剂量提供条件，同时能有效降低胃、十二指肠放疗后不良反应事件发生的概率。

3. 由于胰腺癌受肿瘤部位，患者年龄、性别、体型等多种因素的影响，其 ITV 存在较大个体差异，因此有条件的放疗中心，在对胰腺癌患者制订放射治疗计划时均应行 ITV 测量，再结合本单位的摆位误差，以制定相对合理且个体化的 PTV 外放边界标准。胰腺癌 PTV 量呼吸运动移位范围见图 9-1-5。

4. Wysocka 等关于胰腺位置受呼吸影响的研究显示，y 轴受呼吸影响较大，在 x、y、z 方向位移中位值和范围分别为 2.4(0～10.5) mm、13.1(0.6～50.6) mm、6.3(0～17.1) mm。

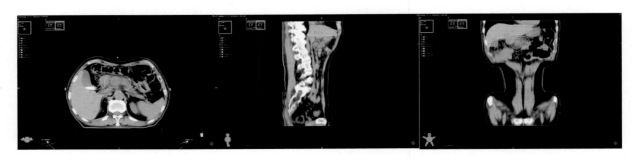

图 9-1-5　胰腺癌 PTV 量呼吸运动移位范围

5. 关于胰腺脏器运动范围的研究：利用动态 MRI 图像评估上腹部器官胰腺、肝、肾随呼吸而出现的运动情况。上下轴位方向最大位移：胰腺(23.7±15.9)mm；肝脏(24.4±16.4)mm。各器官前后、左右方向位移不明显。

利用螺旋 CT 量化评估胰头、体、尾，肾，肠系膜上动脉区域的移动范围，了解器官运动对靶体积的影响。结果：胰尾和肠系膜上动脉区域的位移最明显(P＝0.001 和 0.01)。

八、胰腺癌靶区勾画总结

1. PGTV：建议多模态影像下勾画，以 PET-CT 融合影像为基础的生物靶区勾画。

2. nGTV：单个淋巴结肿大，短径≥10 mm；同一淋巴结区内多个淋巴结肿大，短径≥5 mm。

3. CTV：GTV 外放 1～1.5 cm，不做淋巴结区域预防照射，不做全胰腺照射。

4. ITV：胃肠的充盈程度、胃肠蠕动、呼吸运动、心脏搏动、患者消瘦、肿瘤缩小变形，病灶和危及器官的相对位置发生变化，个体化确定 ITV 范围。

5. PTV：综合运用多种定位影像(验证)，尽可能减少摆位误差如治疗床、体表标记线、负压袋、面罩体膜、衣着、体位、操作员的误差等。

(王艺　程玉峰)

第十章 结直肠癌靶区勾画

第一节 直肠癌靶区勾画

一、直肠癌放疗前准备

CT 定位前 1 h 排空膀胱,喝水 500 mL(有或无含碘造影剂),采用有孔腹板的俯卧位(IMRT 时或仰卧位),盆膜固定,为明确肛缘的位置可在肛门口做金属标记,每次放疗前采用同样的方法憋尿。

二、图像扫描要求

扫描层厚:5 mm。扫描范围:从 L_3/L_4 间隙到 1/2 股骨处。推荐增强 CT 扫描和 MRI 平扫 T_2 加权。推荐 CT 和 MRI 扫描采用相同的体位。推荐 CT/MRI 融合勾画靶区。无 MRI 扫描定位应结合诊断 MRI 勾画靶区。

三、直肠癌术

(一)直肠癌术前靶区定义

GTV:直肠肿瘤及相应层面的系膜区,上下外扩 0.5~1 cm。
CTV:直肠系膜区、直肠上动脉淋巴结、髂内淋巴结、闭孔淋巴结、骶前淋巴结、髂外淋巴结(T_{4b} 时选择性勾画)、腹股沟淋巴结(侵犯肛管时选择性勾画)。
PTV:CTV+(0.5~1)cm。

(二)直肠癌术后靶区定义

CTV:直肠系膜区、直肠上动脉淋巴结、髂内淋巴结、闭孔淋巴结、骶前淋巴结、吻合口(Dixon 术时)、坐骨直肠窝(Miles 术时)、会阴区(Miles 术时)、髂外淋巴结(T_{4b} 时选择性勾画)、腹股沟淋巴结(侵犯肛管时选择性勾画)。
CTV-1:术后高危区,包括 R_1/R_2 切除及可疑残留区。
PTV:CTV/CTV-1+(0.5~1)cm。

四、CTV 外扩范围

1. 髂血管周围外扩 0.7 cm,形状根据可见的小血管、淋巴结而变化。

2. 肿瘤向下外扩≥2 cm,并包括整个直肠系膜区;上段直肠肿瘤向上扩≥2 cm。

3. 后界和侧界应扩到盆壁肌肉和骨的内缘,前界扩到膀胱后壁≤1 cm,以适应膀胱充盈的变化,骶前区≥1 cm,直肠后壁肿瘤临近骶骨时可包骶骨 0~5 mm。

4. 对于进展期直肠癌,包全直肠系膜和肛提肌,肿瘤侵犯邻近器官(T$_{4b}$),应向邻近器官外扩 1~2 cm;肿瘤 T$_{4b}$ 侵犯泌尿、生殖器官时应包髂外区,侵犯肛管时有时需要包髂外区、腹股沟区。

5. 术后放疗应根据不同术式确定下界范围:Miles 术后,下界应包到会阴皮肤(手术切口瘢痕处),包括坐骨直肠窝,会阴处中心向外包 1.5~2 cm 的皮肤,有些肥胖的患者从 CT 上不易看出此部位,定位时可在会阴部贴敷金属标志物,便于确定下界;Dixon 术后,下界在吻合口下≥2 cm,并包括整个直肠系膜区。

五、CTV 包含淋巴结及相关区域的定义范围

(一)髂内淋巴结

上界:髂内外分叉处。

下界:尾骨肌、坐骨棘或子宫动静脉(连接到宫旁区)。

前界:与髂外、闭孔区相邻。

后界:骶骨翼。

外侧:腰大肌、梨状肌。

内侧:膀胱、输尿管、肠管。

(二)髂外淋巴结

上界:髂内外分叉处。

下界:股骨头上缘。

前界:血管外 7 mm。

后界:与髂内、闭孔区相邻。

外侧:腰大肌、梨状肌。

内侧:血管外 7 mm。

(三)闭孔淋巴结

上界:骶髂关节下缘连接髂内区。

下界:闭孔上缘。

前界:连接髂外区。

后界:连接髂内区。

外侧:闭孔内肌、髂肌、腰大肌、髂骨。

内侧:膀胱、输尿管、肠管。

(四)坐骨直肠窝

上界:肛提肌、臀大肌、闭孔内肌。

下界:肛缘水平。

前界:闭孔内肌、肛提肌、括约肌。

后界:沿两侧臀大肌内侧壁向中线汇合。

外侧:坐骨结节、闭孔内肌、腰大肌。

内侧:肛提肌、括约肌。

(五)腹股沟

上界:髂外血管出盆腔后形成股动脉,在股骨头出现的层面。

下界:大隐静脉进入股静脉处,即坐骨结节下缘。

前界:血管外扩 20~25 mm。

后界:由髂腰肌、梳状肌、长收肌形成的股三角边缘。

外侧:缝匠肌和髂腰肌的边缘。

内侧:血管外扩 10~20 mm。

骶前间隙:位于肠系膜后方。

上界:髂内外分叉处/L_5-S_1 之间。

下界:尾骨前缘。

前界:骶骨前 10 mm。

后界:骶骨前缘,包括骶骨凹陷。

外侧:骶髂关节。

(六)直肠系膜区

上界:直乙交界/直肠向前延伸形成乙状结肠处。

下界:肛管直肠交界,即肛提肌与直肠交界处(形成括约外肌),此处系膜脂肪消失。

前界:尿道球部、前列腺、精囊腺后缘(男性),阴道、宫颈、子宫后缘(女性),膀胱后壁。

后界:骶骨前缘。

外侧:髂内淋巴结区(上)、肛提肌内侧(下)。

六、危及器官(OAR)的定义

1. 肠管　根据需要有 3 种勾画方法。

(1)小肠:为区别大肠,扫描前 30 min 口服造影剂,勾画含有造影剂的小肠。

(2)肠袋(bowel Bag):可以快速简单地勾画肠管,特别是没有口服造影剂时,包含小肠和结肠。

(3)非特定性肠管(non-GI definition):腹盆腔内容物或小肠和大肠所占据的空间。

肠管勾画范围:对于大多数共面照射,盆腔肠道勾画超出 PTV 1 cm;对于非共面照射取决于照射野方向和路径,通常大于 PTV 1 cm;对 Tomo Therapy 计划取决于照射野大小,要求超出 PTV 1~5 cm,通常为 2.5 cm。

2. 膀胱　从膀胱的基底部到顶部完整勾画。

3. 近端股骨　从股骨头上缘到坐骨结节的下缘水平,包括粗隆。

七、病例

病例 1　直肠癌术前靶区勾画(图 10-1-1)

直肠癌Ⅲ期($cT_3N_{1a}M_0$)。

肿瘤下界距肛缘 7 cm,病理:中分化腺癌。

(一)CTV 勾画

靶区包括直肠系膜区、直肠上动脉淋巴结、髂内淋巴结、闭孔淋巴结、骶前淋巴结。

(二)GTV 勾画

靶区包括直肠肿瘤及相应层面的系膜区,上下外扩 0.5～1 cm。

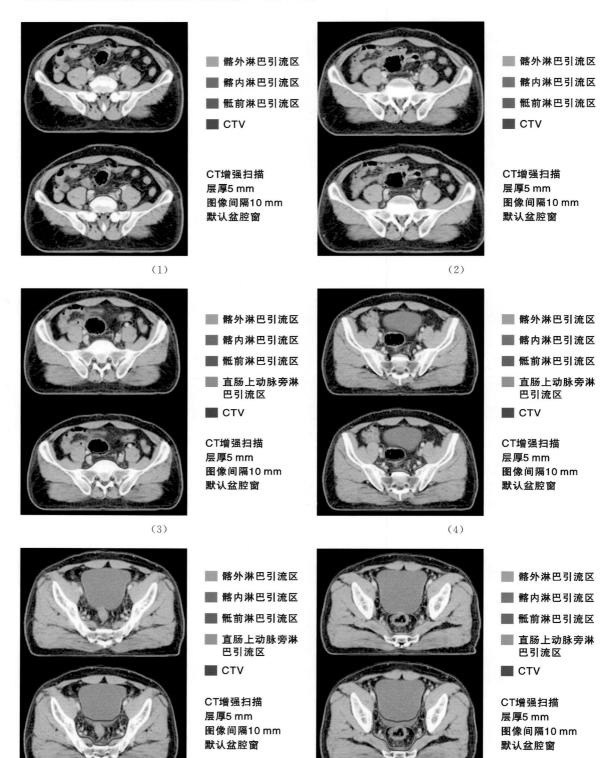

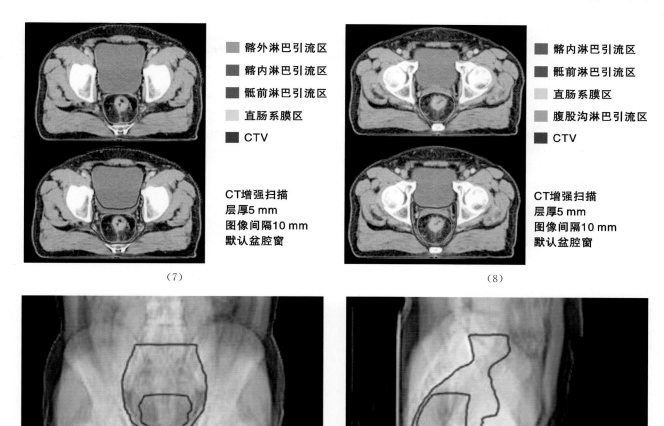

CT增强扫描
层厚5 mm
图像间隔10 mm
默认盆腔窗

| 髂外淋巴引流区 |
| 髂内淋巴引流区 |
| 骶前淋巴引流区 |
| 直肠系膜区 |
| CTV |

（7）

| 髂内淋巴引流区 |
| 骶前淋巴引流区 |
| 直肠系膜区 |
| 腹股沟淋巴引流区 |
| CTV |

CT增强扫描
层厚5 mm
图像间隔10 mm
默认盆腔窗

（8）

冠状层面 ■ GTV ■ CTV

矢状层面 ■ GTV ■ CTV

（9）

图 10-1-1　直肠癌术前靶区勾画过程

　　直肠系膜区在 CT 上不易识别，为便于识别分别在核磁上勾画出直肠系膜区和 GTV，并在 CT 上也勾画出 GTV。

　　GTV 目前没有共识，此处是北京大学肿瘤医院的勾画范围（图 10-1-2～图 10-1-4），根据肿瘤局部进展和淋巴结转移情况可适当变化。

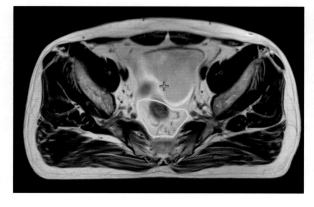

（1）

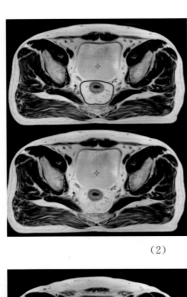

■ GTV

□ 直肠系膜区

MRI平扫
T$_2$加权
层厚5 mm
间隔10 mm

（2）

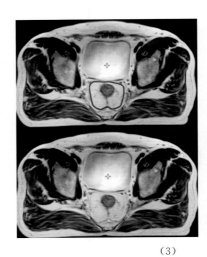

■ GTV

□ 直肠系膜区

MRI平扫
T$_2$加权
层厚5 mm
间隔10 mm

（3）

■ GTV

□ 直肠系膜区

MRI平扫
T$_2$加权
层厚5 mm
间隔10 mm

（4）

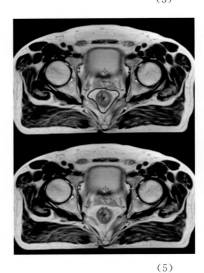

■ GTV

□ 直肠系膜区

MRI平扫
T$_2$加权
层厚5 mm
间隔10 mm

（5）

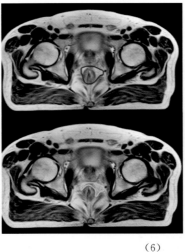

■ GTV

□ 直肠系膜区

MRI平扫
T$_2$加权
层厚5 mm
间隔10 mm

（6）

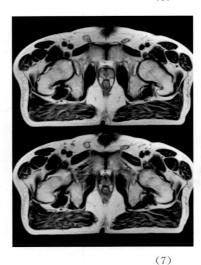

□ 直肠最下两层
系膜区

MRI平扫
T$_2$加权
层厚5 mm
间隔10 mm

（7）

图 10-1-2　MRI 图像勾画 GTV 过程

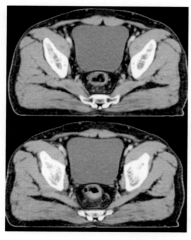

■ GTV

CT增强扫描
层厚5 cm
图象间隔10 mm
默认盆腔窗

（1）

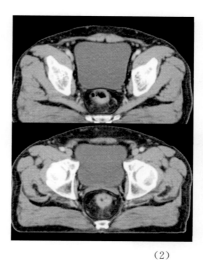

■ GTV

CT增强扫描
层厚5 cm
图象间隔10 mm
默认盆腔窗

（2）

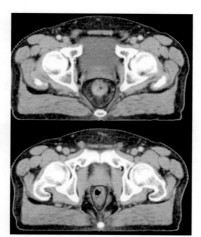

■ GTV

CT增强扫描
层厚5 cm
图象间隔10 mm
默认盆腔窗

（3）

图 10-1-3　CT 图像勾画 GTV 过程

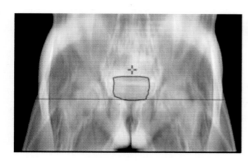

盆腔冠状位

■ GTV

■ 直肠系膜区

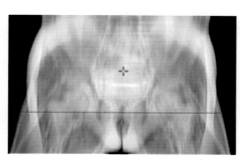

MRI平扫
T_2加权
层厚5 cm

图 10-1-4　MRI 冠状位上显示 GTV 过程

病例 2 **直肠癌 Miles 术后靶区勾画(图** 10-1-5**)**

直肠癌 Miles 术后Ⅲ期（ $pT_3N_{1b}M_0$ ）。

手术病理:中分化腺癌,穿透肌层,未见脉管癌栓,淋巴结转移 3/28,CRM(－)。

放疗靶区包括直肠上动脉淋巴结、髂内淋巴结、闭孔淋巴结、骶前瘤床区、骶前淋巴结、坐骨直肠窝、会阴皮肤瘢痕。

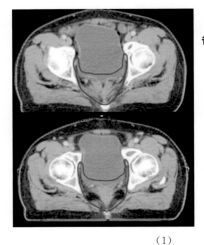

备注：略去上面层面，同术前CTV勾画

CT增强扫描
层厚5 mm
图像间隔10 mm
默认盆腔窗

（1）

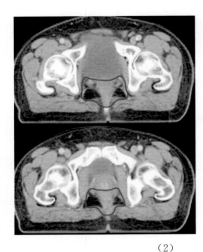

CT增强扫描
层厚5 mm
图像间隔10 mm
默认盆腔窗

（2）

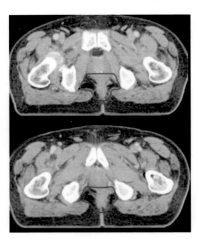

CT增强扫描
层厚5 mm
图像间隔10 mm
默认盆腔窗

（3）

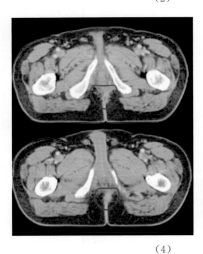

CT增强扫描
层厚5 mm
图像间隔10 mm
默认盆腔窗

（4）

图 10-1-5　直肠癌 Miles 术后靶区勾画过程

病例 3 **直肠癌 Dixon 术后靶区勾画(图** 10-1-6**)**

直肠癌 Dixon 术后ⅢB 期（ $pT_{4a}N_2M_0$ ）。

手术病理:中分化腺癌,浸润肠壁全层达浆膜外脂肪组织,可见脉管癌栓,淋巴结转移 5/14,CRM(－)。

放疗靶区包括直肠系膜、直肠上动脉淋巴结、髂内淋巴结、闭孔淋巴结、骶前淋巴结、吻合口。

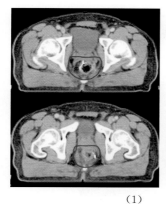

备注：略去上面层面，
同术前CTV勾画

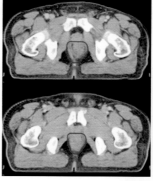

备注：CTV下界在吻
合口下22 cm，并包
括整个直肠系膜区

CT增强扫描
层厚5 mm
图像间隔10 mm
默认盆腔窗

CT增强扫描
层厚5 mm
图像间隔10 mm
默认盆腔窗

（1）　　　　　　　　　　　　　　　（2）

图 10-1-6　直肠癌 Dixon 术后靶区勾画

八、CT 和 MRI 所示转移淋巴结

CT 和 MRI 所示转移淋巴结勾画过程见图 10-1-7。

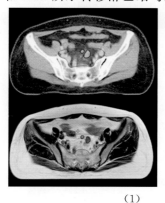

■ CTV
直肠上动脉转移
淋巴结
■ CTV

CT增强扫描
默认盆腔窗

■ CTV
直肠上动脉转移
淋巴结
■ CTV

MRI平扫T$_2$加权

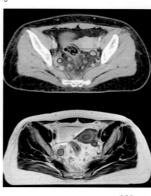

■ CTV
直肠上动脉转移
淋巴结
■ CTV

CT增强扫描
默认盆腔窗

■ CTV
直肠上动脉转移
淋巴结
■ CTV

MRI平扫T$_2$加权

（1）　　　　　　　　　　　　　　　（2）

图 10-1-7　CT 和 MRI 所示转移淋巴结勾画过程
（1）直肠上动脉区转移淋巴结；（2）髂内血管区转移淋巴结

九、正常组织勾画：膀胱

正常组织——膀胱勾画过程见图 10-1-8。

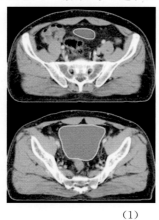

CT增强扫描
层厚5 mm
图像间隔10 mm
默认盆腔窗

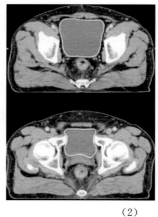

CT增强扫描
层厚5 mm
图像间隔10 mm
默认盆腔窗

（1）　　　　　　　　　　　　　　　（2）

图 10-1-8　正常组织——膀胱勾画过程
从膀胱的基底部到顶部完整勾画

十、正常组织勾画:近端股骨

正常组织——股骨勾画过程见图 10-1-9。

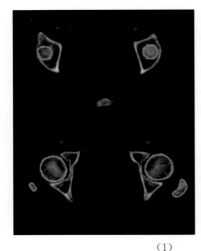

CT增强扫描
层厚5 mm
图像间隔10 mm
默认盆腔窗

（1）

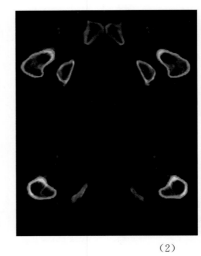

CT增强扫描
层厚5 mm
图像间隔10 mm
默认盆腔窗

（2）

图 10-1-9　正常组织——股骨勾画过程

从股骨头上缘到坐骨结节下缘水平

十一、正常组织勾画:肠管

正常组织——肠管勾画过程见图 10-1-10。
根据需要分为 3 种画法:小肠、肠袋、非特定性肠管。

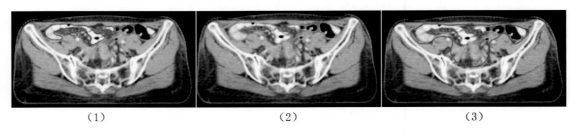

CT增强扫描
默认盆腔窗

（1）　　　　　　　（2）　　　　　　　（3）

图 10-1-10　正常组织——肠管勾画过程

（1）小肠:含法影剂的肠管;（2）肠袋:包含小肠和结肠;（3）非特定性肠管:小肠和大肠所占据的空间

（蔡勇　李永恒）

第二节　肛管癌靶区勾画

一、缩写定义

GTV:肿瘤靶区。
CTV:临床靶区。
PTV:计划靶区。

二、影像条件

CT 模拟定位前准备：①嘱患者定位前 1 h 排空膀胱；②20％泛影葡胺 20 mL＋饮用水 800 mL 于定位前 1 h 饮入，充盈膀胱；③采用仰卧位，对于较大的外生型肿物为便于加组织补偿可采用俯卧位。

扫描范围：L_5 上 3～4 个椎体，至坐骨结节下 10～15 cm，层厚 5 mm。

三、靶区定义

(一)肛管癌靶区定义

GTV：影像图像上确认的大体肿瘤范围，包括原发灶和转移淋巴结。NCCN 指南建议参照 PET-CT 制定靶区。

CTV：应包括 GTV、肛管和肛门外括约肌外扩 20 mm 的范围，还应包括以下高危区域——直肠系膜区、骶前区、髂内淋巴引流区、髂外淋巴引流区、闭孔淋巴引流区、坐骨直肠窝、腹股沟淋巴引流区。

PTV：在 CTV 的基础上，上下腹背侧外扩 10 mm，左右外扩 5 mm。

(二)直肠系膜区

上界：直乙交界水平，直肠向前走行为乙状结肠处。

下界：肛门直肠连接处，位于肛提肌与肛门外括约肌连接的部位，此处直肠系膜脂肪/空隙逐渐消失，多位于从耻骨联合下缘到尾骨下缘的连线的平面上。

后界：骶前区。

前界：男性患者下骨盆以阴茎球和前列腺为界，中骨盆以膀胱和精囊为界；女性患者则以膀胱、阴道、宫颈和子宫为界。因为存在膀胱体积的变化，向前再包括 10 mm 膀胱、精囊或子宫。

侧界：下骨盆位于肛提肌中部，上骨盆位于髂内淋巴引流区内侧。

(三)骶前区

上界：骶岬，位于 L_5～S_1 椎间隙。

下界：尾骨下缘。

侧界：骶髂关节。

前界：骶骨前 10 mm，包括淋巴结和骶前血管。

后界：骶骨前缘，包括骶孔。

(四)髂内淋巴引流区

位于直肠系膜区和骶前区的两侧。

上界：髂总动脉分叉处(多位于 L_5～S_1 椎间隙水平)。

下界：位于肛提肌纤维汇入闭孔筋膜和闭孔内肌处，多位于闭膜管水平或闭孔内肌与中线器官(膀胱、精囊)之间没有空隙的层面。

外侧界：上骨盆位于髂腰肌，下骨盆位于闭孔内肌内侧缘(或闭孔内肌消失处)。

内侧界：下骨盆内侧界为直肠系膜区和骶前区；上骨盆其内侧界为髂内血管向内 7 mm 的区域。

前界：下骨盆前界为闭孔内肌或骨；在上骨盆为髂内血管外扩 7 mm 的区域。

(五)髂外淋巴引流区

上界：髂总动脉分叉处。

下界:位于髋臼顶部和耻骨上支水平。

外侧界:髂腰肌。

内侧界:膀胱壁或血管外扩 7 mm 的区域。

前界:髂外血管外扩 7 mm 的区域。

后界:髂内淋巴引流区。

(六)坐骨直肠窝

上界:由肛提肌、臀大肌、闭孔内肌组成的平面。

下界:至肛缘水平。

外侧界:由坐骨结节、闭孔内肌、臀大肌组成。

前界:闭孔内肌、肛提肌和肛门括约肌融合处。下方层面则位于括约肌前 10～20 mm。

后界:两侧臀大肌前缘的连线。

(七)腹股沟淋巴引流区

目前尚无统一的定义,应包括股三角区的深、浅腹股沟淋巴结以及任何超出该范围的肉眼可见淋巴结和淋巴囊肿。

上界:髂外血管穿出骨盆延续为股动脉处。

下界:目前没有一致的定义,有以下几种。①大隐静脉注入股静脉处;②缝匠肌和长收肌交叉处,或者位于坐骨结节下缘水平①和②之间。

后界:为髂腰肌、耻骨肌和长收肌组成的股三角。

前界:腹股沟血管外扩至少 20 mm 的范围,包括所有可见的淋巴结或囊状淋巴管瘤。

外侧界:缝匠肌或者髂腰肌内侧缘。

内侧界:股动静脉外扩 10～20 mm,耻骨肌或长收肌内侧缘 1/3 或 1/2 可作为近似边界。

(八)闭孔淋巴引流区

位于闭孔动脉周围,该动脉是髂内动脉在髋臼平面发出的一个分支,其向下、向前走行,经闭孔管穿出盆腔。闭孔淋巴结范围很小,头脚方向上长度为 3～5 mm。

上界:闭孔动脉能够看到时,上界位于闭孔管上 3～5 mm。

下界:为闭孔管。

前界:闭孔内肌肌肉前缘。

后界:髂内淋巴引流区。

外侧界:闭孔内肌。

内侧界:膀胱。

四、危及器官(OAR)的勾画

1. 双侧股骨头。

2. 膀胱。

3. 小肠、结肠:至少勾画至 PTV 上 1.5 cm 层面。

4. 外生殖器和会阴:男性包括阴茎、阴囊以及耻骨联合前方脂肪和皮肤;女性包括阴蒂、大小阴唇以及耻骨联合前的脂肪和皮肤。上界位于耻骨联合上缘。

5. 骨髓：即为双侧髂嵴，从髂嵴顶端一直勾画至髋臼下缘。

肛管癌靶区勾画见图 10-2-1。

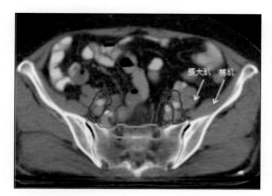 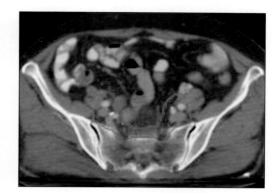

髂外淋巴引流区 ——————— 髂内淋巴引流区 ———————   骶前区 ——————— CTV ———————

（1）

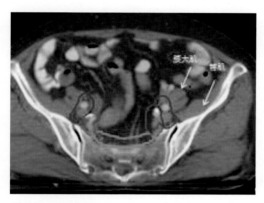 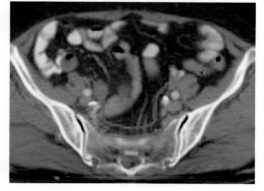

髂外淋巴引流区 ——————— 髂内淋巴引流区 ———————   骶前区 ——————— CTV ———————

（2）

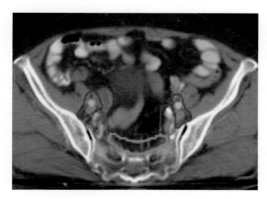 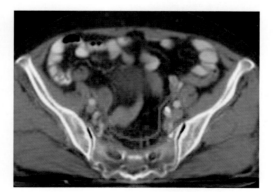

髂外淋巴引流区 ——————— 髂内淋巴引流区 ———————   骶前区 ——————— CTV ———————

（3）

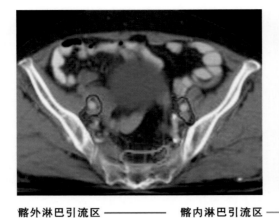

髂外淋巴引流区 ——————— 髂内淋巴引流区 ——————— 骶前区 ——————— CTV ———————

（4）

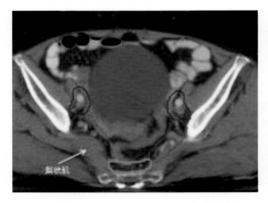
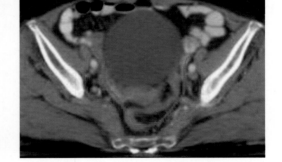

髂外淋巴引流区 ——————— 髂内淋巴引流区 ——————— 骶前区 ——————— CTV ———————

（5）

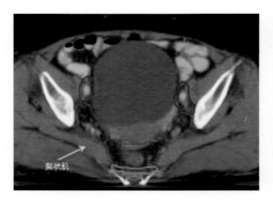
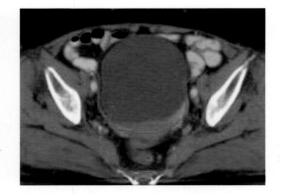

髂外淋巴引流区 ——————— 髂内淋巴引流区 ——————— 骶前区 ——————— CTV ———————

（6）

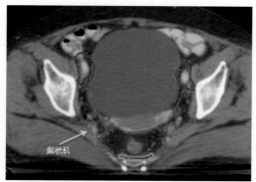

髂外淋巴引流区 —————— 髂内淋巴引流区 —————— 骶前区 —————— CTV ——————

（7）

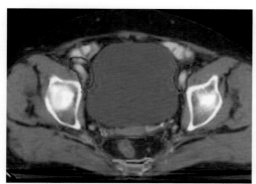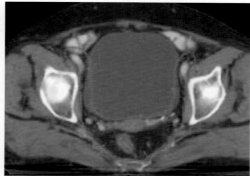

髂外淋巴引流区 —————— 髂内淋巴引流区 —————— 骶前区 ——————

直肠系膜区 —————— CTV ——————

（8）

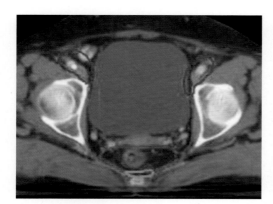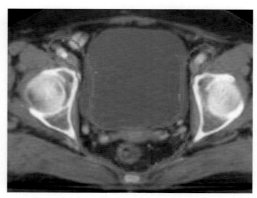

髂外淋巴引流区 —————— 髂内淋巴引流区 —————— 骶前区 ——————

直肠系膜区 —————— CTV ——————

（9）

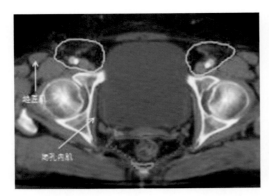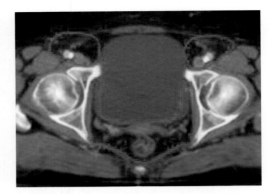

髂外淋巴引流区 ——————————　髂内淋巴引流区 ——————————　骶前区 ——————————

直肠系膜区 ——————————　CTV ——————————

（10）

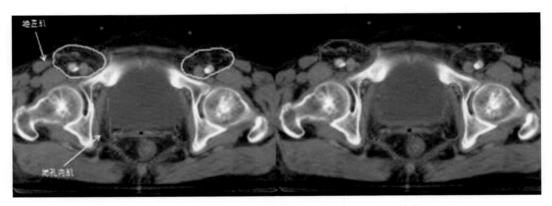

髂外淋巴引流区 ——————————　髂内淋巴引流区 ——————————　骶前区 ——————————

直肠系膜区 ——————————　CTV ——————————

（11）

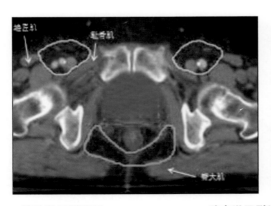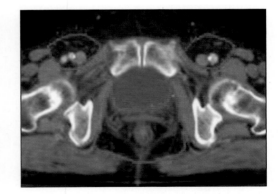

髂外淋巴引流区 ——————————　髂内淋巴引流区 ——————————　骶前区 ——————————

直肠系膜区 ——————————　腺股沟淋巴引流区 ——————————　坐骨直肠窝 ——————————

CTV ——————————

（12）

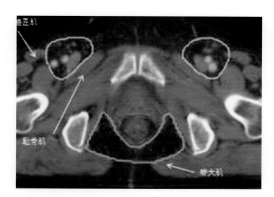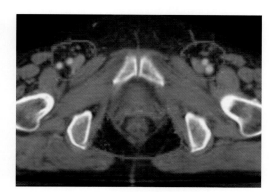

髂外淋巴引流区 —————— 髂内淋巴引流区 —————— 骶前区 ——————

直肠系膜区 —————— 腺股沟淋巴引流区 —————— 坐骨直肠窝 ——————

CTV ——————

（13）

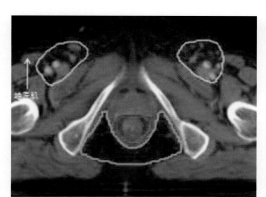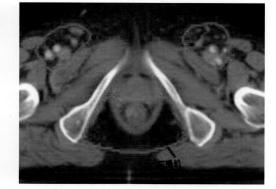

髂外淋巴引流区 —————— 髂内淋巴引流区 —————— 骶前区 ——————

直肠系膜区 —————— 腺股沟淋巴引流区 —————— 坐骨直肠窝 ——————

CTV ——————

（14）

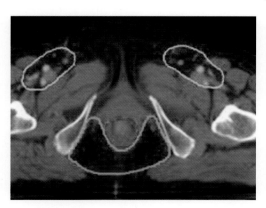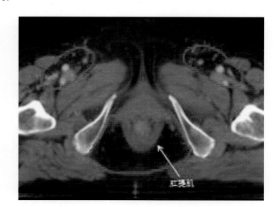

髂外淋巴引流区 —————— 髂内淋巴引流区 —————— 骶前区 ——————

直肠系膜区 —————— 腺股沟淋巴引流区 —————— 坐骨直肠窝 ——————

CTV ——————

（15）

315

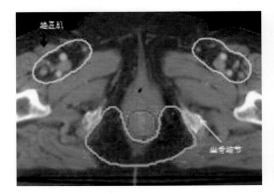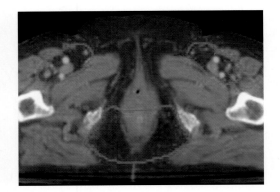

髂外淋巴引流区 ———————	髂内淋巴引流区 ———————	骶前区 ———————
直肠系膜区 ———————	腺股沟淋巴引流区 ———————	坐骨直肠窝 ———————
CTV ———————		

（16）

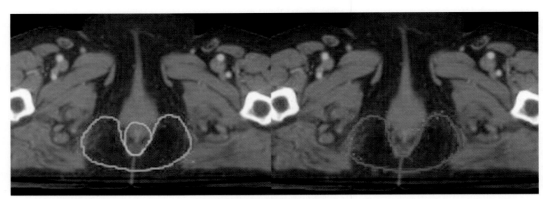

髂外淋巴引流区 ———————	髂内淋巴引流区 ———————	骶前区 ———————
直肠系膜区 ———————	腺股沟淋巴引流区 ———————	坐骨直肠窝 ———————
CTV ———————	肛管 ———————	

（17）

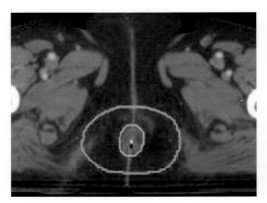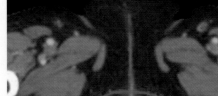

髂外淋巴引流区 ———————	髂内淋巴引流区 ———————	骶前区 ———————
直肠系膜区 ———————	腺股沟淋巴引流区 ———————	坐骨直肠窝 ———————
CTV ———————	肛管 ———————	

（18）

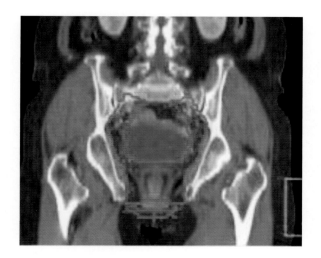
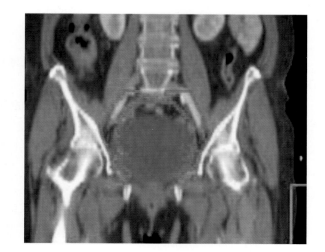

髂外淋巴引流区 ——————　髂内淋巴引流区 ——————　骶前区 ——————

直肠系膜区 ——————　腺股沟淋巴引流区 ——————　坐骨直肠窝 ——————

CTV ——————　肛管 ——————

（19）

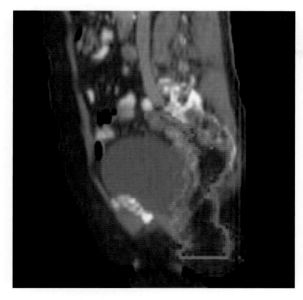
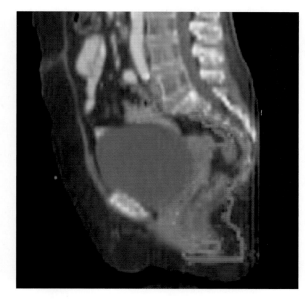

髂外淋巴引流区 ——————　髂内淋巴引流区 ——————　骶前区 ——————

直肠系膜区 ——————　腺股沟淋巴引流区 ——————　坐骨直肠窝 ——————

CTV ——————　肛管 ——————

（20）

图 10-2-1　肛管癌靶区勾画过程

五、靶区勾画注意事项

坐骨直肠窝(IRF):RTOG 指南中不属于高危区域,但过去的随机对照研究中采用二维照射时,整个 IRF 均在照射野内。

腹股沟淋巴引流区:其具体范围存在争议,有的是对血管进行均匀外扩而形成,澳大利亚指南考虑股动静脉周围并没有解剖屏障,而且不同体型差异较大,采用骨性标志和外扩边界相结合的方法。下界为坐骨结节下缘。考虑膀胱充盈程度和位置的变化,CTV 前界需向前外扩,包括膀胱或子宫后壁向前外扩 10 mm。

(王雅棣 路娜)

第十一章
泌尿生殖系肿瘤靶区勾画

第一节　前列腺癌靶区勾画

一、前列腺癌 CT 定位扫描时的体位

①仰卧位,全身放松;②双上肢交叉环抱,置于前胸(或上举置于额前);③身体正中位,整个骨盆及双侧髋部体膜固定;④固定双膝及双脚踝。CT 定位示意图见图 11-1-1。

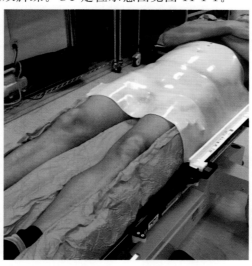

图 11-1-1　CT 定位示意图

二、图像扫描及勾画要求

1. CT 扫描层厚:2 mm。

2. CT/MRI 扫描前建议行膀胱/直肠准备,以排空直肠,使膀胱容量控制在 100～150 mL(避免因膀胱过度充盈引起臀肌紧张)。

3. 扫描范围:上界相当于髂嵴上 5 cm 水平,下界相当于坐骨结节下 3～5 cm。

4. 盆腔引流区照射时需同时行定位 CT 增强扫描。

5. CT/MRI(T_2WI 序列及增强序列)融合勾画靶区。

（1）CT可能导致前列腺标准体积被高估30％左右，且仅能包含80％的前列腺标准体积。

（2）MRI在诊断前列腺尖部和包膜等解剖结构，及阳性淋巴结时具有明显优势。

三、图像勾画要求

CT/MRI融合以勾画及核对靶区（图11-1-2）。

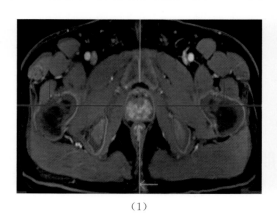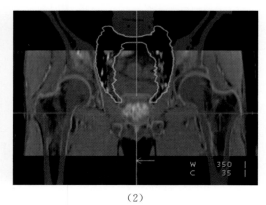

（1）　　　　　　　　　　　　　（2）

图 11-1-2　CT 与 MRI 融合确认靶区

（1）水平位；（2）冠状位

1.直肠：下界一般位于坐骨结节的最下缘水平，当轴位上见直肠开始失去环状结构时，此环状结构消失处即为直肠上界。

2.结肠：下界与直肠上界相连，包括升结肠、降结肠、横结肠和乙状结肠；勾画体积根据治疗范围、治疗技术（共面，非共面；射野角度，路径）决定。常规在PTV外需再勾画至少1～5 cm长度范围包括CT层面的结肠。

3.小肠：在CT轴位能比较清晰辨别；口服造影剂30 min，CT显示充满造影剂的即小肠。

4.膀胱：向下包括膀胱基底部，向上包括整个膀胱顶部。

5.阴茎球部：位于尿道后方，紧贴尿道生殖膈（GUD）下方的圆形结构，不包括前方活动阴茎海绵体，在MRI T$_2$序列较容易识别。

6.双侧股骨近段：上界位于股骨头上缘，下界一般位于坐骨结节最下缘水平，包括股骨粗隆。

危及器官勾画见图11-1-3。

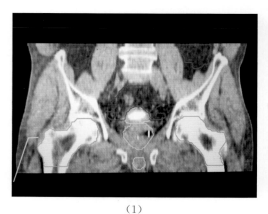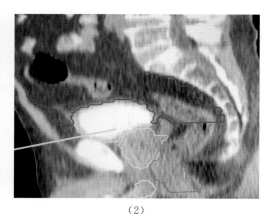

（1）　　　　　　　　　　　　　（2）

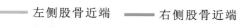

—— 左侧股骨近端　　—— 右侧股骨近端　　　　　—— 膀胱　　—— 直肠
—— 阴茎球部

图 11-1-3　危及器官靶区勾画

四、前列腺癌根治性放疗靶区定义

1.GTV:影像可见阳性淋巴结(GTVln);影像可见精囊腺/直肠/膀胱受侵部位(以行局部加量);已行内分泌治疗者,需勾画内分泌治疗前影像,可见淋巴结瘤床,以行局部加量;不常规勾画前列腺肿瘤局部主病灶。

2.CTVp+sv:前列腺和精囊腺。

3.CTVln:盆腔淋巴引流区(WBRT)。

4.PTV:CTV 外放 5～10 mm,靠近直肠边界为 5 mm。

(一)侵犯腺体

1.前列腺(P):包括整个前列腺腺体+前列腺包膜+影像显示周围受侵部位(如膀胱,直肠受侵部位等)。

不推荐常规勾画影像,可见前列腺局部病灶。

理由:前列腺肿瘤呈多灶性生长,影像检查无法显示全部病灶。

2.精囊腺(SV):局限期前列腺肿瘤,根据危险度评估来设定照射范围参考 SV 走行三维方向勾画,可不包括与 SV 伴随的脉管(表 11-1-1)。

低危:不照射精囊腺。

中危:包括精囊腺根部 1～1.5 cm。

高危:包括精囊腺根部 2～2.5 cm。

精囊腺受侵:勾画整个精囊腺,同时需特别勾画受侵部位,以行后续加量。

表 11-1-1 局限期前列腺癌侵犯 SV 情况

作者	根治术后标本数	结论
D'Amico	749	<2%低危患者 SV 侵犯
Kestin	334	15%的 1 个高危因素者 SV(+),58%的 3 个高危因素者 SV(+),1%SV 侵犯超过 SV 根部(近段)2 cm
Korman	71	0 SV 远端 1 cm 侵犯
Villers	243	SV 长度 2.2～4.0 cm,16 个标本(占阳性标本 34%,总标本 7%)肿瘤侵犯 SV 根部约 16%范围

(二)前列腺癌根治性放疗靶区勾画注意事项(CTVp+sv)

1.前列腺尖端(Apex)勾画是前列腺下界确定的重点。

2.CT 图像无法清晰分辨前列腺包膜:前列腺下界和周围肌肉,并可能导致尿道生殖膈(GUD)、直肠及前列腺前缘等常被过度勾画。

3.GUD 以及阴茎球部的确定是前列腺尖端勾画的重点。

前列腺尖端位于阴茎球部上方 0.5～1.5 cm,GUD 上方,紧邻肛提肌汇聚部位。

推荐 CT/MRI(T$_2$WI 序列)融合勾画前列腺尖端。

CT 图像:矢状位可协助辨别 GUD。

MRI 图像:先确认阴茎球部,然后向头侧依次为 GUD(坐骨海绵体肌段—外括约肌段—凹形肛提肌段)和前列腺尖端。

(三)前列腺癌根治性放疗靶区勾画注意事项[CTVln(WBRT)]

1. 盆腔淋巴引流区包括髂外、髂内、骶前和闭孔淋巴引流区。

2. NCCN 共识(根据淋巴结转移状况及危险度分级确定靶区范围)。

N+:WBRT+阳性淋巴结(或瘤床)加量。

可见淋巴结作为 GTVln(MRI,T_2 序列+增强+DWI)有明显诊断优势。

如患者已行内分泌治疗,假使淋巴结完全消退,则需勾画初诊时可见淋巴结瘤床,以行后续加量。

(四)前列腺癌根治性放疗靶区勾画注意事项[CTVln(WBRT)]

NCCN 共识(根据淋巴结转移状况及危险度分级确定靶区范围)

N_0:低危:不推荐 WBRT。

中/高危:存在争议。

2 项随机研究(RTOG 9413,GETUG-01)比较 WBRT 和非 WBRT 疗效,无疾病进展生存期和总生存期无明显差异。缺陷:照射野大小,内分泌治疗策略及生化复发诊断标准不同等,影响确切疗效判断。

正在进行的随机研究:RTOG 0924,NCT01368588。

推荐采用 Roach 公式或 Partin Table 预测盆腔淋巴结转移概率>15%时行 WBRT。

(五)前列腺癌根治性放疗靶区勾画注意事项[CTVln(RTOG)]

1. 勾画范围一般包括血管周围 7 mm 区域,尽量避开直肠、膀胱、盆骨及盆壁肌肉。

2. 上界:髂总血管远端,相当于 $L_5 \sim S_1$ 椎间隙水平。

3. 髂外血管一般终止于股骨头顶部水平(相当于腹股沟韧带水平的骨性标记)。

4. 髂内血管,后界梨状肌/臀下动静脉前缘,注意避免直肠受到大范围高剂量照射。

5. 骶前淋巴结:$S_1 \sim S_3$ 椎体水平(或梨状肌出现平面),至少包括骶前 1 cm 区域。

6. 闭孔淋巴引流区一般终止于耻骨联合上缘。

五、病例

病例 1 **前列腺癌根治性放疗靶区勾画**(图 11-1-4)

1. $cT_{2b}N_1M_0$,Stage Ⅳ,前列腺腺泡腺癌。

2. 放疗指征:局限进展期前列腺癌,治疗前 PSA 最高 44 ng/mL,穿刺病理为前列腺左侧前列腺腺泡腺癌,左侧外周带 Gleason 评分 3+4=7,累计送检组织约 70%,另左侧移行带 Gleason 评分 4+4=8,累计送检组织约 5%,MRI 前列腺左侧外周带信号异常版 MRS CHO/CI 比值大于 1,PSMA 前列腺左侧外周带放射性摄取增高,为恶性肿瘤,右侧闭孔可疑淋巴结放射性摄取略增高。

3. 放疗目的:根治性放疗。

4. 放疗靶区:前列腺+精囊腺+盆腔淋巴引流区+阳性淋巴结。

5. 图像起自盆腔淋巴引流区并延续至前列腺尖部(但未包含所有的层面)。阳性淋巴结因图像较小此处未显示。

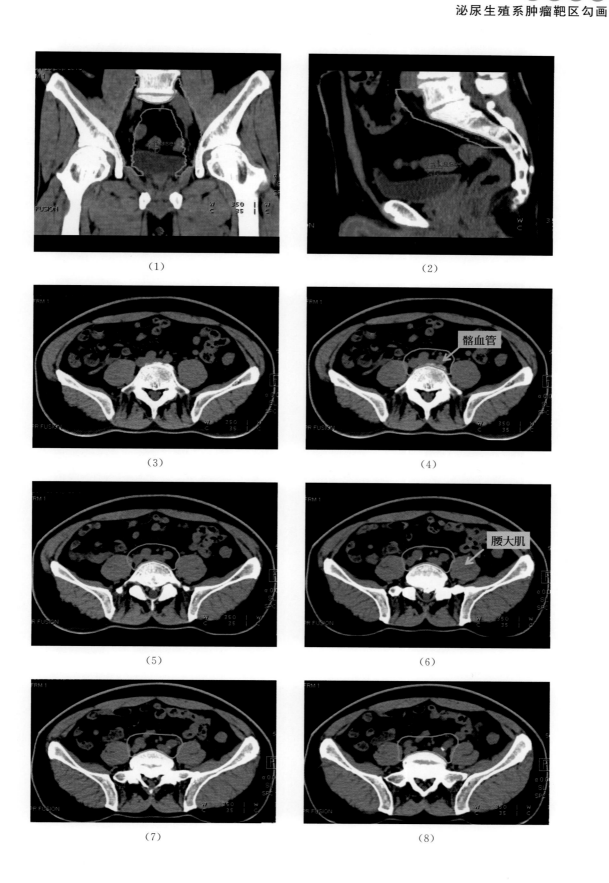

（1）

（2）

（3）

（4）

（5）

（6）

髂血管

腰大肌

（7）

（8）

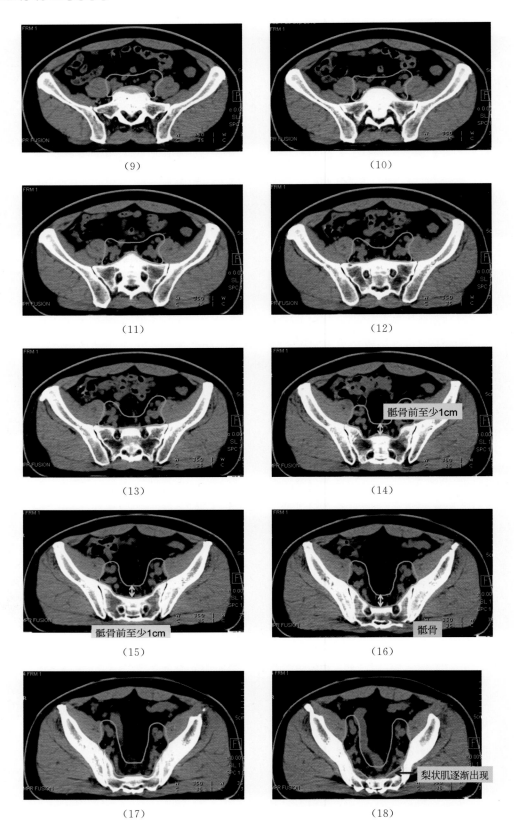

（9）

（10）

（11）

（12）

（13）

骶骨前至少1cm
（14）

骶骨前至少1cm
（15）

骶骨
（16）

（17）

梨状肌逐渐出现
（18）

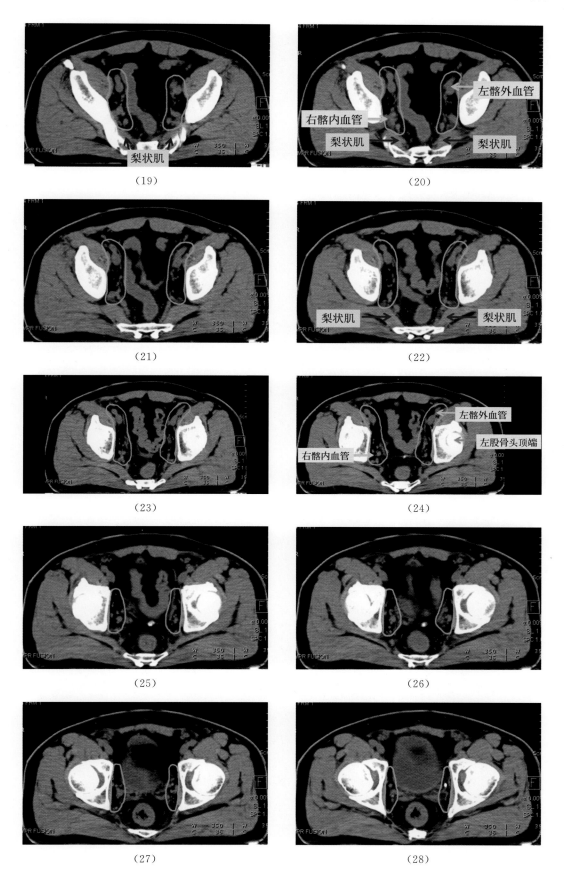

（19）

（20）

（21）

（22）

（23）

（24）

（25）

（26）

（27）

（28）

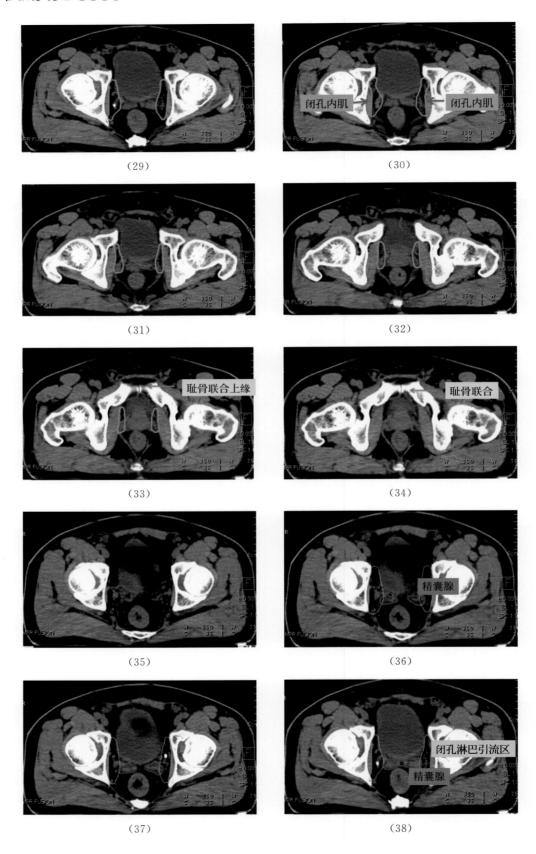

（29）

（30）

（31）

（32）

（33）

（34）

（35）

（36）

（37）

（38）

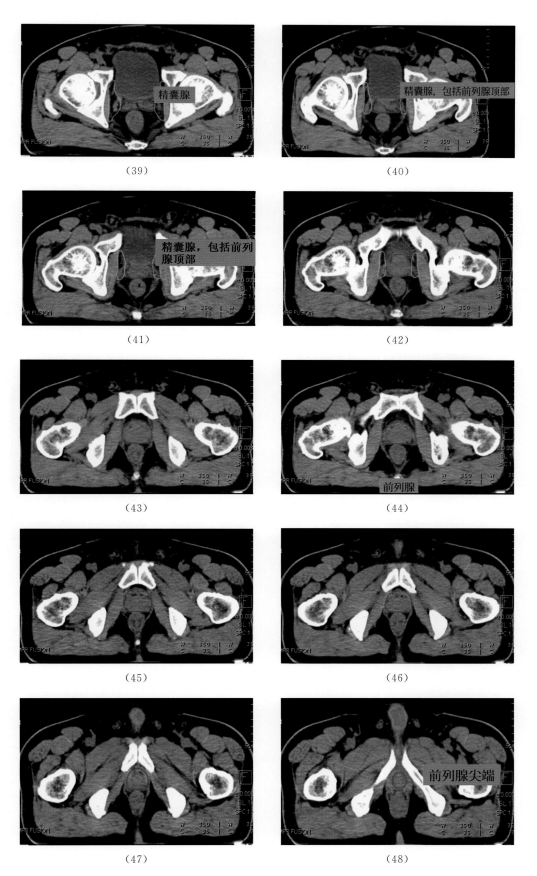

（39）　精囊腺

（40）　精囊腺，包括前列腺顶部

（41）　精囊腺，包括前列腺顶部

（42）

（43）

（44）　前列腺

（45）

（46）

（47）

（48）　前列腺尖端

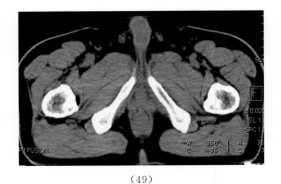

（49）

图 11-1-4　前列腺根治性放疗靶区勾画

（1）～（10）盆腔淋巴引流区：包括髂内、髂外、骶前及闭孔淋巴引流区，上界起自髂总动脉远端包括髂血管周围 7 mm 区域。两侧界，腰大肌内缘。后界，椎体前缘。（11）～（18）骶前淋巴引流区：上界，S_1 椎体水平。后界，骶骨前缘，至少包括骶前 1 cm 区域。终止于梨状肌出现平面（或 S_3 椎体下缘水平）。（19）、（20）髂内外淋巴引流区。（21）、（22）髂内淋巴引流区：后界梨状肌前/臀下动静脉前缘（注意避免直肠受到大范围高剂量照射）。（23）、（24）髂外淋巴引流区：一般终止于股骨头顶部水平（相当于腹股沟韧带位置，髂外动脉与股动脉分界处）。（25）～（34）闭孔淋巴引流区：前界上中，连接髂外区。后界上中，连接髂内区。外侧界，闭孔内肌内缘。前界下方，耻骨后缘。后界下方，闭孔内肌后缘。外侧界，闭孔内肌内缘。一般终止于耻骨联合上缘。（35）～（49）前列腺及精囊腺靶区：前列腺尖端一般位于阴茎球部上方 0.5～1.5 cm 范围内，GUD 上方，紧邻肛提肌汇聚部位

病例 2　前列腺癌根治性放疗靶区勾画汇总（图 11-1-5）

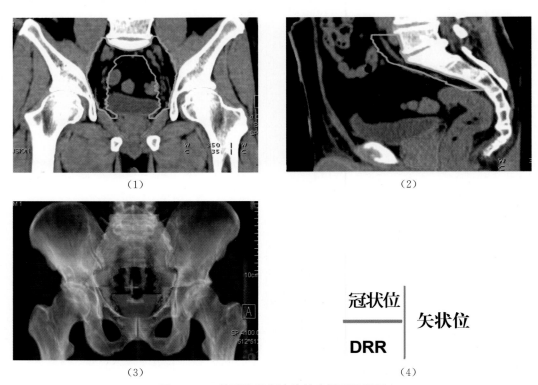

（1）　　　　　　　　　　　　　　　　　（2）

冠状位

矢状位

DRR

（3）　　　　　　　　　　　　　　　　　（4）

图 11-1-5　前列腺癌根治性放疗靶区示意图

（章青　傅深）

第二节　前列腺癌根治术后靶区勾画

一、前列腺根治术后靶区定义

1.CTV:前列腺术后瘤床±精囊腺床(包括残留精囊腺),包括残端及术中银夹标记。

2.CTVln:盆腔淋巴引流区。

3.PTV:CTV 外放 5～10 mm,靠近直肠边界为 5 mm。

二、前列腺根治术后靶区勾画注意事项 CTV

(一)EORTC

1.包括术后复发风险高部位并外放 5 mm(除外直肠壁)。

上界:膀胱颈部,如病理 SV(＋)则包括 SV 床及残留 SV。

下界:尿道球部上约 15 mm,包括前列腺尖端。

前界:包括膀胱尿道吻合口。

后界:头侧,包括膀胱后壁;尾侧,避开直肠前壁。

两侧:包括神经血管束(如已切除,则至闭孔内肌)。

2.切缘阳性侧外放 10 mm(除外直肠壁)。

3.前列腺包膜外侵犯(ECE),切缘阳性,则两侧界和后界外放 10 mm(除外直肠壁)。

(二)RTOG

上界:不超过输精管断端;或相当于耻骨联合上 3～4 cm 水平;如病理 SV(＋)则包括 SV 床及残留 SV。

下界:膀胱尿道吻合口下 8～12 mm,包括前列腺尖端;如膀胱尿道吻合口显示不清,可以尿道球部上缘的上一层面为界。

前界:头侧,包括 1～2 cm 膀胱壁;尾侧,耻骨后缘。

后界:头侧,直肠系膜;尾侧,直肠前壁。注意两侧呈凹陷状以避开肠壁。

两侧:头侧,骶耻直肠生殖部筋膜;尾侧,肛提肌和闭孔内肌。

(三)前列腺根治术后靶区勾画注意事项

1.目前针对靶区勾画的共识主要包括 RTOG、EORTC、FROGG(新西兰)及 PMH(玛格丽特公主医院)等,本章节主要以 RTOG 共识和 EORTC 共识为蓝本。

2.建议 CT/MRI 融合勾画靶区。

3.建议 CTV 应包括所有术中标记银夹。

4.盆腔淋巴引流区勾画具体见根治性放疗部分。

5.前列腺尖端勾画具体见根治性放疗部分。

三、病例

病例 **1** 前列腺癌根治术后靶区勾画

1. pT$_{3b}$N$_0$M$_0$，Stage Ⅲ，R$_0$，前列腺腺癌。

2. 放疗指征：前列腺癌腹腔镜根治术后，术前 PSA 73 ng/mL，术后病理前列腺腺癌，Gleason 评分 4＋4＝8，肿瘤侵及包膜，累及左侧精囊腺，余切缘阴性，盆腔淋巴结未清扫。骨扫描未见明显异常。

3. 放疗目的：术后辅助放疗。

4. 放疗靶区：前列腺术后瘤床（包括精囊腺床），盆腔淋巴引流区。

5. 图像起自精囊腺床并延续至前列腺尖部（但未包含所有层面）。

6 盆腔淋巴引流区靶区勾画具体第十一章第一节的病例 1，此处不再赘述。

(一)前列腺癌根治术后包膜 /精囊侵犯靶区(图 11-2-1)

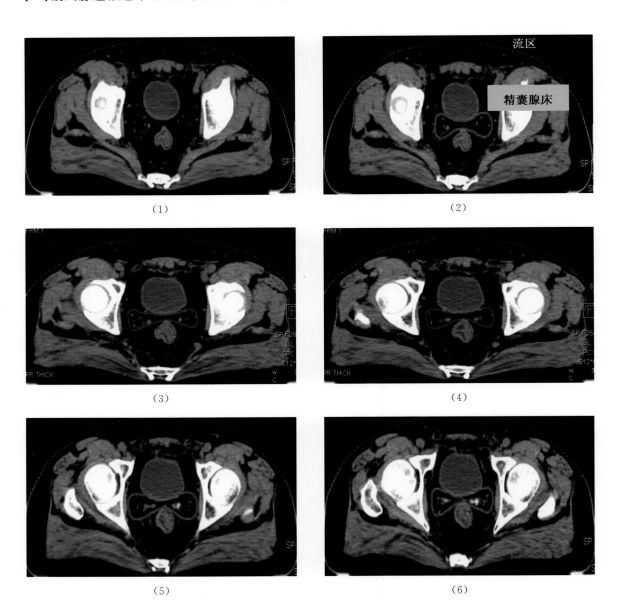

(1)	(2)
(3)	(4)
(5)	(6)

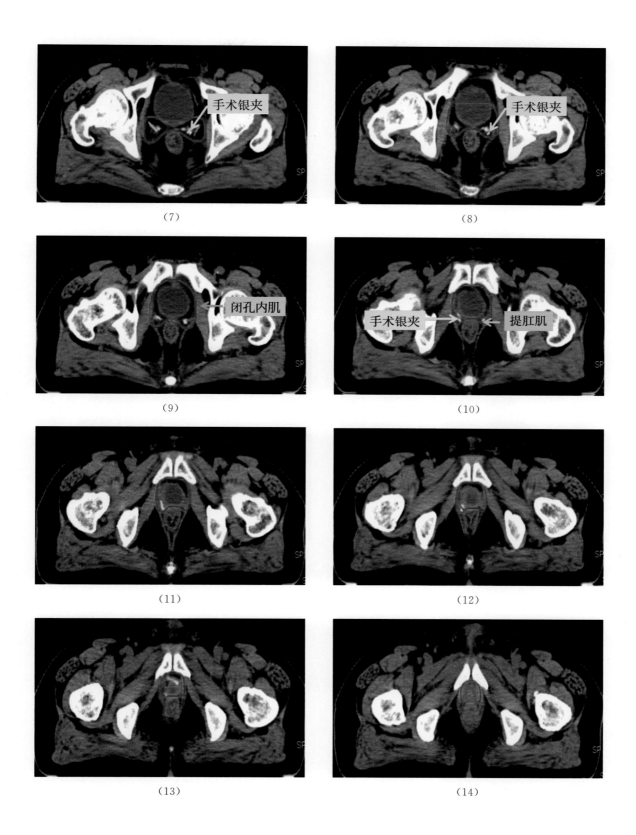

（7）

（8）

（9）

（10）

（11）

（12）

（13）

（14）

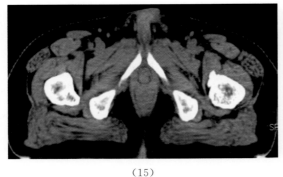
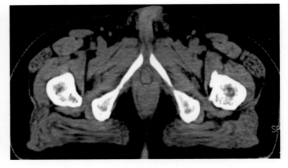

（15）　　　　　　　　　　　　　　　（16）

图 11-2-1　前列腺术后靶区勾画过程

（1）、（2）精囊腺床,起自耻骨联合上 4 cm（结合术前 MRI）。（3）、（4）精囊腺床。（5）～（8）前界重叠于膀胱厚壁内 3 mm 处,并逐渐往前拉,以过渡到前列腺床,并包括手术银夹。（9）、（10）自耻骨联合上缘水平起,前界,耻骨后缘。后界,直肠前壁/直肠系膜。两侧,包绕部分肛提肌,闭孔内肌及手术银夹。（11）～（14）前列腺床。（15）、（16）前列腺尖端

（二）前列腺癌术后包膜/精囊侵犯靶区汇总（图 11-2-2）

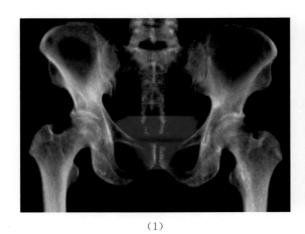
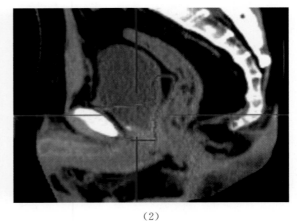

（1）　　　　　　　　　　　　　　　（2）

图 11-2-2　前列腺癌术后靶区示意图

（1）DRR；（2）矢状位

（章青　傅深）

第三节　肾盂输尿管癌靶区勾画

一、缩写定义

（一）靶区缩写（术后/未手术）

GTVtb:原发灶的瘤床区（术后）。

GTVp:原发灶（未手术）或残留病灶（术后）。

GTVnd:转移淋巴结（未手术）或术后残留淋巴结。

CTVtb:瘤床区的亚临床范围(术后)。

CTV:原发灶同侧全尿路(肾,输尿管,膀胱)及相应淋巴结引流区(未手术)。

CTV:同侧全尿路术后范围(肾窝,输尿管路径,术后膀胱)及相应淋巴结引流区(术后)。

PTV:CTV+运动及摆位误差。

(二)肾盂输尿管癌淋巴结引流区缩写

RRH:右肾门淋巴结区。

LRH:左肾门淋巴结区。

RAN:腹主动脉后淋巴结区。

RPN:右腹主动脉旁淋巴结区。

LPN:左腹主动脉旁淋巴结区。

CIN:髂总淋巴结区。

EIN:髂外淋巴结区。

IIN:髂内淋巴结区。

二、肾盂输尿管淋巴结引流

成人输尿管长 25~30 cm,临床上多分为 3 段:上段为肾盂至骶髂关节的上缘;中段为骶髂关节的上下缘之间的一段;下段为骶髂关节下缘至输尿管膀胱入口处。

肾盂输尿管分区见表 11-3-1。

表 11-3-1 肾盂输尿管淋巴结区

部位	淋巴结区
右肾盂	右肾门淋巴结区(RRH) 腹主动脉后淋巴结区(RAN) 右腹主动脉旁淋巴结区(RPN)
左肾盂	左肾门淋巴结区(LRH) 左腹主动脉旁淋巴结区(LPN)
上段输尿管	腹主动脉旁淋巴结区(左,右侧)(LPN,RPN) 髂总淋巴结区(CIN)
中段输尿管	腹主动脉旁淋巴结区(左,右侧)(LPN,RPN) 髂总淋巴结区(CIN) 髂外淋巴结区(EIN) 髂内淋巴结区(IIN)
下段输尿管	髂总淋巴结区(CIN) 髂外淋巴结区(EIN) 髂内淋巴结区(IIN)

三、影像条件

扫描前充盈膀胱。

腹部扫描参数:扫描层厚 5 mm。

扫描范围:上达膈顶下到坐骨结节水平。

靶区定义见表 11-3-2。

表 11-3-2 靶区定义

	上界	下界	前界	后内界	后外界	内界
GTVtb(术后)	参考术前 CT/MRI 显示病变范围勾画各界					
GTVp	根据 CT 显示病变或术后残留病变勾画各界					
GTVnd	根据 CT 显示转移淋巴结或术后残留淋巴结					
CTVtb(术后)	在 GTVtb 基础上三维方向外放 1～2 cm					
CTV(未手术)	CT 显示肾的最上一层	CT 显示膀胱的最下一层	腹主动脉、髂血管的前缘,膀胱前缘	脊柱侧缘	腰大肌侧缘髂骨内缘	腹主动脉外侧缘,髂血管内缘
CTV(术后)	CT 显示肾上腺的最下层	CT 显示术后膀胱的最下一层	CT 显示膀胱的最下一层	脊柱侧缘	腰大肌侧缘髂骨内缘	腹主动脉外侧缘,髂血管内缘
PTV	CTV(未手术)+1～2 cm 边界,CTV(术后)+0.5 cm 边界					

四、危及器官(OAR)的勾画

肠:临近靶区的十二指肠,空、回肠,结肠。

肾:健侧肾。

直肠:从直乙交界处到肛缘范围内直肠肛管。

膀胱:充盈膀胱。

脊髓:腰 3 下缘以上脊髓。

肝:右侧病变需勾画肝。

股骨头:两侧股骨头。

五、原发输尿管癌术后靶区勾画具体范围

病例 **原发输尿管癌术后靶区勾画(图 11-3-1～图 11-3-3)**

手术分期:Ⅲ期($T_3N_0M_0$)左侧输尿管中段癌,腹腔镜下左侧半系切除术,包括左肾、左侧输尿管和部分膀胱。术后病理:输尿管中段肿瘤大小 2 cm×2 cm×0.5 cm,高级别浸润性尿路上皮癌伴鳞癌分化,侵透输尿管全层,达周围脂肪组织,肾组织未见受累,膀胱手术断端未见癌。

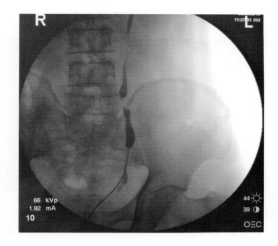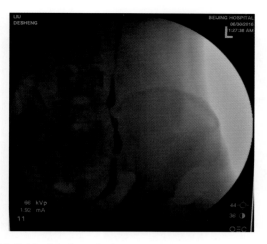

图 11-3-1　原发输尿管癌影像资料(逆行肾盂造影)

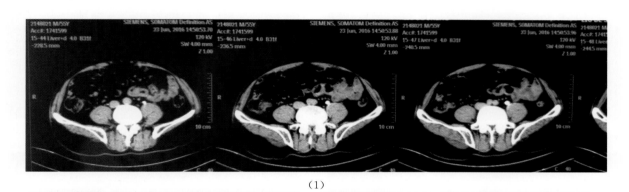

（1）

（2）

（3）

图 11-3-2　原发输尿管 CT 图像

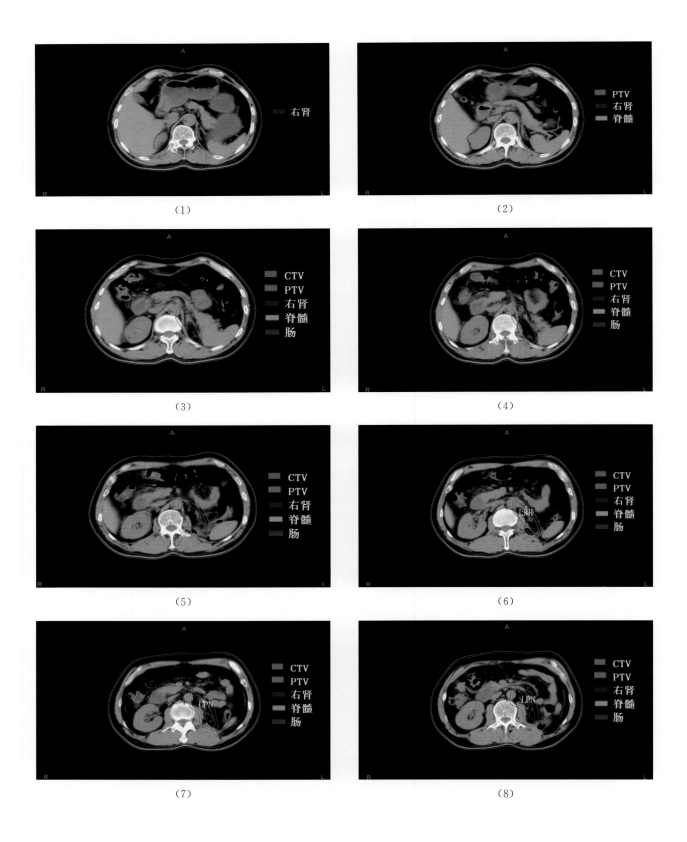

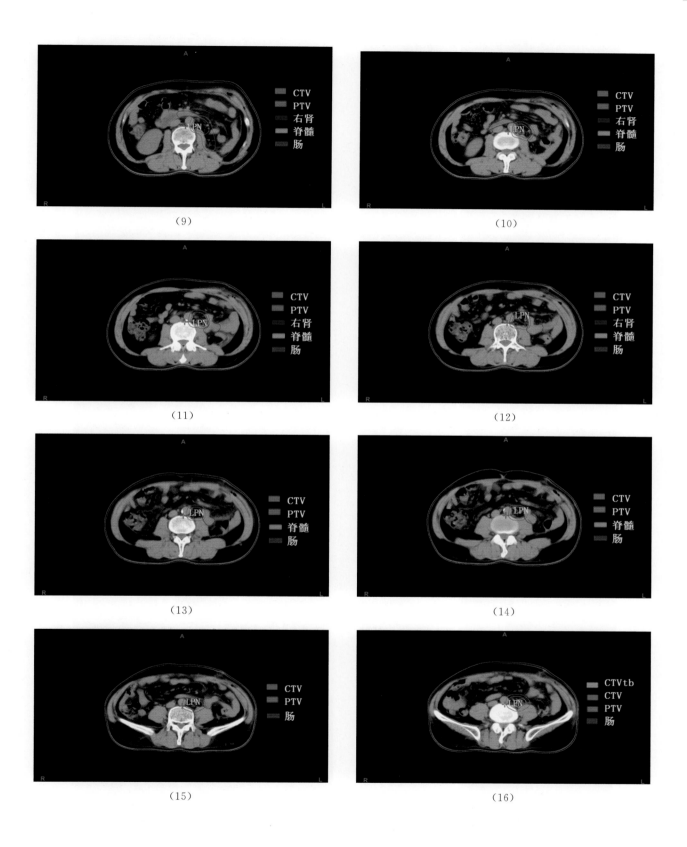

（9）　　　　　　　　　　　　（10）

（11）　　　　　　　　　　　　（12）

（13）　　　　　　　　　　　　（14）

（15）　　　　　　　　　　　　（16）

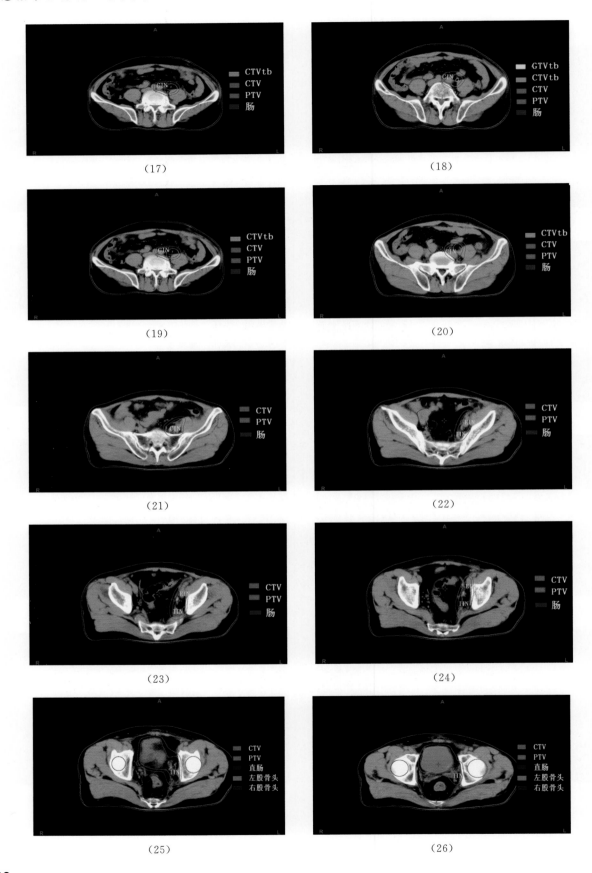

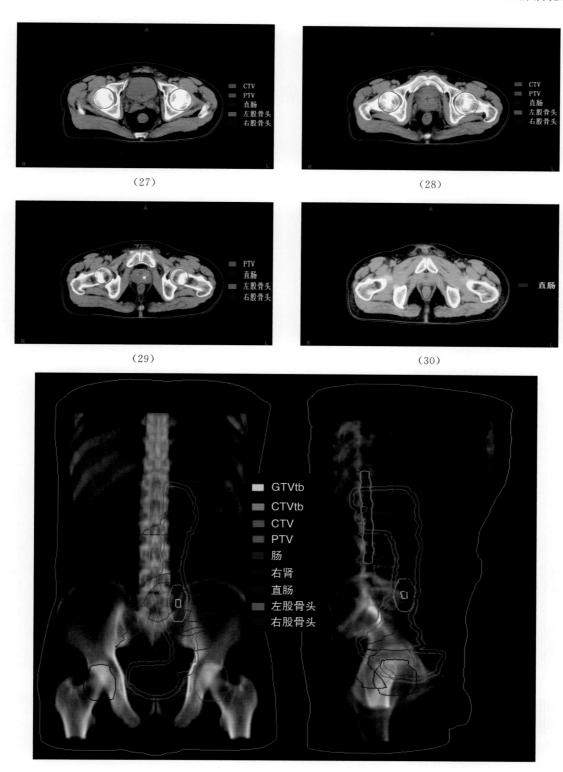

（27）　　　　　　　　　　　　（28）

（29）　　　　　　　　　　　　（30）

（31）

图 11-3-3　原发输尿管癌靶区勾画过程

（高鸿　李高峰）

第四节　膀胱癌术后靶区勾画

一、膀胱癌术后放疗适应证

$pT_3/T_4N_{0\sim2}M_0$。

术后放疗减少了局部复发,但是否生存获益目前暂未明确。

强烈推荐术后调强放疗。

二、靶区定义和影像条件

GTV:膀胱癌术后残留病灶。

GTVnd:膀胱癌术后残留淋巴结。

CTV:如果手术切缘阴性,CTV 仅包括盆腔淋巴结 CTV(CTVnd);如果手术切缘阳性,CTV 包括盆腔淋巴结 CTV(CTVnd)和膀胱切除术床 CTV(CTVtb)。

CTVtb(膀胱切除术床 CTV):膀胱切除术床 CTV 包括包绕手术前完整的膀胱,近端阴道或前列腺的盆腔内组织,以及包括直肠旁前外侧组织的外科手术床。因为肠祥的位置是变化的,故小肠不需要被修剪出 CTVtb(表 11-4-1)。

表 11-4-1　膀胱切除术床 CTV

	上界	下界	前界	后界	内侧界	外侧界
CTVtb	耻骨联合上缘上 2 cm	男性终止于阴茎球上缘 2~3 mm(或阴茎球上缘一个 CT 层面),女性终止于闭孔下缘下 1 cm	耻骨联合后缘,在耻骨联合以上和以下的层面,前界终止于耻骨后缘向上或向下延长线的水平	紧贴直肠肛管周围间隙的 1/3 的外缘但不进入直肠肛管;在直肠以上层面,后界终止于直肠前界向上延长线的水平	无	闭孔内肌的内侧缘,在闭孔内肌以下的层面,侧界包括阴道壁(女性)或前列腺床(男性)

CTVnd(盆腔淋巴结 CTV):包括骶前淋巴结,双侧髂总远端淋巴结,髂外淋巴结,髂内淋巴结以及闭孔淋巴结(表 11-4-2)。

1.骶前淋巴结从 L_5/S_1 到 S_3 上缘勾画骶骨前 1~1.5 cm 髂血管之间的组织。

2.髂血管淋巴结由勾画髂总、髂内外血管生成,上界从 L_4/L_5 开始勾画。髂外血管下界至股骨头上缘,髂内血管下界勾画至 CT 扫描消失的层面或其通过坐骨大切迹到真骨盆处。淋巴结区域由髂血管在前后及两侧外放 7 mm 生成,上下界不再外放。

3.推荐口服造影剂勾画小肠,建议增强 CT 扫描以更好地显示盆腔脉管系统。

4.闭孔淋巴结勾画沿髂骨前界至后界包括闭孔内肌内侧 1 cm 宽的组织。其上界从髂内外血管终止的水平开始勾画,下界至耻骨联合上缘。

5.CTVnd 由骶前淋巴结、髂血管淋巴结和闭孔淋巴结三者合成,但适当修剪不要超出真骨盆,避开肌肉和骨头。由于失败的主要位置位于盆腔侧壁的区域,CTVnd 不要修剪出肠道以降低边缘漏照的风险。

6.CTVnd 的勾画除肠道不要被修剪出之外,其余均借鉴高危前列腺癌盆腔淋巴结 CTV 的RTOG 勾画。

表 11-4-2　膀胱淋巴结 CTV

	上界	下界	前界	后界	内侧界	外侧界
骶前淋巴结	L_5/S_1	骶 3 上缘	骶前 1.0~1.5 cm	骶骨	中线	髂内外区域
髂总淋巴结	L_4/L_5	髂总动脉分叉下缘	髂总血管前 7 mm	髂总血管后 7 mm	髂总血管内 7 mm	髂总血管外 7 mm
髂外淋巴结	髂总分叉下缘	骰骨头上缘	髂外血管前 7 mm	髂外血管后 7 mm	额外血管内 7 mm	髂外血管外 7 mm
髂内淋巴结	髂总动脉分叉下缘	髂血管通过坐骨大切迹出真骨盆处或 CT 扫描消失层面	髂内血管前 7 mm	髂内血管后 7 mm	髂内血管内 7 mm	髂内血管外 7 mm
闭孔淋巴结	髂内外血管终止的水平	耻骨联合上缘	髂骨前缘	髂骨后缘	闭孔内肌内侧 1 cm	闭孔内肌

PTV:由 CTV 到 PTV 外放因各治疗机构不同而异,建议均匀外放 0.5~0.7 cm。

三、危及器官(OAR)的勾画

(一)肠道

因为膀胱切除术后即使口服造影剂也难以区分小肠和大肠,故而将整个小肠、升结肠、横结肠和乙状结肠作为肠道一并勾画。上界从 CTVnd 上 3 cm 开始勾画,下界终止于 CT 上肠道消失的层面。勾画包括肠袢周围区域到腹膜的边界,因为在治疗中肠道可能会占据这部分空间。

(二)直肠

直肠的勾画应包括直肠和肛管,上界从直肠乙状结肠连接处开始,下界到坐骨粗隆处水平。

(三)盆腔骨质

盆腔骨质的勾画上界从 CTVnd 上 1 cm 开始,下界至 CTVtb 下 1 cm,可以采用基于 CT 密度算法的自动勾画。

(四)尿流改道

建议勾画尿流改道,计划者在不影响 CTV/PTV 时尽量避免射线束直接照射。

确定尿流改道的勾画包括哪些组织,依赖于尿流改道术的类型而定。如果患者是用肠管的不可控尿流改道(如回肠膀胱术),勾画包括造口和肠管输出道可见部分。

如果患者是可控性非原位导管插入尿流改道(如可控性回结肠膀胱术),勾画包括造口、肠管输出道和内贮尿囊。如果患者是可控性原位尿流改道(如 Studer 可控性回肠膀胱术),勾画包括肠道贮尿囊。为更好地勾画尿流改道,建议口服或肛门灌入造影剂。部分患者 CT 不能扫描全部尿流改道,仅能勾画显示部分。建议和外科医生讨论有关尿流改道的类型和吻合的位置。

(五)造口袋

对于不可控尿流改道患者,建议勾画外造口袋,计划者尽量避免射线束直接照射,模拟定位和治疗时排空造口袋。

四、膀胱癌术后靶区勾画实例

1. 膀胱浸润性尿路上皮癌Ⅲ期($T_{3a}N_0M_0$)。

2. 治疗经过(放疗指征):全膀胱切除+双侧输尿管造瘘术,术后病理示膀胱浸润性尿路上皮癌,浸润性生长,侵及膀胱壁全层,累及外膜纤维脂肪组织,脉管内可见癌栓形成。免疫标记(2014-2407):CK(+),CK8(+),EMA(+),P53(+),P63(+),Ki-67(+)>50%,CK7(−),CK20(−)。

3. 放疗靶区:盆腔淋巴结 CTV(CTVnd)和膀胱切除术床 CTV(CTVtb)。

4. 体表标记位置:耻骨联合体中线处。

其靶区勾画过程见图 11-4-1。

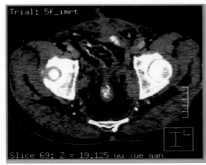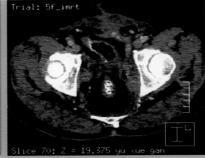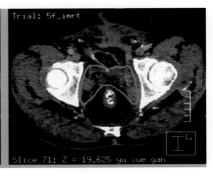

(1)

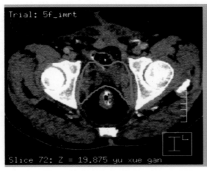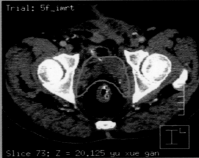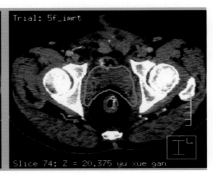

(2)

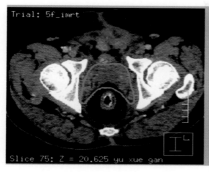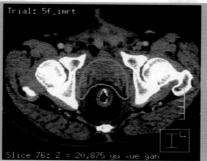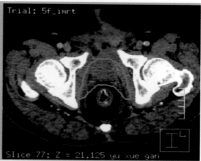

（3）

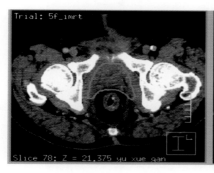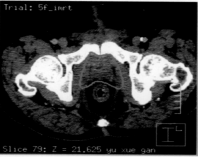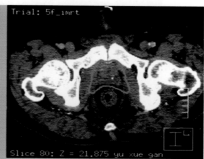

（4）

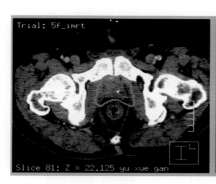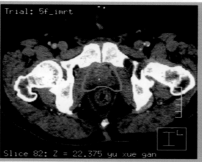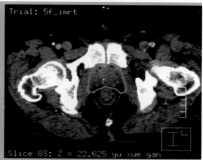

（5）

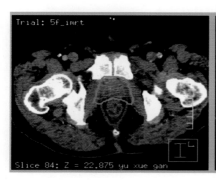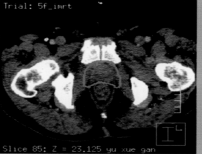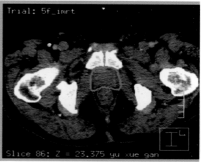

（6）

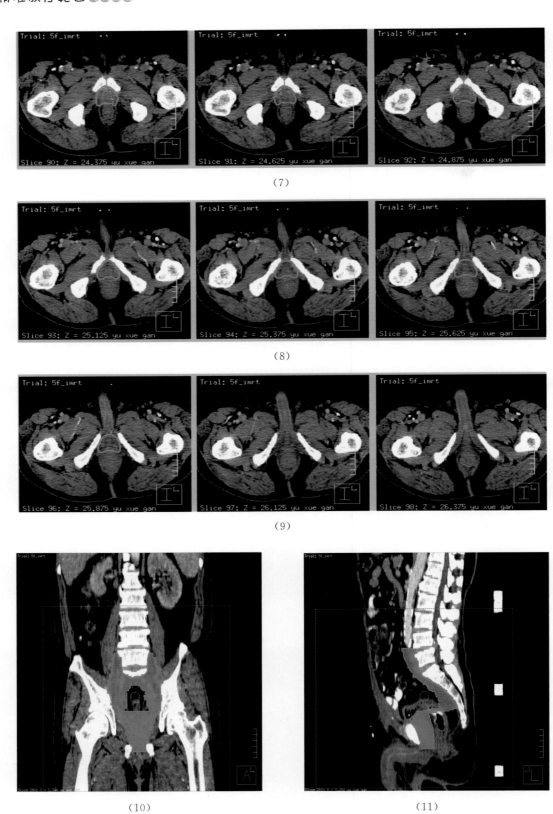

图 11-4-1　膀胱癌术后靶区勾画过程

五、靶区勾画注意事项

1.因为肠袢的位置是变化的,故肠道不需要被修剪出 CTVtb 和 CTVnd 以免漏照。

2.CTVnd 勾画时注意避开骨头和肌肉。

3.如果肠道剂量不能满足,必要时可以适当修剪 CTVtb 上界。

4.由于膀胱癌术后放疗应用较少,目前放疗范围有争议,此勾画意见仅为参考,并非标准。

(张红雁　刘跃平　罗文广　李高峰　刘士新)

第五节　睾丸生殖细胞瘤靶区勾画

一、定位 CT 扫描条件

1.患者取仰卧位,双手十指交叉抱头。

2.热塑体膜固定腹盆腔,或负压成型垫固定。

3.需标定激光体中线,尽量延长。

4.扫描范围上界膈肌,下界坐骨结节下。

5.建议至少采用 5 mm 扫描层厚。

6.需静脉增强或参考 PET-CT 功能影像。

7.提前 30~60 min 口服胃肠道造影剂显示小肠充盈膀胱。

二、睾丸生殖细胞瘤定位扫描 CT 摆位

CT 定位示意图见图 11-5-1。

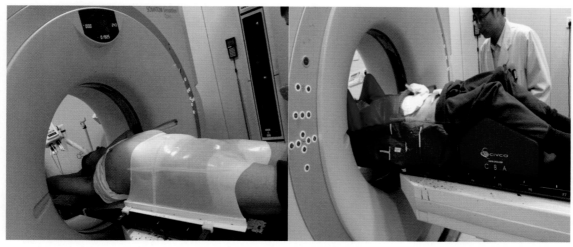

图 11-5-1　定位示意图

参照腹盆腔定位,应脱衣制膜,年龄较大患者可置膝垫改善舒适度

三、靶区定义

1. GTV：临床及影像学可见肿瘤病灶，包括原发灶及受累淋巴结（可定义为 GTVp 和 GTVn）。受累淋巴结定义：CT 影像上淋巴结最大径 ≥1.5 cm，同一站内出现的成簇淋巴结，FDG PET 高代谢或病理证实的阳性淋巴结。

2. CTV：亚临床病灶区包括下腔静脉外侧或前方及下腔静脉与腹主动脉之间及腹主动脉外侧±同侧髂外淋巴引流区。靶区上界 T_{10} 下缘，健侧下界在 L_5 下缘，患侧下界一般为闭孔下缘（参照二维射野）。

3. PTV：CTV 及其运动加摆位误差 0.5～1.5 cm（可根据各医院实测结果和 CBCT 验证使用情况变化）。

四、危及器官（OAR）的勾画

① 小肠；② 肾脏；③ 肝脏。

（注：本部分可根据肿瘤所在区域的特点进行编写或删减。）

注：以下部分节选自 RTOG 精原细胞瘤靶区勾画指南部分图片。本部分内容为勾画共识的重点内容！

（一）专家在勾画时的建议

1. 逐层或隔层（写明间隔层数）显示定位 CT 横断层面靶区勾画情况（包括 GTV、CTV 和主要的 OAR），用不同的线条颜色区分。

2. 在横断层面后，建议展示部分冠状层面和矢状层面的图像，以更好地展示靶区的整体范围。

3. 除广泛应用的英文简写外，标识尽量用中文。

（二）CTV 髂总淋巴引流区的勾画

勾画范围（表 11-5-1）：均匀外扩 7 mm，后根据需要调整（图 11-5-2）。

表 11-5-1　CTV 髂总淋巴引流区的勾画范围

边界	解剖结构
上界	腹主动脉分叉下缘水平
下界	髂总动脉分叉下缘水平
前界	血管前 7 mm
后界	血管后 7 mm
内侧界	血管内侧 7 mm
外侧界	在血管外侧 7 mm，直到腰大肌

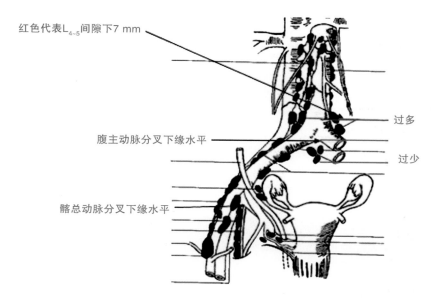

红色代表L$_{4-5}$间隙下7 mm

过多

腹主动脉分叉下缘水平

过少

髂总动脉分叉下缘水平

图 11-5-2　CTV 髂总淋巴引流区示意图

(三)危及器官的勾画

1. 小肠的勾画(表 11-5-2、图 11-5-3)

表 11-5-2　小肠的勾画

边界	解剖结构
上界	PTV 上 2 个层面
下界	PTV 下 2 个层面(当 PTV 下没有小肠时,不勾画)
侧界	易变
勾画要点	整个腹膜腔,除了淋巴结、肌肉组织、其他 OAR

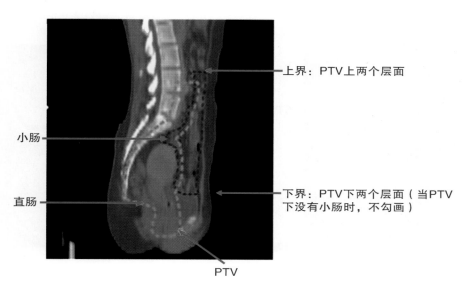

上界:PTV上两个层面

小肠

直肠

下界:PTV下两个层面（当PTV
下没有小肠时，不勾画）

PTV

图 11-5-3　小肠勾画范围

2.直肠的勾画(表 11-5-3、图 11-5-4)

表 11-5-3　直肠的勾画

边界	解剖结构
上界	$S_{2\sim3}$间隙或移行为乙状结肠处
下界	耻骨联合的下缘或肛门口上 3~4 cm
勾画要点	直肠按实质器官勾画

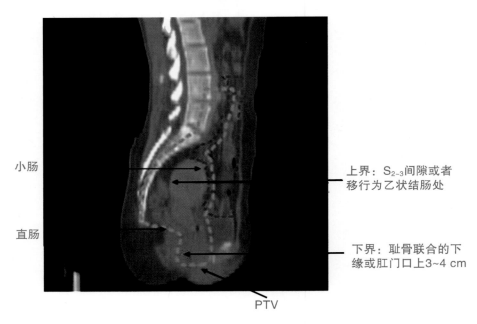

小肠

直肠

上界：$S_{2\sim3}$间隙或者移行为乙状结肠处

下界：耻骨联合的下缘或肛门口上3~4 cm

PTV

图 11-5-4　直肠勾画范围

(四)睾丸生殖细胞瘤靶区勾画示例(图 11-5-5)

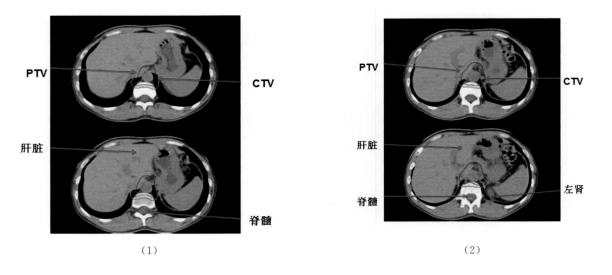

PTV　　　　CTV

肝脏

脊髓

(1)

PTV　　　　CTV

肝脏

脊髓　　　左肾

(2)

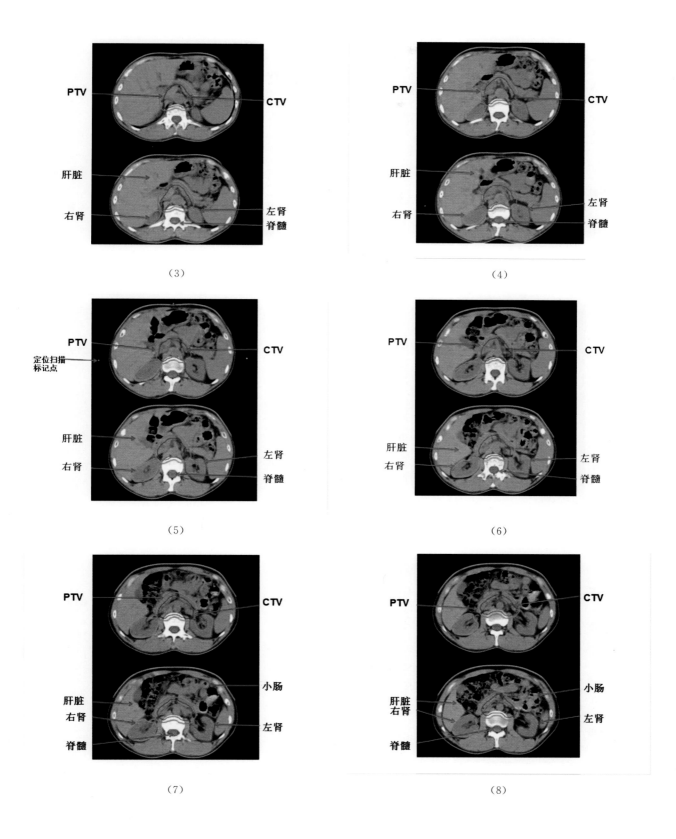

（3）

（4）

（5）

（6）

（7）

（8）

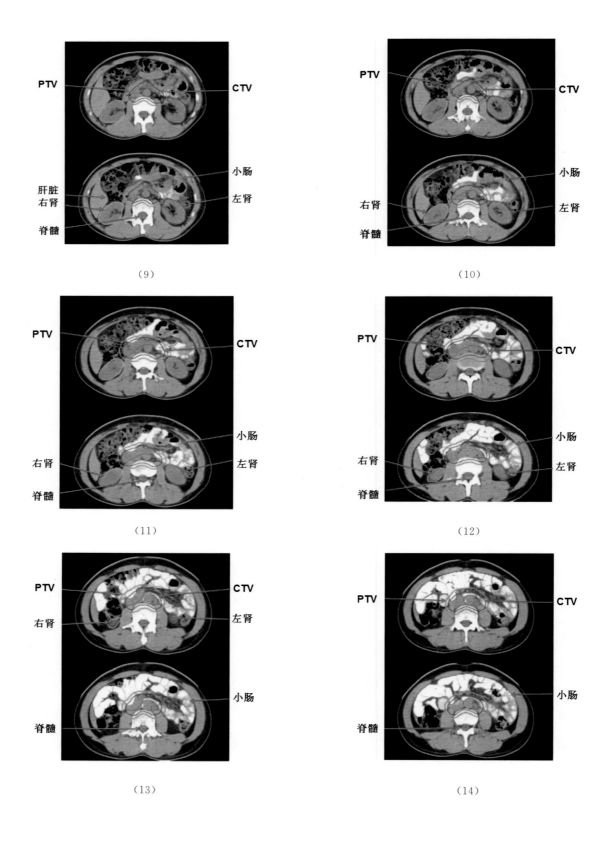

（9）

（10）

（11）

（12）

（13）

（14）

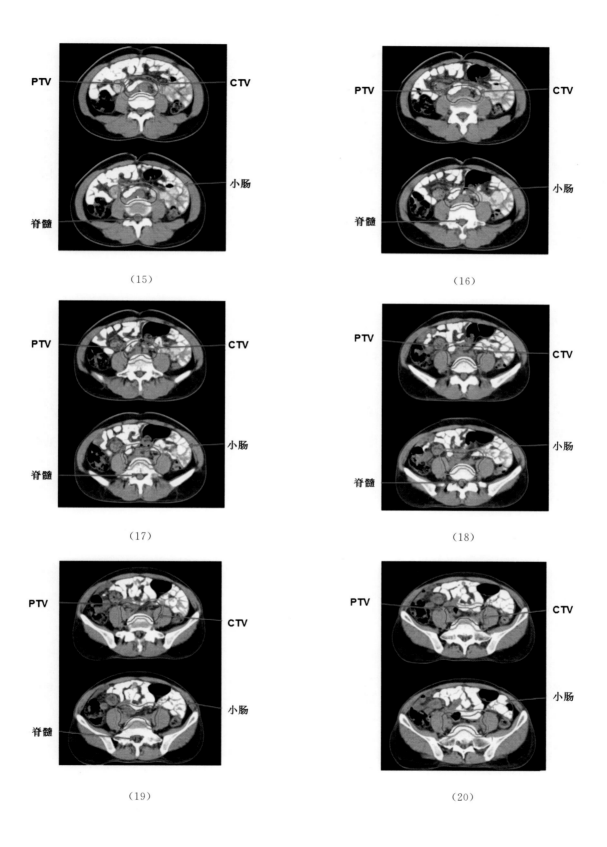

（15）

（16）

（17）

（18）

（19）

（20）

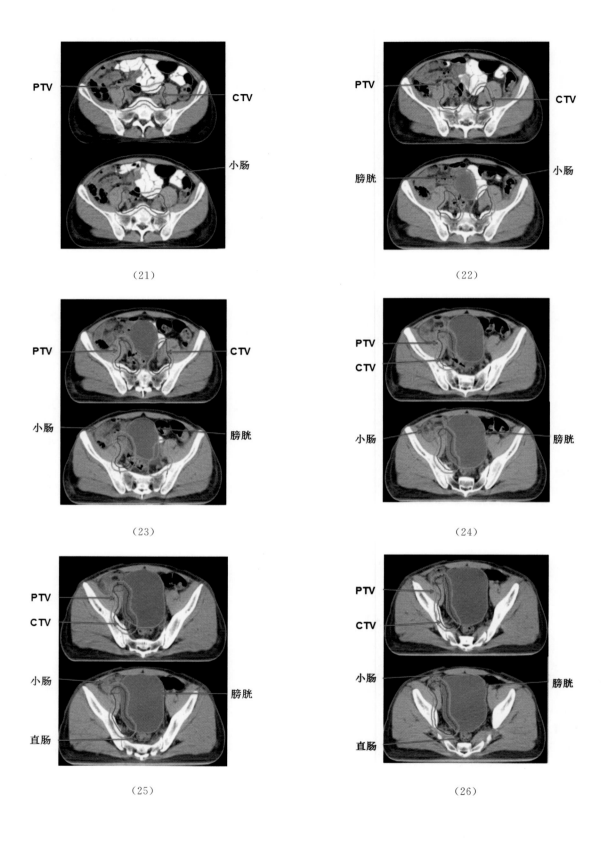

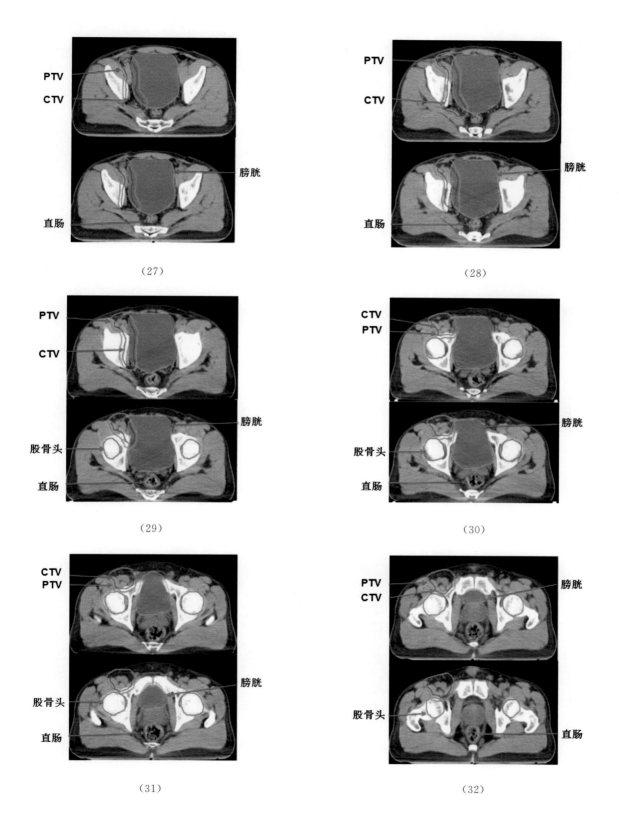

（27）

（28）

（29）

（30）

（31）

（32）

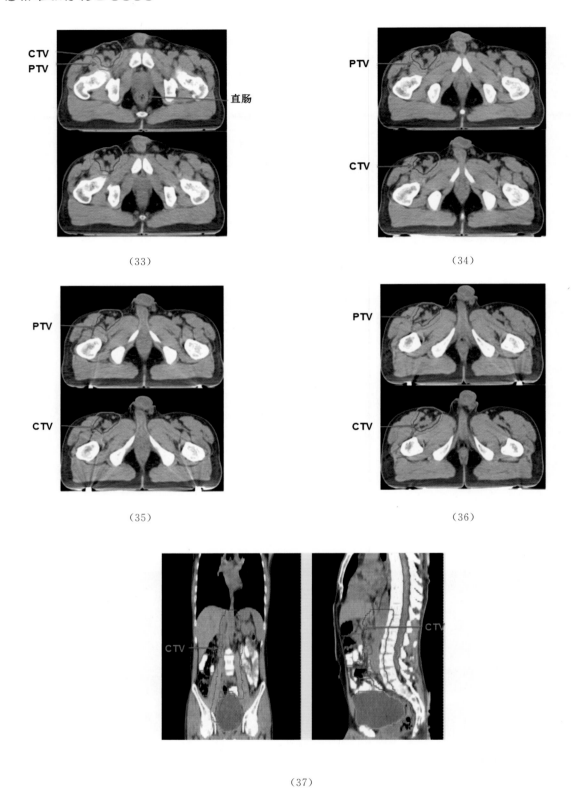

（33）

（34）

（35）

（36）

（37）

图 11-5-5　睾丸生殖细胞瘤靶区勾画过程

（杨福俊　李宝生　刘宁波　Allen Li　黄钰东）

第十二章

妇科肿瘤靶区勾画

第一节　宫颈癌靶区勾画

一、宫颈癌 CT 定位

(一)定位前准备

①排空直肠;②小肠显影;③膀胱适当充盈;④阴道内标记。

(二)定位条件

①仰卧位,体膜固定,双手抱头;②静脉增强造影。

(三)扫描范围及层厚

T_{11}/L_3 至坐骨下 5 cm,2.5～5 mm

二、宫颈癌术后放疗靶区勾画

(一)靶区定义

GTV:残留宫颈肿瘤。残留或影像学阳性淋巴结。

CTV:阴道残端、阴道上段 3 cm、阴道旁。盆腔淋巴引流区(髂内、髂外、闭孔、部分骶前、髂总)。有高危因素者的腹主动脉旁淋巴引流区。

PTV:CTV 向前后、左右方向外放 6～8 mm。CTV 向头脚方向外放 8～10 mm。

(二)淋巴引流区域勾画原则

髂总、髂内、髂外动静脉血管周外扩 7 mm。

髂外外侧组沿髂腰肌向前外侧外扩 17 mm。

髂外下界至股骨头上缘。

闭孔区域为沿盆壁 18 mm 条形区连接髂内外。

骶前区域为椎前 15 mm,包至梨状肌出现层面(相当于 S_2 下界)。

(三)宫颈癌术后靶区勾画病例介绍(图 12-1-1)

1. FIGO IB1 宫颈癌。

2. 治疗经过。术前妇检:宫颈 7 点处可见菜花样组织直径约 1 cm,宫体前位、质中、可活动,三合诊阴性。宫颈癌根治术术后病理:宫颈中分化鳞癌,侵及宫颈深肌层(>1/2 宫颈厚度),脉管瘤栓,子宫下段、左右宫旁、阴道断端、双卵管及双卵巢未见特殊,增殖期子宫内膜,淋巴结显慢性炎(右髂血管旁 0/9,左髂血管旁 0/5)。

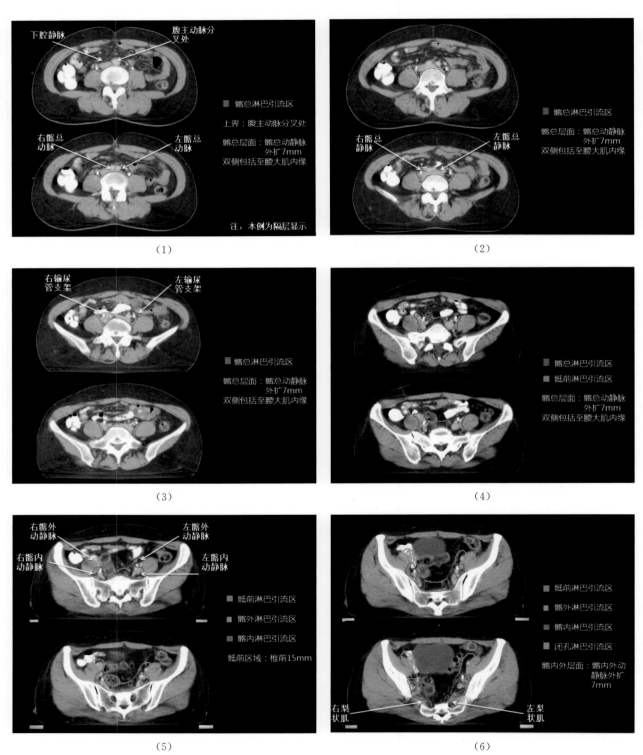

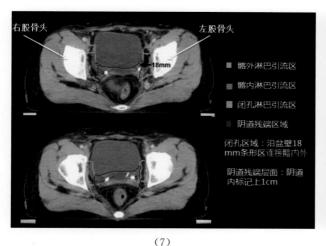

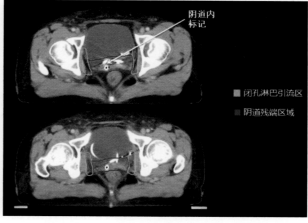

（7）　（8）

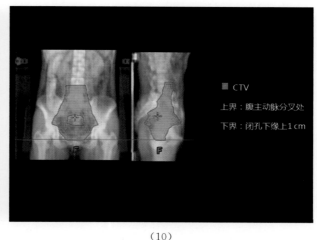

（9）　（10）

图 12-1-1　宫颈癌术后靶区勾画过程

三、宫颈癌根治性放疗的靶区勾画

（一）靶区定义

GTV-1：宫颈肿瘤及其侵犯区。

GTV-2：盆腔转移淋巴结。

GTV-3：腹主动脉旁转移淋巴结。

CTV-1：宫颈、宫体。

CTV-2：宫旁、附件、部分阴道。

CTV-3：盆腔淋巴引流区（髂内、髂外、闭孔、部分骶前、髂总）。

CTV-4：有高危因素者腹主动脉旁淋巴引流区和/或腹股沟淋巴引流区。

（二）靶区定义

PGTV-2、PGTV-3：GTV-2、GTV-3 外放 5 mm。

PCTV-1：CTV 外放 15～20 mm。

PCTV-2、PCTV-3：CTV 向前后、左右方向外放 6～8 mm，向头脚方向外放 8～10 mm。

注:PTV 外放据摆位误差、分期、膀胱充盈一致性、有无图像引导酌情考虑。若行调强放疗必须有图像引导,建议治疗过程中做 2 程计划。

(三)淋巴引流区勾画原则同宫颈癌根治术后

盆腔照射上界:腹主动脉分叉处。

扩大野照射上界:肾动脉水平至 T_{12} 下缘。

(四)下界据阴道受累的位置而定

小肿瘤或阴道未受侵:上 1/2 阴道或闭孔下缘上 1 cm。

上段阴道受侵:上 2/3 阴道。

下 1/3 段阴道受侵:全阴道。

(五)宫颈癌根治性放疗靶区勾画病例介绍(图 12-1-2)

1. FIGO ⅡB 宫颈鳞癌。

2. 妇检:外阴(一),阴道(一);宫颈肿物 6～7 cm;左侧宫旁明显增厚,右侧宫旁(一)。

3. PET-CT:宫颈明显肥厚,代谢异常增高,累及阴道上段和部分宫体,SUV_{avg} 12.4,SUV_{max} 27.7,与直肠前壁分界不清,符合恶性病变;双附件未见异常;双侧髂血管旁可见数个代谢增高淋巴结。

4. SCC Ag 9.6 ng/mL。

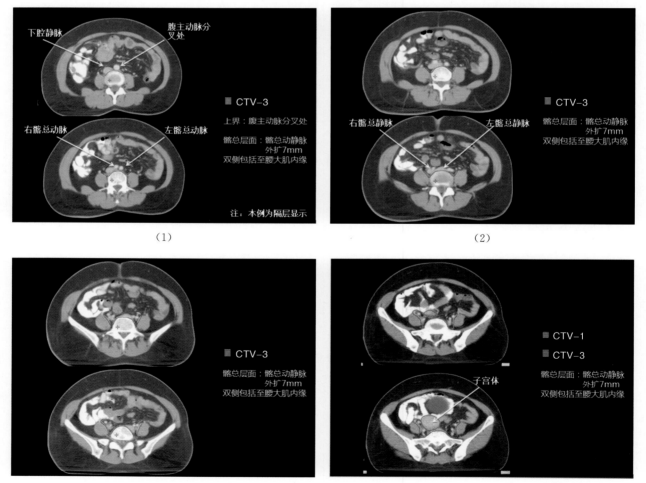

(1)　　　　　　　　　　(2)

(3)　　　　　　　　　　(4)

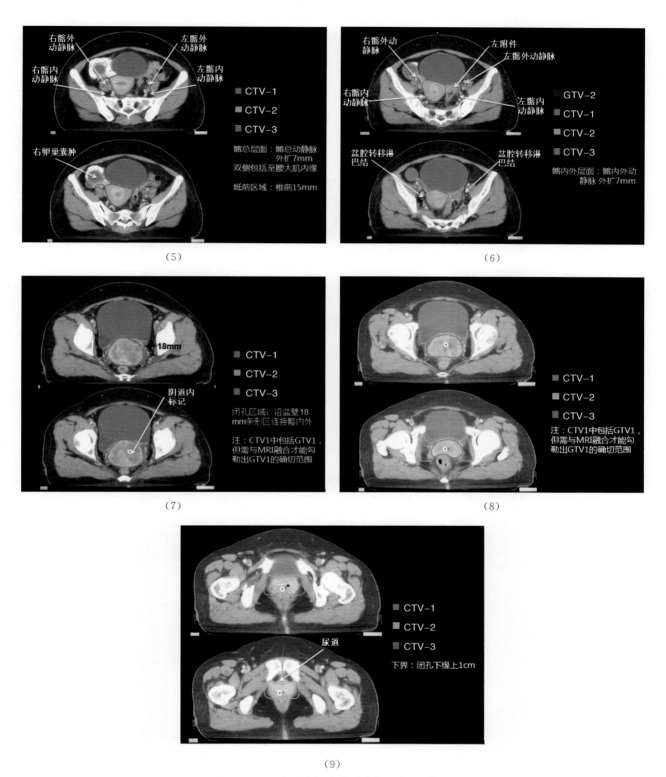

图 12-1-2　宫颈癌根治性放疗靶区勾画过程

四、危及器官(OAR)的勾画

危及器官勾画见图 12-1-3。

1. 小肠:PTV 上 1～5 cm 的肠管及系膜。

2. 直肠:肛管上至乙状结肠。

3. 膀胱:膀胱外壁。

4. 骨髓:下段腰椎、髂骨、骶骨、耻骨、坐骨、股骨上段。

5. 脊髓:包括马尾(L₅下缘)。

6. 股骨头:股骨头及股骨颈。

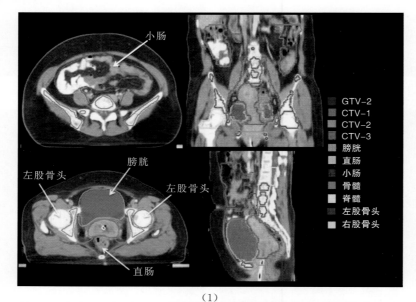

（1）

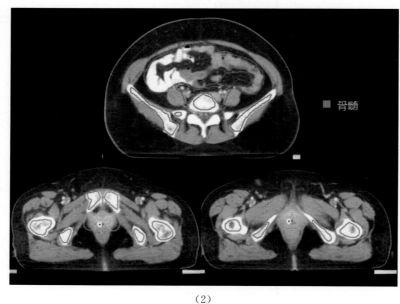

（2）

图 12-1-3 危及器官勾画

（胡克 晏俊芳 侯晓荣 Chen Yi-Jen Jeffrey Y. C. Wong）

第二节 子宫内膜癌术后靶区勾画

一、缩写定义和影像条件

(一)缩写定义

GTV(gross tumor volume):肿瘤靶区。

CTV(clinical tumor volume):临床靶区。

PTV(planning target volume):计划靶区。

BITV(bladder integrated target volume):膀胱整合靶区。

(二)影像条件

扫描层厚:3 mm。

扫描范围:气管隆突至股骨中段。

二、病例资料

子宫内膜癌ⅢC期术后,腹主动脉旁淋巴结转移。

危及器官(OAR)的勾画见表12-2-1,CTV勾画见表12-2-2。

表 12-2-1 OAR 勾画

器官	勾画范围
肝脏	整个肝脏
肾脏	整个肾实质
脊髓	以椎管的骨性标志为基础。上界应以PTV上界和放疗照射野界限为基准,适当向上勾画。逐层勾画至L$_2$下缘
肠袋	包括小肠、升结肠和降结肠。下界从小肠或大肠袢开始(在轴位层面上出现直肠时应作为肠袋的一部分)。若靶区至髂总水平,放疗技术为共面照射时上界应止于PTV上1 cm;若为非共面照射,应止于PTV上1~5 cm
股骨头	上界为股骨头的上缘,下至坐骨粗隆的最下层面(左或右),包括转子
膀胱	上自穹隆,下至基底
乙状结肠	从肛门直肠结束开始,至连接到降结肠后终止,后装腔内放疗时必须勾画乙状结肠,范围包括任何位于宫腔或后装治疗施源器周围或上方乙状结肠
肛门直肠	下界起自肛缘(在模拟定位时用不透光的标志确认)。上界终止于直肠系膜消失后的直乙结肠交界或CT扫描上辨认直肠圆形结构消失

表 12-2-2　CTV 勾画

CTV	靶区界限	靶区勾画要点
CTV-1	腹主动脉旁	上界至肾动脉水平,若淋巴结转移部位较高,可适当提高靶区上界 两侧界至腰大肌 前界血管外扩 7.5 mm 后界椎体前缘 去除肠管、肾脏等周围正常组织
CTV-2	上界为 $L_4 \sim L_5$ 椎间盘间隙下 7 mm,下界至髂总分叉	髂总血管外扩 7 mm 中线处至少包括椎体前 1.5 cm 软组织 宫颈基质未受侵时,骶前淋巴结不需包括,靶区应从髂总分叉 1.5～2 cm 下分开 包括邻近的可疑淋巴结、淋巴囊肿、手术标记 去除椎体、小肠、肌肉
CTV-3	髂总分叉至阴道断端	髂内外血管外扩 7 mm,包括闭孔淋巴结 骶前区域至梨状肌出现(S_2 下缘) 包括邻近的可疑淋巴结、淋巴囊肿、手术标记 去除肌肉、膀胱、直肠,但也可适当外扩靶区保持膀胱直肠间的靶区在中线处前后界距离至少 1.5 cm
CTV-4	阴道断端以下	上界为阴道标记上 0.5～2 cm 下界为阴道标记下 3 cm 两侧包括阴道及宫旁软组织

子宫内膜癌靶区勾画见图 12-2-1。

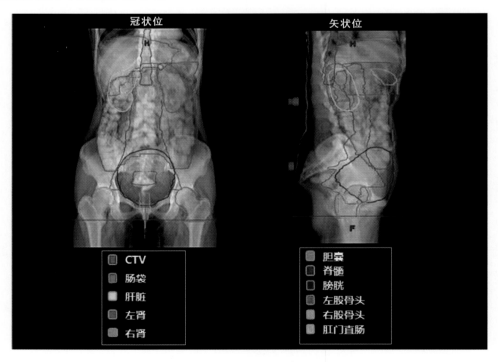

（1）

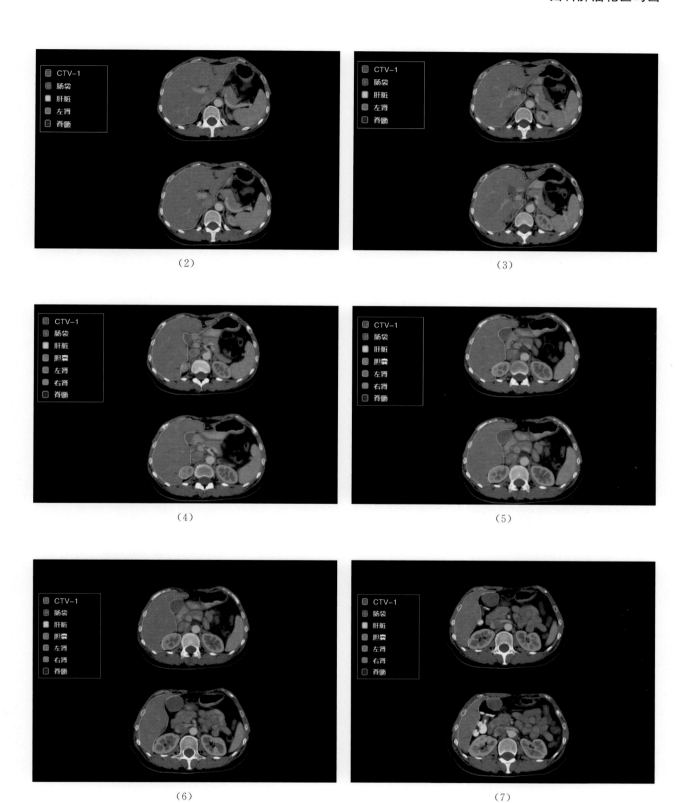

（2）　　　　　　　　　　　（3）

（4）　　　　　　　　　　　（5）

（6）　　　　　　　　　　　（7）

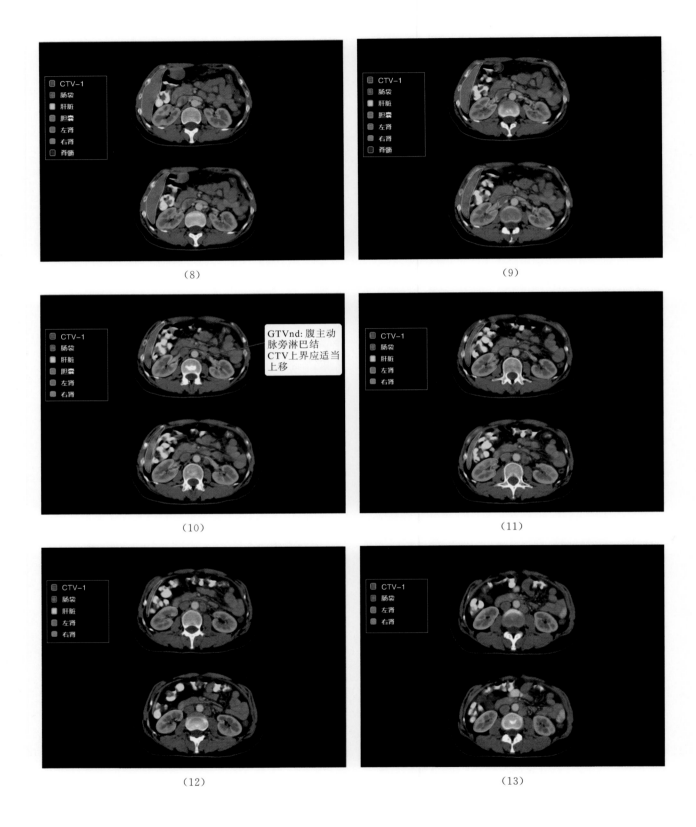

（8）

（9）

GTVnd:腹主动脉旁淋巴结CTV上界应当上移

（10）

（11）

（12）

（13）

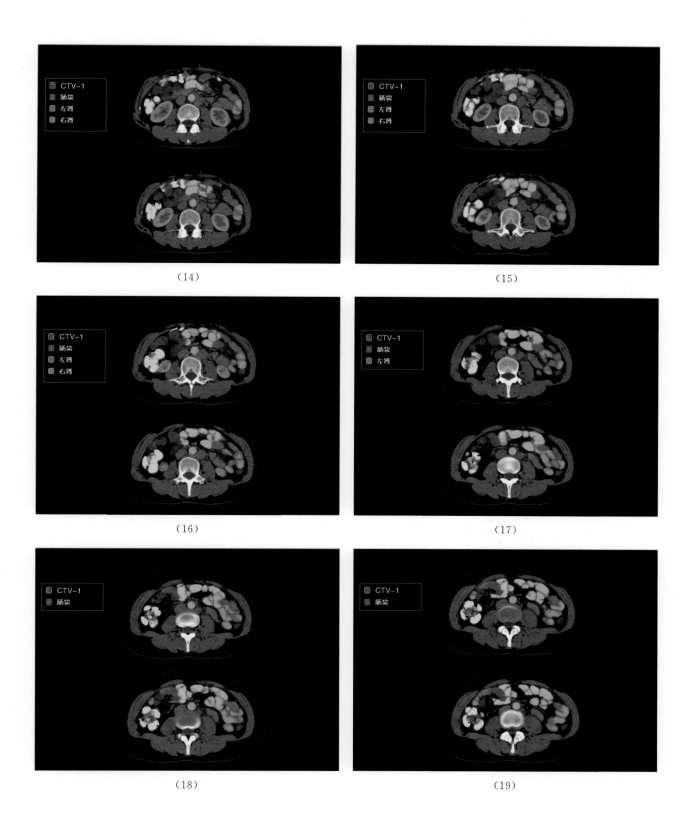

（14）

（15）

（16）

（17）

（18）

（19）

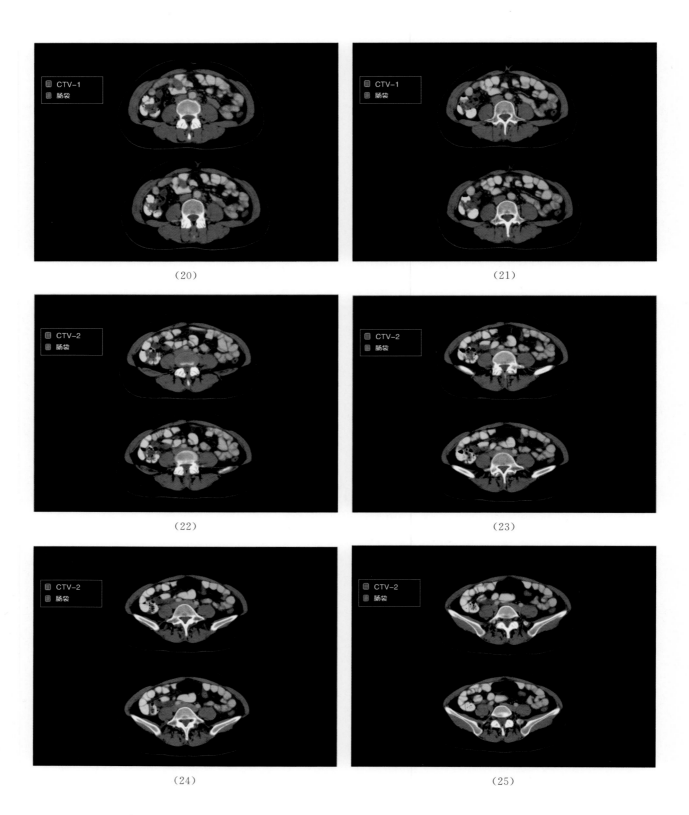

（20）

（21）

（22）

（23）

（24）

（25）

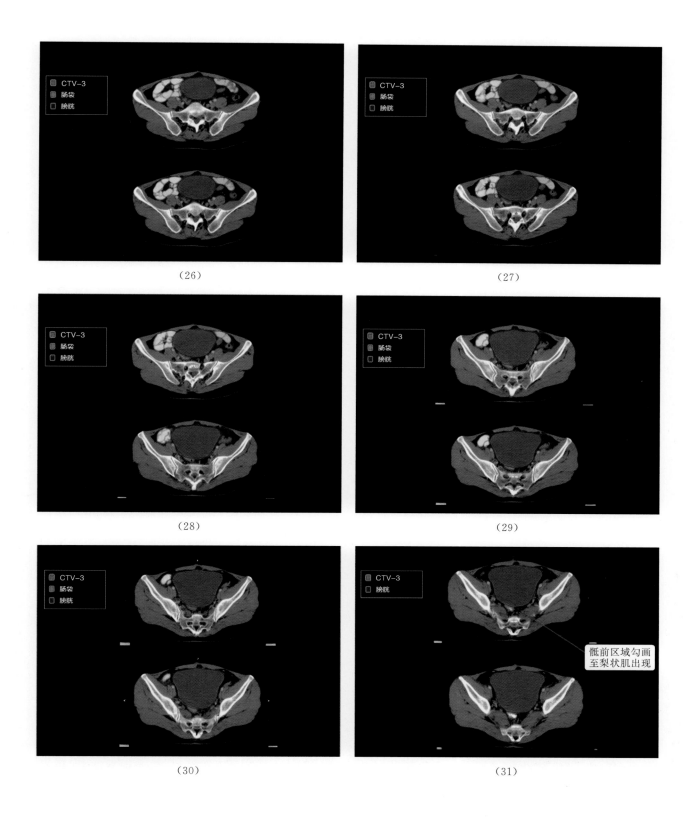

（26）

（27）

（28）

（29）

（30）

（31）

骶前区域勾画
至梨状肌出现

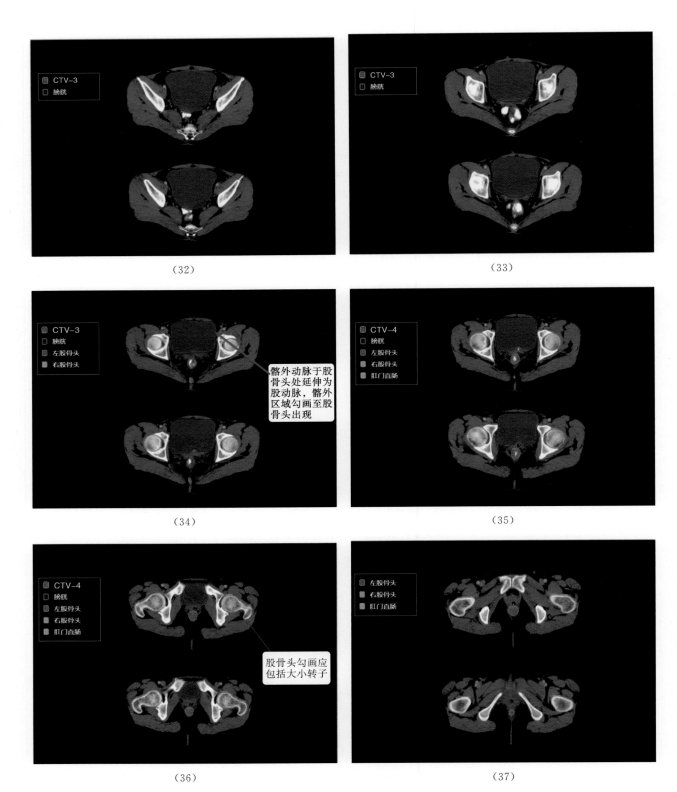

图 12-2-1　子宫内膜癌靶区勾画过程

三、BITV 的确定

BITV：对于子宫内膜癌术后患者，阴道残端和宫旁靶区的移动主要是膀胱直肠充盈体积的变化所致，因此提出膀胱整合靶区（BITV）的概念。BITV 是指在直肠排空前提下，分别在膀胱充盈和排空两种状态对患者进行 CT 扫描，获得的阴道残端和宫旁靶区移动范围。

操作步骤
- 1. 在患者膀胱充盈及排空状态下分别定位，形成两套定位图像。
- 2. 分别勾画出膀胱充盈和膀胱排空状态下的阴道残端和宫旁的 CTV。
- 3. 将两次定位图像在治疗计划系统中融合。
- 4. BITV 为两次勾画的 CTV 融合而成。

膀胱整合靶区确定见图 12-2-2。

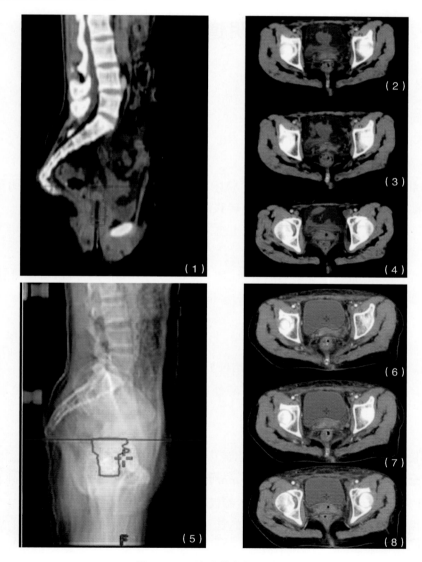

图 12-2-2　膀胱整合靶区确定

图（1）、（2）、（3）、（4）两次定位靶区融合后的图像，绿色线为膀胱充盈时阴道断端和宫旁 CTV，红色线为膀胱排空后阴道断端和宫旁 CTV；图（5）、（6）、（7）两次定位靶区融合后的图像，ITV 为红色线

四、PTV 的勾画

以上所述 CTV-1、CTV-2、CTV-3、CTV-4 是根据不同部位靶区勾画特点而划分,以便于讲解。在实际临床工作中 4 个靶区为一体,不需单独勾画,统称为 CTV。再根据 BITV 对 CTV 进行局部修改。PTV 为 CTV 外扩 7 mm(或根据各单位 CBCT 结果而定 PTV 外扩范围)。

(贾晓晶　马岩　于雷)

第三节　阴道癌靶区勾画

一、靶区定义

1. 累及宫颈:同宫颈癌。

2. 累及外阴:同外阴癌。

3. 未累及阴道外口和宫颈:如下。

GTV:原发病灶,基于妇科检查、影像学(CT/MRI,PET-CT)中发现的肿瘤(包括阴道全周)。区域淋巴结病灶,所有基础上发现的原发肿瘤和可疑的转移淋巴结。

CTV-1:GTV 及上下 3 cm 正常阴道或子宫组织。

CTV-2:CTV-1 水平的阴道旁、宫旁组织。

CTV-3:包括盆腔淋巴引流区(髂总、髂内、外、闭孔、骶前区)。如浸润下段,增加照射腹股沟引流区。

PTV-1:CTV-1+1.0 cm。

PTV-2:CTV-2+1.0 cm。

PTV-3:CTV-3+0.7 cm。

大多数患者 $L_{4\sim5}$ 水平未包括整个髂总淋巴结区域。

PTV 融合为 PTVsum 后给予治疗剂量;PTV 外放范围建议根据各单位数据,独立制定。

二、注释

1. 盆腔淋巴引流区包括髂血管、闭孔、骶前引流区。

髂血管区:髂总、髂内、髂外血管及其周围 7 mm 范围;髂内下界至尾骨肌出现,髂外下界股骨头出现,髂外血管前外侧外扩 1.7 cm,任何邻近小淋巴结需包括在内。

闭孔区:髂骨内侧 1.8 cm[范围根据 PIVOTAL 研究方案;RTOG 未规定;Royal Marsden Hospital (RMH):自行把握,包括血管、淋巴结和小白点],下界股骨颈上缘。

骶前区:$S_{1\sim3}$ 椎体前 1~1.5 cm 范围,可根据 RNH 勾画骶神经孔。

2. 腹股沟区:下界位于小转子下 1.5 cm;血管前内 3.5 cm,前 2.3 cm,前外侧、内侧 2.2 cm,后侧 0.9 cm,外侧 3.2 cm,避开肌肉及骨。也可根据解剖结构勾画:外侧——髂腰肌内侧;内侧——长收肌或耻骨肌内头外侧;后侧——髂腰肌外侧和耻骨肌前方;内前——缝匠肌前缘。此法存在较多争议,有学者推荐 1～1.5 cm。

三、病例

病例 **阴道癌靶区勾画**(图 12-3-1)

阴道癌 Stage I(FIGO)

1. 简要病史:62 岁女性,绝经 12 年

2. 查体特征:阴道中上段前壁病变,向上累及穹隆部致前穹隆变浅,下达阴道口上方 2 cm。

3. 活检病理:增生性乳头状鳞状细胞癌Ⅱ级。

4. CT 及 MRI:LN 阴性。

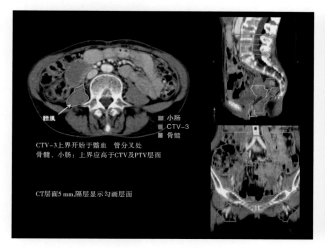

（1）

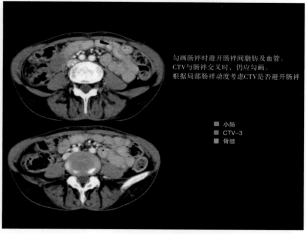

（2）

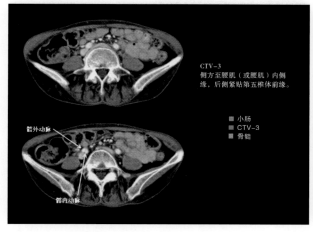

（3）

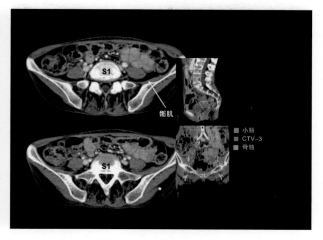

（4）

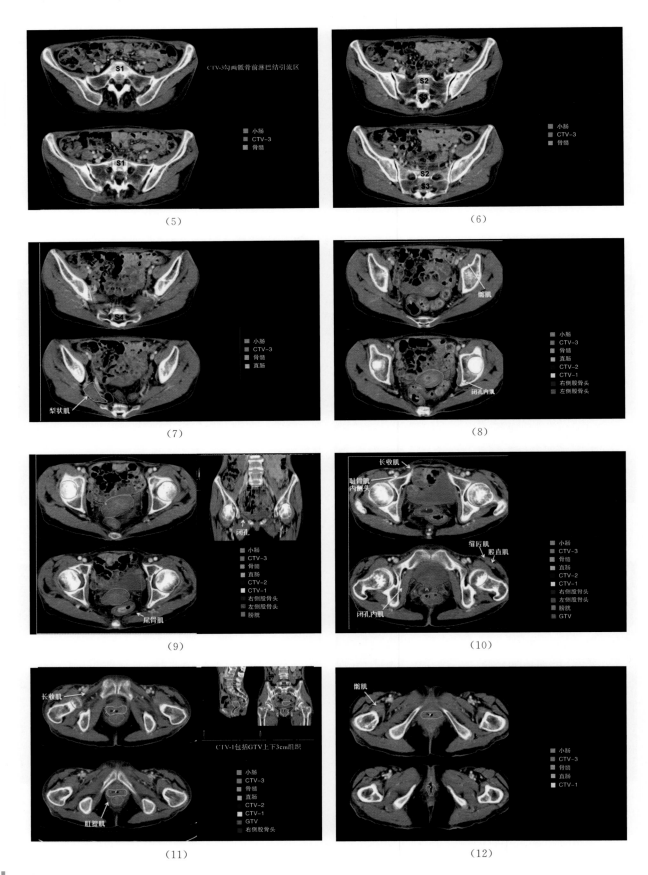

（5）

（6）

（7）

（8）

（9）

（10）

（11）

（12）

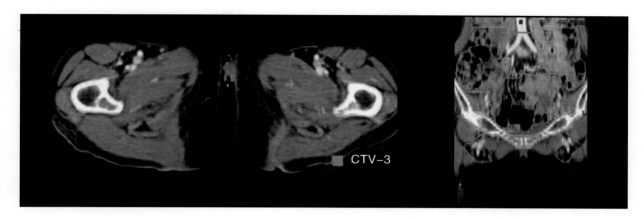

（13）

图 12-3-1　阴道癌靶区勾画过程

四、靶区勾画注意事项

1. 目前对于阴道癌 CTV-PTV 尚未达成共识，建议靶区安全边界参照宫颈癌标准。

2. 大多数患者 $L_4 \sim L_5$ 水平未包括整个髂总淋巴结区域。因此，可考虑从髂血管分叉处开始勾画。

3. 对于腹股沟血管周围的安全边界尚存在争议。

4. 对于局限于阴道的病变，外放边界可缩小至 1.0 cm。

5. 阴道下段肿瘤至阴道口安全边界不足，仅包括全阴道。

（王青）

第四节　外阴癌靶区勾画

一、缩写定义和影像条件

1. 本共识出现的主要术语的英文缩写：GTV、CTV、PTV、CTV D_{90}、OAR $D_{2\,cm^3}$。

2. 主要的影像条件：本共识图像扫描均为 CT 引导图像，CT 扫描层厚 5 mm。

3. 体位：患者取仰卧位，双手抱头，体膜固定。

4. 定位前准备：定位前 3～5 h 口服泛影葡胺，定位时保持膀胱半充盈，外阴病灶处标记铅点。

5. 定位范围为上界：$T_{11} \sim T_{12}$ 水平；下界：会阴。

二、外阴癌的放疗

外阴癌首选手术，不能手术的患者可选择放疗。

(一)外阴癌术后的靶区定义

CTV：盆腔淋巴结区（髂总分叉部位起始）＋腹股沟淋巴结区＋外阴原发病灶区域。

PTV：CTV 前、后、左、右层面外扩 8 mm，上、下层面外扩 10 mm。

（二）外阴癌根治性放疗的靶区定义

GTV：盆腔及腹股沟区阳性淋巴结。

PGTV：GTV 均匀外扩 5 mm。

CTV：盆腔淋巴结区（髂总分叉部位起始）＋腹股沟淋巴结区＋子宫＋双侧附件＋全阴道＋全部外阴。

PTV：CTV 前、后、左、右层面外扩 8 mm，上下层面外扩 10 mm。

三、淋巴结勾画共识

1. 髂总淋巴结：建议血管 7 mm 边缘，向后、侧扩至腰大肌和椎体。

2. 髂外淋巴结：建议血管外扩 7 mm，再沿髂腰肌向前侧界扩 10 mm，包括髂外侧组。

3. 髂内淋巴结：建议 7 mm 边缘能包括 100％，侧界要达盆壁。

4. 骶前淋巴结：骶前 10 mm 的条状区。

5. 闭孔淋巴结：建议沿盆壁 18 mm 的条状区，连接髂内外区。

6. 腹股沟淋巴结：建议股血管外放＞2 cm。外侧：髂腰肌内缘；内界：长收肌侧缘或耻骨肌内缘末端；后界：髂腰肌侧和耻骨肌前间隙；内前：缝匠肌前缘。

四、危及器官（OAR）的勾画

1. 膀胱的勾画：充盈。

2. 直肠的勾画：肛管上至乙状结肠（骶髂关节下缘）。

3. 小肠的勾画：靶区上 3～5 cm 小肠管和系膜。

4. 股骨头的勾画：两侧。

5. 髂骨的勾画：两侧。

五、病例

病例 1　外阴癌术后靶区勾画

外阴鳞状细胞癌ⅢA 期

放疗指征：①淋巴脉管间隙浸润；②左侧腹股沟淋巴结阳性（1/5）。

放疗靶区：体外照射，盆腔淋巴结区（髂总分叉部位起始）＋腹股沟淋巴结区＋外阴原发病灶区域。

照射剂量：DT 50 Gy。

病例 2　外阴癌根治性放疗靶区勾画

外阴鳞状细胞癌ⅣA 期

放疗指征：①右侧腹股沟淋巴结固定；②病灶累及阴道上 2/3。

放疗靶区：体外照射＋后装近距离插植治疗。

体外照射：盆腔淋巴结区（髂总分叉部位起始）＋腹股沟淋巴结区＋子宫＋双侧附件＋全阴道＋全部外阴。

组织间插植：外阴＋阴道病灶＋右侧腹股沟固定淋巴结。

放疗剂量：外照射全盆腔 50 Gy，组织间插植 6 Gy×5 次，等效生物剂量为 42 Gy，肿瘤剂量 92 Gy，膀胱 $D_{2\,cm^3}$ 85 Gy，直肠及乙状结肠 $D_{2\,cm^3}$ 70 Gy。

六、外阴癌靶区勾画示例

外阴癌靶区勾画过程见图 12-4-1。

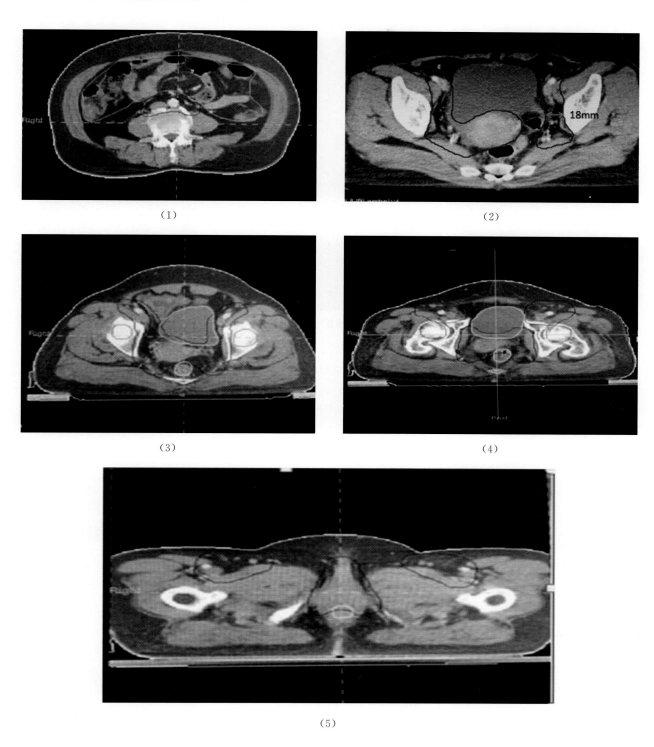

(1)

(2)

(3)

(4)

(5)

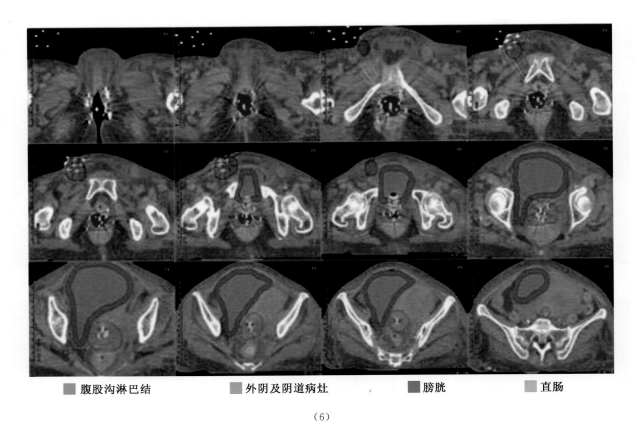

■ 腹股沟淋巴结　　■ 外阴及阴道病灶　　■ 膀胱　　■ 直肠

（6）

图 12-4-1　外阴癌靶区勾画过程

（1）射野上界：腹主动脉分叉水平。前界：腹主动脉前方 7 mm。后界：椎体前缘。侧界：髂腰肌内缘。（2）前界：髂外血管前缘 17 mm 及膀胱后壁。后界：梨状肌内缘及直肠系膜。侧界：沿盆壁 18 mm 条形共连接髂内外区。（3）前界：髂外血管前缘 17 mm。后界：梨状肌内缘（包括宫底韧带）。侧界：盆壁。（4）腹股沟淋巴结勾画：股血管外放＞2 cm。外侧：髂腰肌内缘。内界：髂腰肌侧和耻骨肌前间隙。内前：缝匠肌前缘；前界：膀胱后壁。后界：直肠系膜。侧界：闭孔内肌内侧缘。（5）腹股沟淋巴结勾画：股血管外放＞2 cm。外侧：髂腰肌内缘。内界：耻骨肌内缘末端。后界：髂腰肌侧和耻骨肌前间隙。内前：缝匠肌前缘。射野下界：大阴唇外缘。前界：阴蒂。后界：直肠系膜。侧界：短收肌内侧缘。（6）总靶区勾画变化过程

（孙宝胜　王铁军　刘林林　欧建）

第十三章

淋巴瘤靶区勾画

以结外鼻型 NK/T 细胞淋巴瘤靶区勾画为例介绍如下。

一、缩写定义和影像条件

1. GTV:大体肿瘤靶区。

2. GTVnd:阳性淋巴结。

3. CTV:肿瘤临床靶区。

4. PTV:计划靶区。

5. 条件:CT 层厚 3.75 mm,间隔 1 层。

二、靶区定义

1. GTV:原发肿瘤。

2. GTVnd:阳性淋巴结。

3. CTV:局限 IE 期(肿瘤局限一侧鼻腔,未侵犯邻近器官或组织结构),双侧鼻腔,双侧前组筛窦,硬腭及同侧上颌窦;广泛 IE 期(肿瘤超出鼻腔),靶区应扩大至受累的邻近器官或结构。

若病变累及皮肤或副鼻窦,靶区应扩大并包括该区域。若前组筛窦受侵,应包括同侧后组筛窦。若邻近后鼻孔,照射野应包括鼻咽。若侵犯鼻咽,应包括整个韦氏环。

4. ⅡE 期伴颈淋巴结转移,包括双侧颈部淋巴结。

5. 原发于韦氏环,应包括整个韦氏环(鼻咽,扁桃体,舌根及口咽)及受累的邻近器官或结构。IE 期原发于韦氏环的病变,应常规给予预防性颈部淋巴结照射。

6. PTV:根据各单位放疗设备及摆位误差,酌情外放 2～3 mm。

照射剂量:推荐剂量 54 Gy(1.8～2 Gy/30～27 次)(注:最低剂量 50 Gy)。

三、危及器官(OAR)的勾画

包括眼球、视神经、视交叉、脑干、腮腺、舌下腺、脊髓。

四、以实际病例展示靶区勾画具体范围

病例 1 原发鼻腔 NK/T 细胞淋巴瘤（ⅡEB 期）

患者男性，42 岁，以"鼻塞 7 月，间断发热 2 月，加重 20 d"就诊。鼻窦 CT 提示双侧鼻窦、鼻腔及鼻咽腔软组织密度影。鼻腔肿物活检提示：鼻腔黏膜 NK/T 细胞淋巴瘤。免疫：CK（−），EMA（−），CD3（＋），CD56（＋），S100（−），CD68 散在（＋），CD20（−），VIM（−）。经 3 周期化疗后行放射治疗。病变累及双侧鼻腔、鼻窦、鼻咽腔及双侧颈部淋巴结。CTV 包括双侧鼻腔、鼻窦，韦氏环及双侧颈部。

靶区勾画见图 13-1-1。

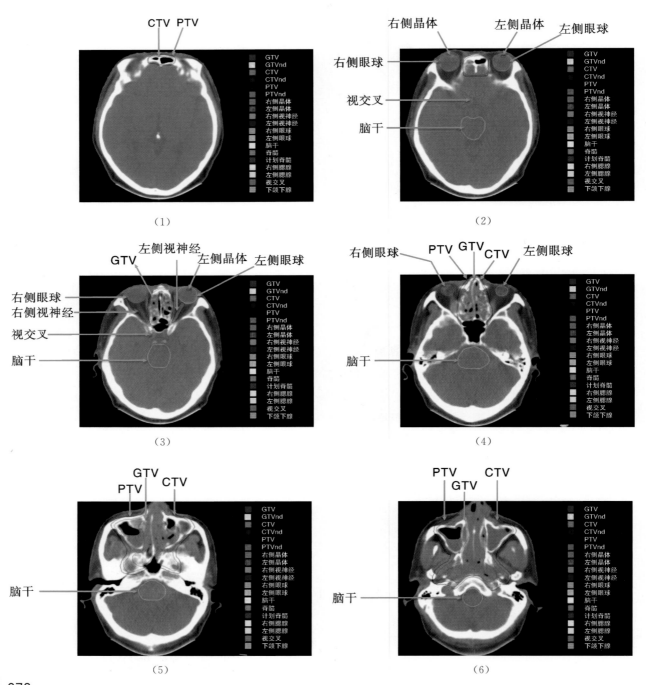

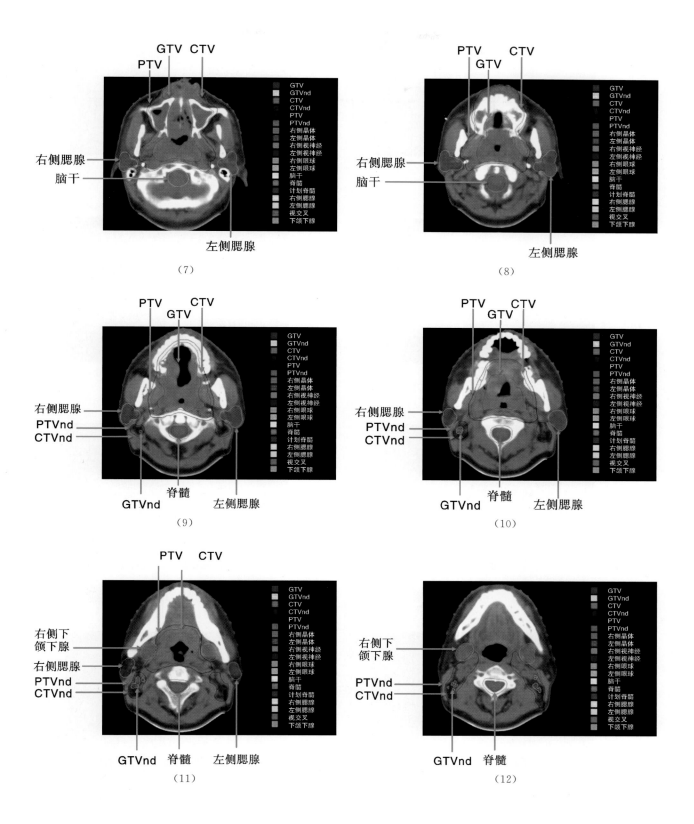

（7）

（8）

（9）

（10）

（11）

（12）

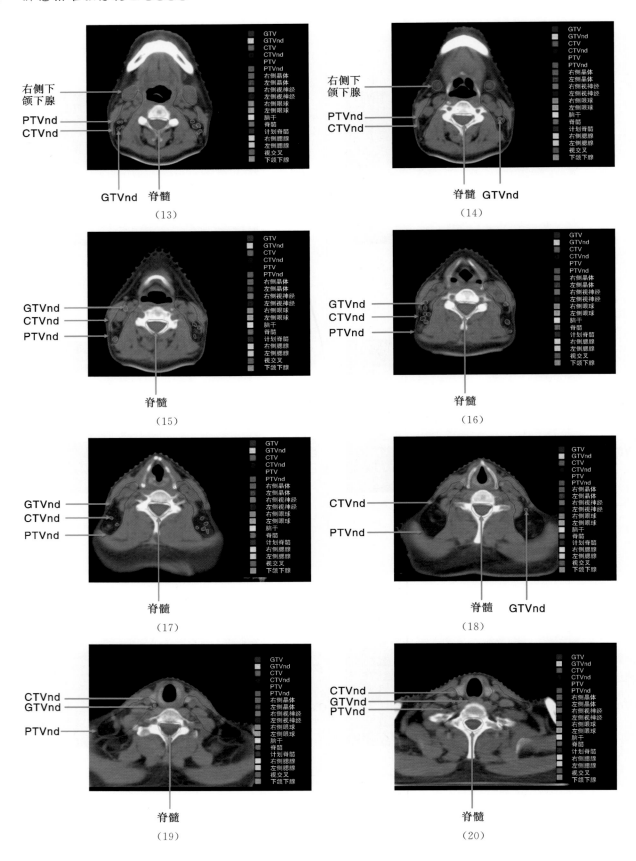

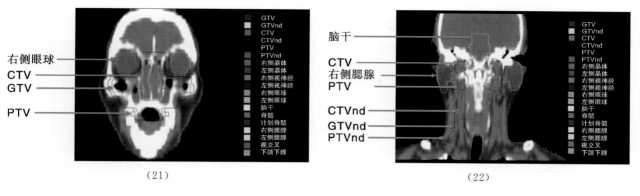

（21）　　　　　　　　　　　　　　（22）

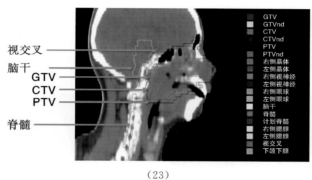

（23）

图 13-1-1　原发鼻腔 NK/T 细胞淋巴瘤（ⅡEB 期）靶区勾画过程

病例 2 **原发鼻腔 NK/T 细胞淋巴瘤（ⅠEB 期,局限性）**

患者男性,50 岁,以"左侧鼻塞 6 月"就诊。鼻腔肿物活检提示:左侧淋巴组织增生,局部伴有少许渗出及坏死。免疫组化:AE1/AE3（－）,CAM5.2（－）,CD20（－）,CD21。个别残存 FDC 网（＋）,CD3（＋）,CD56（＋）,EBER（杂交）（＋）,颗粒酶 B 灶性（＋－）,TIA－1（＋）,Ki－67 标记指数大于 50％,形态结合免疫组化结果支持为 NK/T 细胞淋巴瘤。经 4 周期化疗后行放射治疗。病变累及左侧鼻腔。CTV 包括双侧鼻腔、双侧前组筛窦,硬腭及同侧上颌窦。

靶区勾画见图 13-1-2。

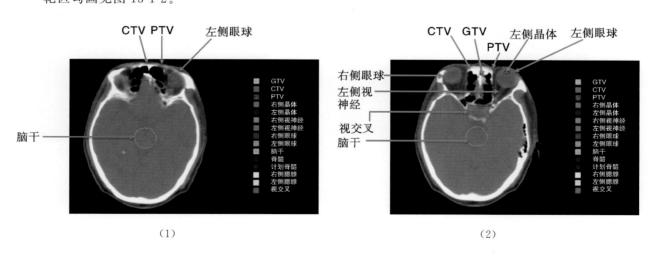

（1）　　　　　　　　　　　　　　　　　（2）

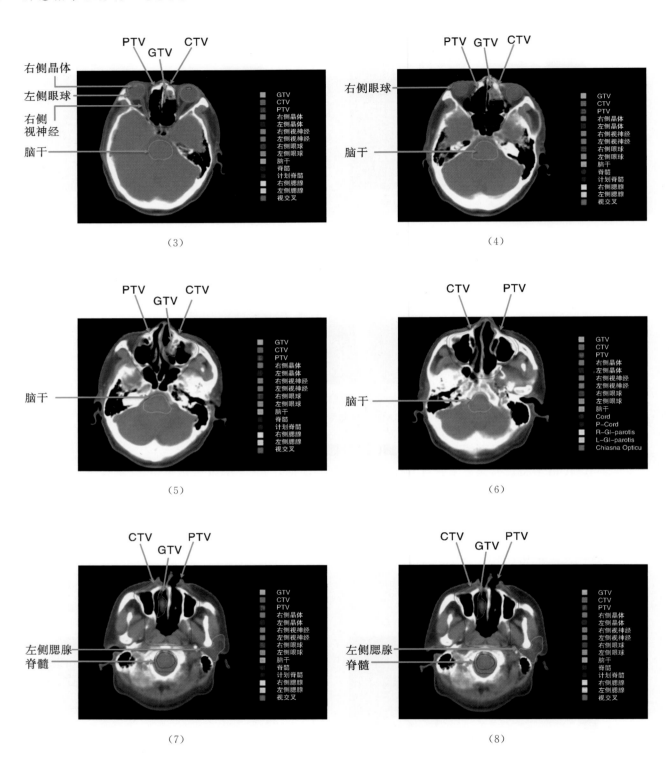

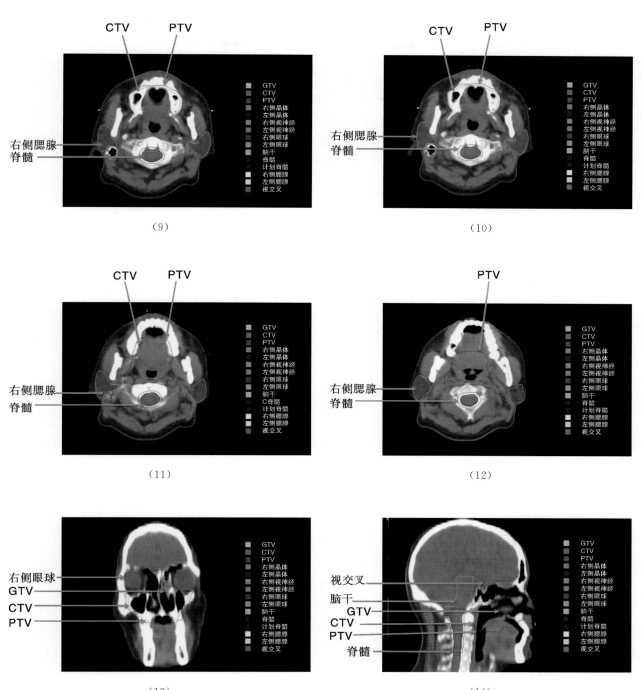

图 13-1-2　原发鼻腔 NK/T 细胞淋巴瘤(ⅠEB 期,局限性)靶区勾画过程

（马红兵　张晓智）

第十四章

骨和软组织恶性肿瘤靶区勾画

第一节　横纹肌肉瘤靶区勾画

一、靶区定义

(一)GTV(肿瘤靶区或肉眼靶区)

肿瘤靶区:肿瘤区由磁共振 T_1 像加对比图像确定(磁共振对比图像是必要的)。推荐 MRI 与 CT 融合图像用于放射治疗 GTV 靶区的勾画。对于上肢的病变,推荐应用强化 CT(静脉注射造影剂),因为强化 CT 有更好的旋转移动度和定位精确度,这是诊断性 MRI 和 CT 平扫难以实现的。

(二)CTV(临床靶区)

临床靶区:包括肿瘤区和亚临床边界区。CTV＝GTV＋纵向(近端和远端)外扩 3 cm。如果外扩 3 cm 导致 CTV 的边缘超过组织器官的边界,可以将 CTV 缩小至组织器官的边界(除非肿瘤侵犯,一般不超界)。射野边缘应距病变 1.5 cm,包含肿瘤的任意一部分,并且不被完整的筋膜屏障、骨和表面皮肤所限制。在磁共振 T_2 图像上明确的可疑性水肿也应包含在上述区域中。如果 GTV 的区域需要扩展至包含磁共振 T_2 图像上的水肿区,那么临床诊断需要明确证据。因为如果临床诊断提示距 GTV 区域较远的隐匿性肿瘤水肿区的风险较低,而扩展放射区域至包含所有的水肿区会造成严重的副反应,所以 GTV 应该选择性包括 T_2 水肿区。

二、病例介绍

55 岁男性,右侧大腿远端横纹肌肉瘤,临床分期:Ⅲ期 $T_{2b}N_0M_0G_3$。

右下肢 MRI 提示:右侧大腿远端局限性信号不均匀的多腔大团块影,肿瘤上下方向尺寸为 14.8 cm,前后尺寸为 7.8 cm,最大内外侧尺寸为 11.3 cm。

采用模拟 CT 图像与股部 MRI 融合成像(图 14-1-1)。

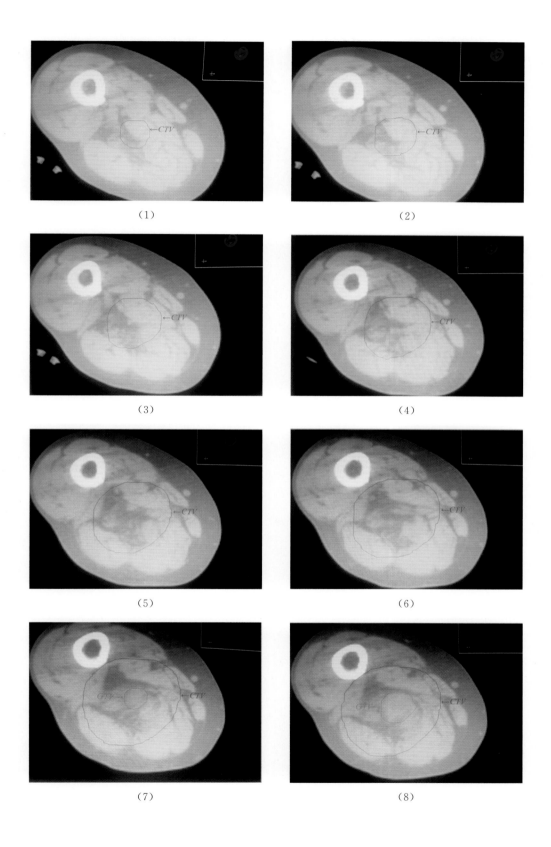

（1）　　　　　　　　　　　　　　　（2）

（3）　　　　　　　　　　　　　　　（4）

（5）　　　　　　　　　　　　　　　（6）

（7）　　　　　　　　　　　　　　　（8）

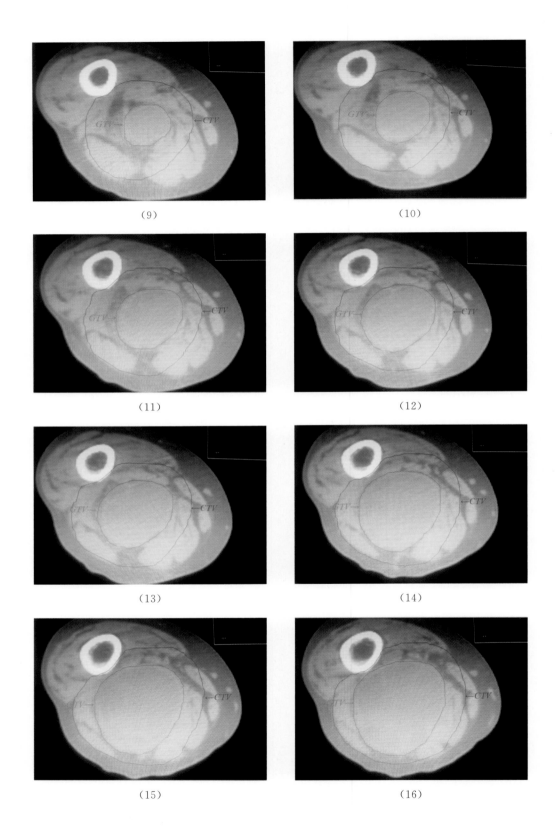

（9）　　　　　　　　　　　　　（10）

（11）　　　　　　　　　　　　　（12）

（13）　　　　　　　　　　　　　（14）

（15）　　　　　　　　　　　　　（16）

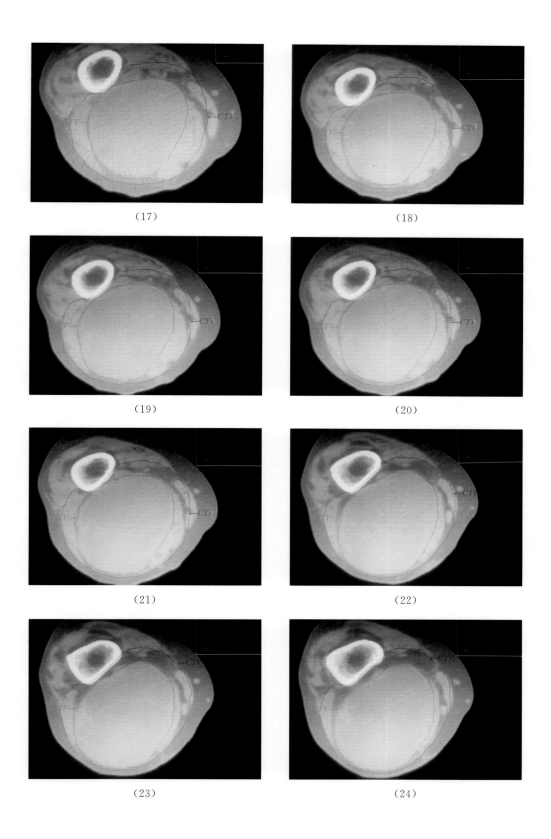

（17）

（18）

（19）

（20）

（21）

（22）

（23）

（24）

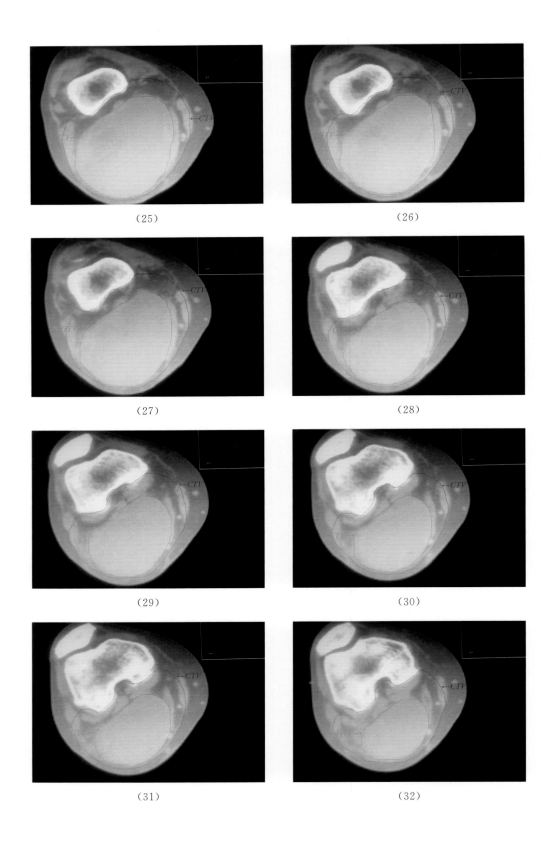

（25）　　　　　　　　　　　（26）

（27）　　　　　　　　　　　（28）

（29）　　　　　　　　　　　（30）

（31）　　　　　　　　　　　（32）

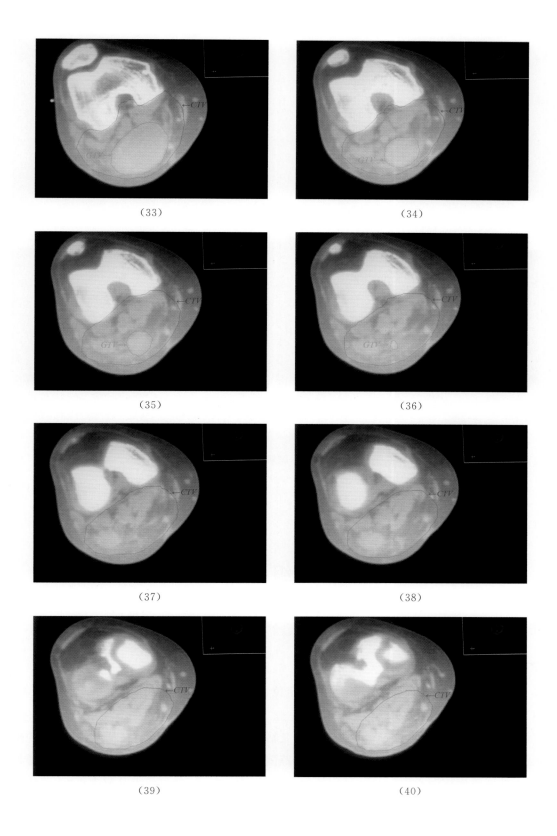

（33）　　　　　　　　　　　　　　　　（34）

（35）　　　　　　　　　　　　　　　　（36）

（37）　　　　　　　　　　　　　　　　（38）

（39）　　　　　　　　　　　　　　　　（40）

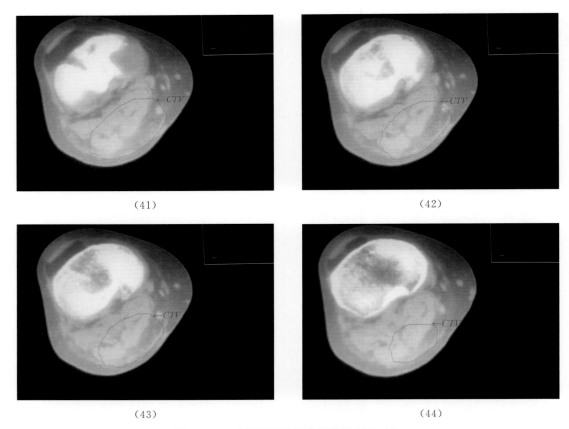

图 14-1-1　右股部横纹肌肉瘤靶区勾画过程

（陆海军　黄伟　王靛）

第二节　软组织肉瘤靶区勾画

一、靶区定义

（一）术前肢体 STS 的靶区定义

GTV：体检和影像学所见大体肿瘤，建议采用定位 CT 相同的体位的 T_1 加权增强 MRI，并将 MRI 和定位计划 CT 融合以更好分辨 GTV。

CTV50 ＊（＊前数字代表放疗剂量）：所有存在亚临床灶播散风险的区域，包括 GTV 周边的组织和病理反应，如水肿等；长轴方向包括 GTV＋4 cm 组织范围，横向边界包括周边 1.5 cm，某些解剖结构如骨和筋膜可视为天然屏障而成为 CTV 边界；可疑的肿瘤周围水肿，在 T_2 加权像上分辨率更好，可能存在显微镜下转移，需要单独勾画并考虑一定的边界（通常 1～2 cm）；在不充分切除的情况下，GTV 包括所有术后 GTV 或任何残留肿瘤 GTV＋所有手术涉及的组织和破坏的筋膜＋长轴方向 4 cm 边界、横向 1.5 cm

边界。

PTV50*:CTV+（0.5～1）cm，遵循不同治疗机构方案和步骤。

建议大体肿瘤的剂量是 2 Gy/次，总剂量 50 Gy。

（二）术后肢体 STS 的靶区定义

postopGTV：postopGTV 需要参考肿瘤的原发部位。在定位 CT 影像勾画靶区时需要仔细检查术前影像学资料以确定原始肿瘤床全部包括在靶区内。

CTV66*：包括所有术后 GTV+所有术后改变，包括长轴方向上 1～2 cm 边界和横截面 1.5 cm 边界。以上能够较好包括手术涉及组织、瘢痕、引流区。

PTV66*：CTV66+（0.5～1）cm，遵循不同治疗机构方案和步骤。

CTV56*：所有存在亚临床灶播散风险的区域，包括 GTV 周边的组织和其他手术涉及的组织。长轴方向包括 GTV+4 cm 组织范围，横向边界包括周边 1.5 cm，某些解剖结构如骨和筋膜可视为天然屏障而成为 CTV 边界。

其他手术涉及组织、瘢痕和引流区如未包括在 CTV66 内，则给予 1～2 cm 边界包括在 CTV56 中。可疑的肿瘤周边水肿，需要单独勾画并考虑一定边界，最为可靠的是通过术后最新 MRI 观察。与手术医师紧密沟通和对术后病理仔细复习，有助于血清肿和淋巴囊肿及血肿是否需包括在靶区内。

PTV56*：CTV56+（0.5～1）cm，遵循不同治疗机构方案和步骤。

以上描述了同期加量技术，或可采用传统的缩野技术，所有亚临床病灶给予 50 Gy/25 次，采用第二程放疗加量剂量 16 Gy/8 次。

高危亚临床病灶剂量：2 Gy/次，总剂量 66 Gy；低危亚临床病灶剂量：1.69 Gy/次，总剂量 56 Gy。

（三）腹膜后 STS 的靶区定义

GTV：体检和影像学所见大体肿瘤。

CTV：所有存在亚临床灶播散风险的区域。长轴方向包括 GTV+2 cm 组织范围，横向边界包括周边 0.5～2 cm，不包括某些解剖结构和重要器官。例如，肿瘤靠近肝脏组织，则肝内边界为 0.5 cm 的肝组织，而肿瘤后方需包括 2 cm 边界以包括脂肪组织和血管。如果对侧肾功能正常，则可以考虑牺牲同侧肾脏，在这种情况下，对侧肾脏剂量需要尽量低；其他重要器官包括小肠、肝脏、脊髓和肺。

PTV：CTV+0.5 cm，遵循不同治疗机构方案和步骤。

建议大体肿瘤的剂量是 50 Gy/25 次～50.4 Gy/28 次。

二、以实际病例展示靶区勾画具体范围

病例 1　大腿后外侧去分化脂肪肉瘤靶区勾画

患者大腿后外侧去分化脂肪肉瘤，$T_{2b}N_0M_0$ Ⅲ级；由于比较表浅，患者接受了不彻底的手术切除，并破坏了股筋膜，但没有累及深部筋膜。CT 定位扫描为 2 mm 层厚，注意由于不彻底的手术切除而被破坏的筋膜。图 14-2-1 显示的是代表性的层面。

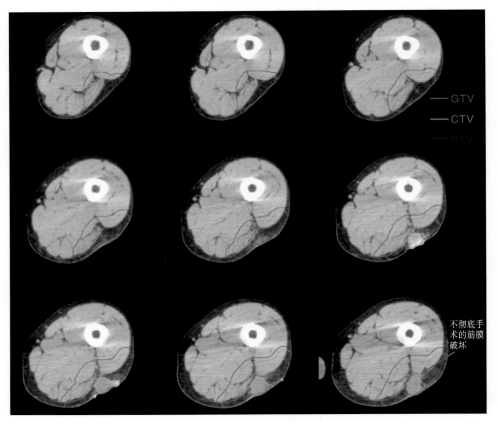

（1）

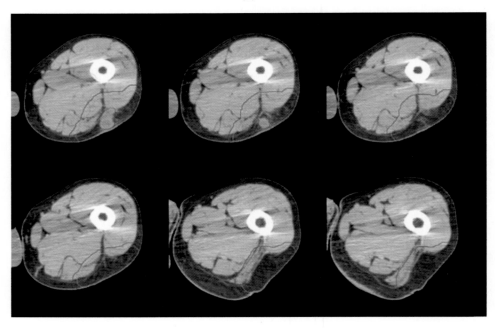

（2）

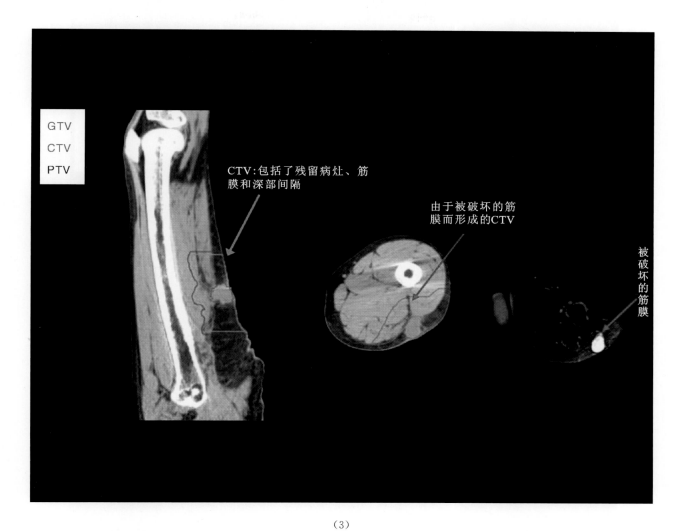

GTV
CTV
PTV

CTV:包括了残留病灶、筋膜和深部间隔

由于被破坏的筋膜而形成的CTV

被破坏的筋膜

（3）

图 14-2-1 大腿脂肪肉瘤靶区勾画过程

不彻底切除后导致筋膜破坏后的矢状位和横断位的 GTV、CTV 和 PTV

病例2 左大腿多形性横纹肌肉瘤靶区勾画（图 14-2-2）

患者左大腿多形性横纹肌肉瘤，$T_{2b}N_0M_0$ Ⅲ 级，因术后切缘离正常组织过近接受了术后放疗；CT 模拟扫描区层厚为 2 mm，水肿位于 postopGTV 的表面，勾画后包括在 CTV56 靶区内，在代表层显示。整个靶区内，CTV56 靶区的勾画受限于股骨头和其他骨组织。某些情况下如果皮下组织有侵犯时，需要在瘢痕处加用补偿物来提高剂量（例：50 Gy）。

该病例术后放疗靶区体积的矢状位 CT 模拟图像和相应的术前、术后 MRI 图像。CTV56 定义为水肿和术后改变，为 PTV 外放 0.5～1 cm 边界。术前影像也很重要，推荐将术前和术后影像融合清楚分辨肿瘤侵犯范围，以更好勾画 postopGTV。

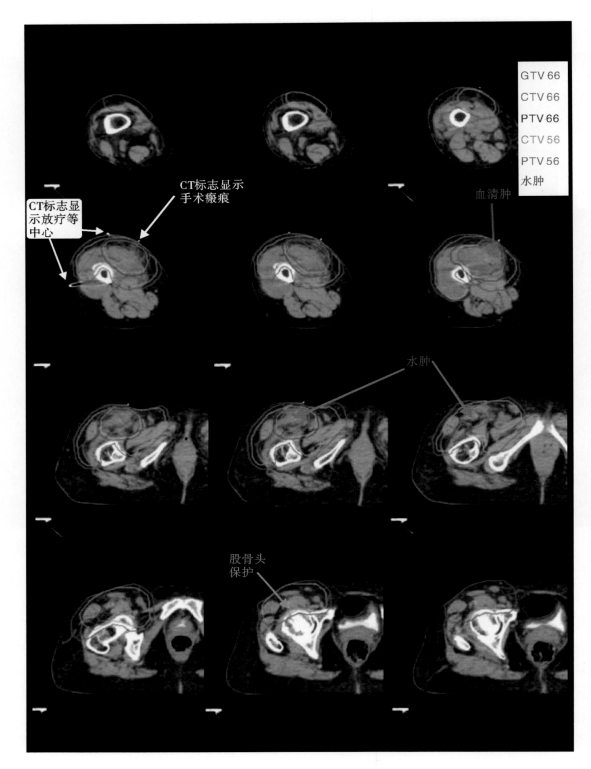

CT标志显示
手术瘢痕

CT标志显
示放疗等
中心

血清肿

GTV 66
CTV 66
PTV 66
CTV 56
PTV 56
水肿

水肿

股骨头
保护

（1）

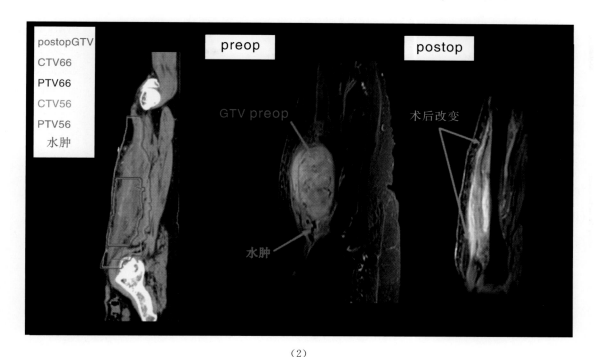

（2）

图 14-2-2　左大腿横纹肌肉瘤靶区勾画过程

三、靶区勾画注意事项

对于术前放疗的病灶，剂量通常为 50 Gy，靶区包括 GTV 和 CTV50，并需在定位 CT 上逐层勾画。

术后放疗剂量通常为 66 Gy（边界阴性，低度恶性肿瘤剂量可为 60 Gy）。另外需要包括可能存在亚临床病灶的周边组织构成的 CTV。

对于未切除的残留病灶，在周围正常组织耐受的情况下，通常剂量为 70 Gy，分次剂量是 2 Gy，或等效于 70 Gy 的不同分次剂量时的生物剂量。

（谢聪颖）

第三节　腹膜后软组织肿瘤靶区勾画

一、概况

（一）软组织肿瘤定义

指源于间叶组织和与其交织生长外胚层神经组织的恶性肿瘤。包括除淋巴造血组织外的非上皮组织，即纤维、脂肪、肌肉、滑膜、间皮以及分布于这些组织中的血管、淋巴管、外周神经等。

（二）发病情况

占恶性肿瘤的比例：成人 1%，儿童 15%，儿童中居第 4 位。12 390 新发病例，4 990 死亡（2017 年美国)。可发生于任何年龄,数月~5岁及20~50岁为发病高峰。肢体(43%),躯干(10%),内脏(19%),腹膜后(15%),头颈部(5%)。症状体征:肿块、肿胀、疼痛、出血。

影像学诊断:X线、B超、CT、MRI、PET。

(三)病理细胞学检查

细胞学检查:适用于肿瘤已破溃、胸水或腹水,深部大肿瘤拟放或化疗前。

钳取活检:适用于肿瘤已破溃,细胞学阴性者。

切取活检:常在手术中肿块无法切除时采用。

切除活检:肢体较小的肿瘤,连同周围正常组织。

(四)病理类型

腹膜后软组织肿瘤病理类型参考表 14-3-1。

表 14-3-1　腹膜后软组织肿瘤病理类型

1 脂肪细胞肿瘤	骨化性肌炎	黏液炎性纤维母细胞肉瘤
1.1 良性	指(趾)纤维-骨性假瘤	婴儿型纤维肉瘤
脂肪瘤	缺血性筋膜炎	2.4 恶性
脂肪瘤病	弹力纤维瘤	成人型纤维肉瘤
神经脂肪瘤病	婴儿纤维性错构瘤	黏液纤维肉瘤
脂肪母细胞瘤/脂肪母细胞瘤病	肌纤维瘤/肌纤维瘤病	低度恶性纤维黏液肉瘤
血管脂肪瘤	颈纤维瘤病	玻璃样变梭形细胞肿瘤
平滑肌脂肪瘤	幼年型玻璃样变纤维瘤病	硬化性上皮样纤维肉瘤
软骨样脂肪瘤	包涵体性纤维瘤病	3 所谓纤维组织细胞肿瘤
肾外血管平滑脂肪瘤	腱鞘纤维瘤	3.1 良性
肾上腺外髓脂肪瘤	促纤维增生性纤维母细胞瘤	腱鞘细胞瘤
梭形细胞脂肪瘤/多样性脂肪瘤	乳腺型肌纤维母细胞瘤	弥漫型腱鞘巨细胞瘤
冬眠瘤	钙化性腱膜纤维瘤	深部良性纤维组织细胞瘤
1.2 中间性(局部侵袭性)	血管肌纤维母细胞瘤	3.2 中间性(偶见转移性)
非典型性脂肪瘤性肿瘤/分化良好型脂肪肉瘤	富于细胞性血管纤维瘤	丛状纤维组织细胞瘤
	颈背型纤维瘤	软组织细胞瘤
1.3 恶性	Gardner 纤维瘤	3.3 恶性
去分化脂肪肉瘤	钙化性纤维性肿瘤	多形性恶性纤维组织细胞瘤/未分化多形性肉瘤
黏液性脂肪肉瘤	巨细胞血管纤维瘤	
圆细胞脂肪肉瘤	2.2 中间性(局部侵袭性)	巨细胞恶性纤维组织细胞瘤/未分化多形性肉瘤伴巨细胞
多形性脂肪肉瘤	浅表性纤维瘤病(掌/跖)	
混合型脂肪肉瘤	韧带样型纤维瘤病	炎性恶性纤维组织细胞瘤/未分化多形性肉瘤伴明显炎症
普通型脂肪肉瘤	脂肪纤维瘤病	
2.1 良性	2.3 中间性(偶见转移性)	4 平滑肌肿瘤
结节性筋膜炎	孤立性纤维性肿瘤和血管外皮瘤(包括脂肪瘤性血管外皮瘤)	血管平滑肌瘤
增生性筋膜炎		深部平滑肌瘤
增生性肌炎	炎性肌纤维母细胞瘤	生殖道平滑肌瘤
	低度恶性肌纤维母细胞肉瘤	平滑肌肉瘤(除外皮肤)

5 外皮细胞(血管周细胞)肿瘤	上皮样血管瘤	异位错构性胸腺瘤
血管球瘤(和变型)	血管瘤病	9.2 中间性(偶见转移性)
恶性血管球瘤	淋巴管瘤	血管瘤样纤维组织细胞瘤
肌外皮细胞瘤	7.2 中间性(局部侵袭性)	骨化性纤维黏液肿瘤(非典型性/恶性)
6 骨骼肌肿瘤	Kaposi 型血管内皮瘤	
6.1 良性	7.3 中间性(偶见转移性)	混合瘤/肌上皮瘤/副脊索瘤
横纹肌瘤	网状血管内皮瘤	9.3 恶性
成人型	乳头状淋巴管内血管内皮瘤	滑膜肉瘤
胚胎型	组合性血管内皮瘤	上皮样肉瘤
生殖道型	Kaposi 肉瘤	腺泡状软组织肉瘤
6.2 恶性	7.4 恶性	软组织透明细胞肉瘤
胚胎性横纹肌肉瘤(梭形细胞、葡萄状肉瘤、间变性)	上皮样血管内皮瘤	骨外黏液样软骨肉瘤("脊索样"型)
	软组织脉管肉瘤	PNET/Ewing 瘤
腺泡状横纹肌肉瘤(实性、间变性)	8 软骨-骨肿瘤	pPNET
多形性横纹肌肉瘤	软组织软骨瘤	骨外 Ewing 瘤
7 脉管肿瘤	间叶性软骨肉瘤	促纤维增生性小圆细胞肿瘤
7.1 良性	骨外骨肉瘤	肾外横纹肌样瘤
皮下/深部软组织血管瘤	9 未确定分化的肿瘤	恶性间叶瘤
毛细血管性	9.1 良性	具有血管周上皮样细胞分化的肿瘤(PEComa)
海绵状	肌肉黏液瘤(富于细胞性变型)	
动静脉性	邻关节黏液瘤	透明细胞肌黑色素瘤
静脉性	深部(侵袭性)血管黏液瘤	血管内膜肉瘤
肌肉	软组织多形性玻璃样变血管扩张性肿瘤	
滑膜		

(五)分期

软组织肉瘤的分期依据美国癌症分期联合委员会(AJCC)软组织肿瘤分期(2010 年第 7 版)如表 14-3-2所示。

表 14-3-2 AJCC 软组织肿瘤分期

T 分期:原发肿瘤(T)	N 分期:区域淋巴结(N)	G_1 1 级
T_x 原发肿瘤无法评价	N_x 局部淋巴结无法评价	G_2 2 级
T_0 无原发肿瘤证据	N_0 无局部淋巴结转移	G_3 3 级
T_1 肿瘤最大径≤5 cm	N_1 局部淋巴结转移	
T_{1a} 表浅肿瘤	M 分期:远处转移(M)	
T_{1b} 深部肿瘤	M_0 无远处转移	
T_2 肿瘤最大径>5 cm	M_1 有远处转移	
T_{2a} 表浅肿瘤	病理分级(G)	
T_{2b} 深度肿瘤	G_x 病理分级无法评价	

表浅肿瘤指肿瘤位于深筋膜浅层且未侵犯深筋膜层；深部肿瘤指肿瘤位于深筋膜深层、肿瘤位于深筋膜浅层但已侵犯深筋膜或肿瘤同时位于深筋膜浅层及深层。腹膜后、纵隔及盆腔肉瘤都归属于深部肿瘤。

解剖分组/预后分组见表 14-3-3。

表 14-3-3　解剖分组/预后分组

Ⅰ A 期	T_{1a}	N_0	M_0	G_1, G_x
	T_{1b}	N_0	M_0	G_1, G_x
Ⅰ B 期	T_{2a}	N_0	M_0	G_1, G_x
	T_{2b}	N_0	M_0	G_1, G_x
Ⅱ A 期	T_{1a}	N_0	M_0	G_2, G_3
	T_{1b}	N_0	M_0	G_2, G_3
Ⅱ B 期	T_{2a}	N_0	M_0	G_2
	T_{2b}	N_0	M_0	G_2
Ⅲ 期	T_{2a}, T_{2b}	N_0	M_0	G_3
	任何 T	N_1	M_0	任何 G
Ⅳ 期	任何 T	任何 N	M_1	任何 G

（六）腹膜后软组织肿瘤特点

①起病隐匿，常无症状，缺乏特异性临床表现。②早期诊断困难，确诊时肿瘤已较大，中位大小为 15～18 cm。③毗邻、浸润腹腔内重要脏器，加大手术难度。

（七）腹膜后软组织肉瘤常见病理类型

最常见（80％～85％）：脂肪肉瘤，平滑肌肉瘤。

其他较少见：恶性纤维组织细胞瘤、孤立性纤维瘤、促纤维增生性小圆细胞肿瘤、恶性周围神经鞘瘤。

二、治疗原则

手术切除 ± 局部放疗 ± 个体化化疗。

（一）手术原则

①术前对周围器官/结构进行手术评估。②尽可能完整切除（完整切除是无复发生存及总生存的重要预测因子）。

（二）放射治疗

手术完整切除困难。尽管完整切除，仍有 20％～75％ 的患者局部复发，成为腹膜后软组织肿瘤死亡的主要原因。手术联合局部放射治疗提高了局部控制及无复发生存。相关情况见图 14-3-1～图 14-3-5。

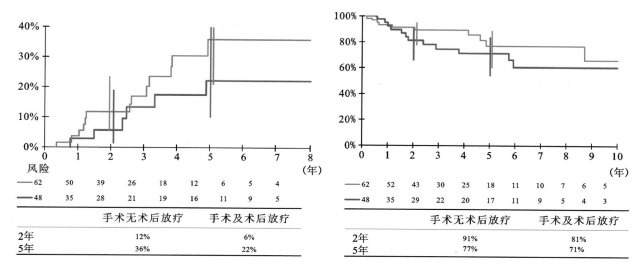

	手术无术后放疗	手术及术后放疗
2年	12%	6%
5年	36%	22%

	手术无术后放疗	手术及术后放疗
2年	91%	81%
5年	77%	71%

图 14-3-1　腹膜后软组织肉瘤手术联合术后放疗与否的局部失败率及总生存

一项回顾性研究,纳入了 1994—2008 年间 110 例初治腹膜后软组织肿瘤,绝大部分接受了一线扩大手术。62 例接受了手术,48 例接受了手术及术后辅助放疗,中位年龄 52 岁。手术组和加入放疗组 5 年的总体局部失败率为 36% 和 22%,但未达到统计学差异。5 年无复发生存为 47% 和 60%,P＝0.02,5 年总生存为 77% 和 71%,无统计学差异

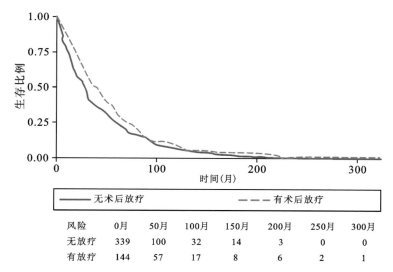

风险	0月	50月	100月	150月	200月	250月	300月
无放疗	339	100	32	14	3	0	0
有放疗	144	57	17	8	6	2	1

图 14-3-2　高级别腹膜后软组织肉瘤手术切除后应用术后放疗与否的生存曲线

480 例腹膜后软组织肿瘤,144 例(30%)接受术后放疗,术后辅助放疗组中位生存期 36 月对比无术后放疗组中位生存期 27 月,风险比 HR＝0.79,P＝0.023

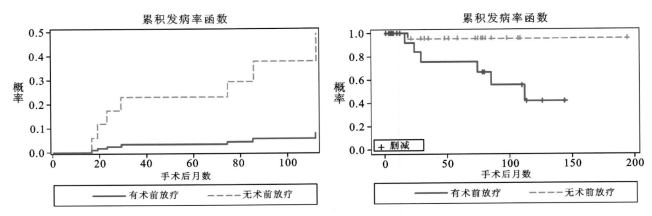

图 14-3-3　腹膜后脂肪肉瘤术前应用放疗与否的局部复发　　图 14-3-4　腹膜后脂肪肉瘤术前应用放疗与否的无复发生存

一项哈佛大学麻省总院的单中心回顾性研究,分析了 1991—2013 年间共 41 例单发、初治腹膜后脂肪肉瘤,接受了完整的 R_0/R_1 手术切除,其中 27 例接受了术前放疗(16 例仅接受了术前放疗,9 例接受了术中电子线补量,2 例接受了术后放疗加量,1 例仅接受术中电子线放疗),12 例未接受放疗,术前放疗组局部复发明显低于单纯手术组(HR 0.11,$P=0.04$),术前放疗组 5 年局部无复发生存明显高于单纯手术组(95.6% 比 75.0%,$P=0.0213$),5 年无远处转移生存及疾病特异性生存无差异

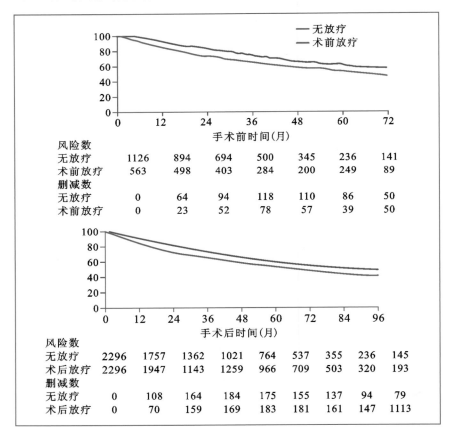

图 14-3-5　软组织肿瘤术前、术后放疗分别与单纯手术组相比总体生存

Daniel P Nussbaum 等选用美国国家癌症数据库,应用病例对照、倾向得分匹配法进行分析,选取 2003—2011 期间共 9068 例局部、初治腹膜后软组织肿瘤,563 例术前放疗组,2 215 例术后放疗组,6 290 例单纯手术组,术前放疗组与单纯手术组相比,中位总生存为 110 月对比 66 月(HR 0.70,95% CI 0.59～0.82;$P<0.0001$),术后放疗组与单纯手术组相比,中位总生存为 89 月对比 64 月[(HR 0.78,0.71～0.85;$P<0.0001$)]

1.放射治疗的必要性。以上均为回顾性研究,缺乏前瞻性研究。

ACOSOG Z9031:对比术前放疗联合手术与单纯手术,因入组慢而提前关闭。

EORTC 62092:类似的Ⅲ期随机临床研究,目前正在进行。

2.放射治疗的时机。目前缺乏术后、术中、术前放射治疗的直接对比。

(1)术后放疗。

优点:不影响手术时机,明确肿瘤病理类型、分级,术后4~6周开始,充分的手术愈合时间。

缺点:肿瘤切除后小肠回复到放射治疗野内;术后粘连加重胃肠道放射反应;术后60~66 Gy的放射治疗剂量不能耐受;靶区范围不明确。

毒性反应:急性放射性肠炎30%~80%,3、4级6%~80%。文献报道术后放疗的急性肠炎反应明显放射治疗(80%比36%;$P=0.098$)。

目前已发表的将术后放疗作为唯一放疗方式或联合其他放疗方式或化疗的研究结果见表14-3-14。

表14-3-4 目前已发表的将术后放疗作为唯一放疗方式或联合其他放疗方式或化疗的研究结果

研究		单独外照射		联用术前外照射		联用术中放疗		联用化疗	结果			
作者	病例数	人数	剂量(Gy)	人数	剂量(Gy)	人数	剂量(Gy)	人数	后续(月)	5年局部控制率(%)	5年无病存活率(%)	5年总体存活率(%)
Stoeckle	145	89	50	无	—	无	—	不确定①	47	52	29	49
Lewis	231	66	不确定	不确定	—	不确定	—	172	28	59	未报告	54
Gilbeau	45	28	49	无	—	14②	15	11	53	40	未报告	60
Zlotecki	40	25	50	无③	—	无	—	不确定④	34	65	未报告	69比12⑤

注:①51例患者接受化疗作为新辅助治疗;②在这个系列中,另外3名患者仅接受了术中放疗;③术前外照射后放疗;④术后辅助化疗7例;⑤完全切除与分别切除。

(2)术中放疗。

优点:精确、直观地针对肿瘤床进行放疗,可以对周围正常组织进行保护。

多项研究证实手术联合术中放疗提高了肿瘤控制率。

毒性反应:术中电子线放疗引起高达37%的严重并发症,常见的包括神经毒性、肾盂积水、胃肠瘘、小肠梗阻,建议放疗剂量控制在15 Gy以下。术中腔内放疗引起10%~18%晚期副反应,最常见的是胃肠道梗阻,其他包括瘘、周围神经病变、肾盂积水、手术切口并发症、水肿、出血、腹水。

目前已发表的将术中放疗作为唯一放疗方式或联合其他放疗方式或化疗的研究结果见表14-3-5。

表 14-3-5　目前已发表的将术中放疗作为唯一放疗方式或联合其他放疗方式或化疗的研究

研究	单独术中放疗		联用外照射		联用术后近距离放疗		联用化疗	结果			
作者	病例数	人数	剂量(Gy)	人数	外照射/术中放疗	人数	剂量(Gy)	人数	后续(月)	5年局部控制率(%)	5年无病生存(%)	5年总体生存(%)
Petersen	87	10	15①	77②	47.6/15	无	—	10	42	59	29	48
Gieschen	37	无	—	20	45/10～20	无	无	38	59	38	50
Alektiar	32	7	12～15	25	50.4/12～15	2	140～160	4	33	62	55	45
Bobin	24	无	—	22③	45～50/15	无	—	5	53	未报告	28	56
Ballo	83	无	—	18④	50～55/15	无	—	不确定⑤	47	40(10年)	39(10年)	未报告
Krempien	67	22	15	45	45/15	无	—	无	30	40	28	64
Pierie	103	无	—	14⑥	10～20	无	—	不确定⑦	27	未报告	未报告	48
Dziewirski	57	22	20	34	50	无	—	无	40	65	未报告	50

①剂量范围从8.75到30 Gy。②术前53例,术后12例,术前术后12例患者接受了外照射治疗。③术前7例,术后15例患者接受了外照射治疗。④术前50例,术后32例患者接受了外照射治疗。⑤39例患者接受了辅助化疗,17例患者接受了并行化疗。⑥103例患者中有62例接受了完整的肿瘤切除并接受了放疗方案,其中14例患者接受了术中放疗＋外照射治疗,27例患者接受了外照射治疗,21例患者没有接受任何形式的放射治疗。⑦24例患者接受化疗时发现远处疾病或阳性淋巴结

（3）术前放疗。

优点(与术后放疗相比):将小肠推移至放射野以外,降低了临近组织放射治疗剂量;放疗可增厚肿瘤周围假膜,便于手术切除并降低局部复发;对瘤床区的放疗降低术中瘤栓种植;术前放疗相对于术后放疗血供好,放疗效果好;靶区勾画明确。

毒性反应:较术后放疗轻。

鉴于以上,目前治疗上推荐术前放疗＋/－术中放疗。

目前已发表的将术前放疗作为唯一放疗方式或联合其他放疗方式或化疗的研究如表14-3-6。

表 14-3-6　目前已发表的将术前放疗作为唯一放疗方式或联合其他放疗方式或化疗的研究

研究		单独外照射		术前外照射和术后近距离放射治疗		术前外照射和术中放射治疗		术后外照射和化疗	结果			
作者	病例数	人数	剂量	人数	剂量（Gy）	人数	剂量（Gy）	人数	后续（月）	5年局部控制率（%）	5年无病存活率（%）	5年总体存活率（%）
Pisters	35	13	50.4	0	—	22	15	35	未报告	未报告	未报告	未报告
Jones	46	21	45	19①	25	0	—	0	19	未报告	80（2年）	未报告
Tzeng	16	16	57.5	0	—	0	—	0	28	80（2年）	未报告	未报告
White	38	25②	46.5	0	—	0	—	0	57	未报告	80（最初）	74（90%最初）
Gieschen	37	17	45	0	—	20	10～20	无	38	59	38	50

①19例患者接受术前外照射治疗＋术前近距离放射治疗，2例患者接受近距离放射治疗和术后外照射治疗。②11例患者接受姑息性放射治疗对比25例患者接受外照射治疗和后行手术

3.放射治疗的实施。不同中心腹膜后软组织肿瘤的靶区勾画，各中心存在差异（表 14-3-7）。

表 14-3-7　不同中心腹膜后软组织肿瘤的靶区勾画

研究中心	CTV	勾画 CTV	PTV	剂量	技术	4D运动评估
BWH/DFCI McBride	GTV+1～1.5 cm	筋膜，骨，气腔皮肤，RP 划分	CTV+0.5cm	50Gy	适形放射治疗和调强放射治疗	否
MGH，Yoon	GTV+1.5 cm	筋膜，骨	CTV+0.5 cm	45 Gy 或 50.4 Gy	调强放射治疗和质子	是
MDACC Pisters	GTV+0.5～4.5 cm	神经系统	GTV+1～5 cm	18～50.4 Gy		否
University of Alabama，Tzeng	GTV+0.5～1 cm	神经系统	GTV+1～1.5cm	45 Gy SIB 57.5 Gy	适形放射治疗和调强放射治疗	否

续表

研究中心	CTV	勾画 CTV	PTV	剂量	技术	4D 运动评估
University of Florida, Swanson	GTV+2 cm	筋膜,骨,进入肠交界面 1 cm	CTV+0.5 cm	50.4 Gy	适形放射治疗,调强放射治疗和质子	否
PMH,Dickie	GTV+2 cm 上,下;GTV=0.5~2 cm 辐射状	进入肝脏 0.5 cm	CTV+0.5 cm	50~50.4 Gy		鼓励
MGH Delaney, Protocol	GTV+1.5 cm	器官,筋膜,骨,RP 划分;进入肠界面 1 cm	CTV+0.5~1 cm	50.4 Gy SIB 60.2~63 Gy	适形放射治疗,调强放射治疗和质子	是
EORTC protocol	GTV+6 cm (如果 CT 层薄 3 mm)	筋膜,骨,皮肤,气体间隙	CTV+9 mm 前,内;+ 12 mm 上,下,后,外	50.4 Gy	适形放射治疗或调强放射治疗	否

15 位致力于软组织肿瘤放疗的专家系统分析了目前关于腹膜后软组织肿瘤放疗、肢体软组织肿瘤放疗、危及器官放射治疗反应资料,经过多轮修订,最终达成共识。

(1)腹膜后软组织肿瘤术前放疗。

(2)GTV(gross tumor volume)。

(3)呼吸门控下行 CT 扫描。

(4)行 CT 或 MRI 增强检查。

(5)体检及影像学(T_1 加权序列)确定靶区 GTV。

(6)髂嵴以上腹膜后软组织肿瘤。

(7)受呼吸运动影响大,推荐采用 4D-CT,命名为 IGTV。

(8)髂嵴以下腹膜后软组织肿瘤。

(9)受呼吸运动影响小,4D-CT 并非必须,命名为 GTV。

(10)腹膜后软组织肿瘤术前放疗。

(11)髂嵴以上腹膜后软组织肿瘤(采用 4D-CT)。

(12)IGTV。

(13)ITV=IGTV+1.5 cm。

(14)根据解剖屏障和重要器官调整外扩边界。

(15)未受侵犯的骨头、肾脏、肝脏:0 mm。

(16)肠、气腔:5 mm。

(17)皮下:3~5 mm。

(18)若肿瘤扩至腹股沟管,向下扩大边界改为 3 cm。

(19)PTV=ITV+(0.5~1)cm。

病例

60 岁女性左侧上腹部低分化良好分化混杂脂肪肉瘤。（图 14-3-6、图 14-3-7）

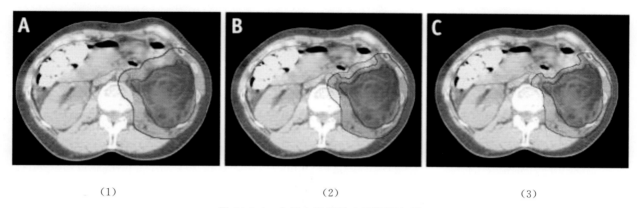

（1）　　　　　　　　　　　（2）　　　　　　　　　　　（3）

图 14-3-6　左侧上股脂肪肉瘤靶区勾画

（1）红色 IGTV（采用 4D-CT），外扩 1.5 cm 得到初步的 ITV（绿色），橘色部分为肠腔；（2）通过对初步的 ITV 进行调整得到最终的 ITV（蓝色），肠腔部分调整为 5 mm，其余调整至腹腔表面；（3）最终的靶区 IGTV（红色），ITV（蓝色），肠腔（橘色）

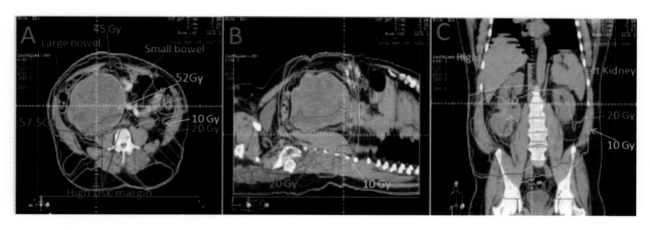

图 14-3-7　软组织肉瘤靶区示例

（三）化学治疗

1. 辅助化疗不常规应用：美国国家癌症数据库分析了 8 653 例可切除的腹膜后软组织肉瘤，发现接受化疗组预后较不化疗组差（$P=0.002$）。

辅助化疗经验大多来源于肢体软组织肿瘤。

放化疗联合的资料较少。

2. 转移性肿瘤：常用方案为 AIM（多柔比星/异环磷酰胺/美司钠）。

（汪浩）

参 考 文 献

[1] 殷蔚伯,余子豪,徐国镇,等.肿瘤放射治疗学[M].北京:中国协和医科大学出版社,2008.

[2] 郎锦义,王培,吴大可,等.2015年中国大陆放疗基本情况调查研究[J].中华放射肿瘤学杂志,2016,25(6):541-545.

[3] 于金明,袁双虎.肿瘤放疗的发展与挑战[J].山东大学学报:医学版,2011,49(10):48-50+66.

[4] 于金明,袁双虎.图像引导放射治疗研究及其发展[J].中华肿瘤杂志,2006,28(02):81-83.

[5] 石芳,于金明.非小细胞肺癌放疗靶区研究进展[J].肿瘤预防与治疗,2008,21(01):8-11.

[6] Nwankwo O,Mekdash H,Sihono DS,et al. Knowledge-based radiation therapy(KBRT)treatment planning versus planning by experts:validation of a KBRT algorithm for prostate cancer treatment planning[J].Radiat Oncol.2015,10(21):111.

[7] Isobe K,Uno T,Tamaru J,et al. Extranodal natural killer/T-cell lymphoma,nasal type:the significance of radiotherapeutic parameters[J].Cancer,2006,106(3):609-615.

[8] Li YX,Fang H,Liu,QF,et al. Clinical features and treatment outcome of nasal-type NK/T-cell lymphoma of Waldeyer ring[J].Blood,2008.112(8):3057-3064.

[9] Wang ZY,Li YX,Wang WH,et al. Primary radiotherapy showed favorable outcome in treating extranodal nasal-type NK/T-cell lymphoma in children and adolescents[J].Blood,2009.114(23):4771-4776.

[10] Tomita N,Kodaira T,Tachibana H,et al. A comparison of radiation treatment plans using IMRT with helical tomotherapy and 3D conformal radiotherapy for nasal natural killer/T-cell lymphoma[J].Br J Radiol,2009,82(81):756-763.

[11] Huang MJ,Jiang Y,Liu WP. Early or up-front radiotherapy improved survival of localized extranodal NK/T-cell lymphoma,nasal-type in the upper aerodigestive tract[J].Int J Radiat Oncol Biol Phys,2008,70(1):166-174.

[12] Wu X,Li P,Zhao J,et al. A clinical study of 115 patients with extranodal natural killer/T-cell lymphoma,nasal type[J].Clin Oncol(R Coll Radiol),2008,20(8):619-625.